安宁疗护症状管理实践

主　编　曾铁英　陈凤菊

副主编　刘　美　刘小红　张凤玲　张海燕

编　者（按姓氏笔画排序）

王芳芳　刘　美　刘小红　李　荣　杨　阳

杨纯子　吴燕丽　张凤玲　张海燕　陈凤菊

徐　丽　郭　娟　曾　凡　曾铁英　谢志洁

熊　沫

人民卫生出版社

·北京·

图书在版编目（CIP）数据

安宁疗护症状管理实践 / 曾铁英，陈凤菊主编 . —
北京：人民卫生出版社，2023. 10
ISBN 978-7-117-33940-7

Ⅰ. ①安… Ⅱ. ①曾… ②陈… Ⅲ. ①临终关怀学
Ⅳ. ①R48

中国版本图书馆 CIP 数据核字（2022）第 204559 号

人卫智网	www.ipmph.com	医学教育、学术、考试、健康，购书智慧智能综合服务平台
人卫官网	www.pmph.com	人卫官方资讯发布平台

安宁疗护症状管理实践
Anning Liaohu Zhengzhuang Guanli Shijian

主　　编：曾铁英　陈凤菊
出版发行：人民卫生出版社（中继线 010-59780011）
地　　址：北京市朝阳区潘家园南里 19 号
邮　　编：100021
E - mail：pmph @ pmph.com
购书热线：010-59787592　010-59787584　010-65264830
印　　刷：天津画中画印刷有限公司
经　　销：新华书店
开　　本：710 × 1000　1/16　印张：18
字　　数：363 千字
版　　次：2023 年 10 月第 1 版
印　　次：2023 年 11 月第 1 次印刷
标准书号：ISBN 978-7-117-33940-7
定　　价：69.00 元

打击盗版举报电话：010-59787491　E-mail：WQ @ pmph.com
质量问题联系电话：010-59787234　E-mail：zhiliang @ pmph.com
数字融合服务电话：4001118166　E-mail：zengzhi @ pmph.com

前　言

随着医疗技术的进步和护理学科的发展,疾病谱发生重大变化,传染性疾病的发病率和死亡率明显下降,慢性非传染性疾病的发病率和患病率逐步上升,患者生命末期生存时间明显延长。由此,以控制症状为首要任务,以提高生活质量为目的的姑息照护模式在医疗健康照顾体系中逐步发展。安宁疗护作为姑息照护模式在患者生命终末期的具体实践方式,也逐渐被更多的患者和家属接受。

安宁疗护是指为失去医学救治意义、存活期限不超过 3~6 个月的临终患者提供身体、心理、精神等方面的照料和人文关怀,最大限度地减轻患者的痛苦,以达到让逝者安息、让生者无憾的目的。安宁疗护强调全人、全家、全程和全队照护,护士作为老年人慢性病管理的主要力量,是安宁疗护多学科团队中不可或缺的成员,在终末期患者及其家属的全方位照护中发挥着重要作用。

安宁疗护不同于常规的医学治疗,它是对患有无法治愈的疾病、死亡无法避免的患者,通过身心关怀,调动患者的社会支持系统,帮助其缓解疼痛和其他不适症状。然而,目前关于安宁疗护相关内容的图书内容比较宽泛,极少聚焦于终末期患者的症状管理,不利于临床护士安宁疗护实践及教学工作的开展。为响应国家号召,推进我国安宁疗护的发展,促进护士进一步履行其专业职责,我们组织了具有丰富临床实践经验的护理专家编写了本书。本书全面介绍了生命终末期患者各系统常见症状的管理,并以思维导图的形式呈现,使读者能更直观地理解并掌握症状管理的思路与做法。全书结合医学、护理学、心理学、伦理学、社会学等多学科的理论观点,注重汲取国内外安宁疗护相关的理论与实践研究成果,既体现了科学性、系统性和实用性,又兼顾了创新性。

历时两年多的精心编撰,勤勉耕耘将要收获丰硕的果实。在本书即将付梓之际,感谢华中科技大学同济医学院附属同济医院全体编写人员的辛苦劳动,感谢护理部及其研究生团队的艰辛付出!本书编写过程中我们翻阅了大量文献资料,数易其稿,但仍难免存在不足之处,敬请广大读者提出批评和改进意见。

曾铁英　陈凤菊
2023 年 4 月

目　　录

第一章　安宁疗护症状管理概述 ·················· 1

　第一节　安宁疗护概述 ·················· 1

　　一、安宁疗护的概念 ·················· 1

　　二、临终患者的概念 ·················· 2

　　三、我国安宁疗护的发展 ·················· 2

　　四、安宁疗护的特点 ·················· 3

　　五、安宁疗护的原则 ·················· 4

　　六、安宁疗护的意义 ·················· 5

　　七、生命末期患者的症状表现 ·················· 5

　第二节　安宁疗护的症状管理特征 ·················· 6

　　一、安宁疗护服务的宗旨是淡化"治疗" ·················· 6

　　二、尽可能控制疼痛是安宁疗护的首要内容 ·················· 7

　　三、高质量生活护理是安宁疗护的基础保证 ·················· 7

　　四、足够的心理关怀是安宁疗护的内在要求 ·················· 7

　　五、保护患者权益是安宁疗护的重要内容 ·················· 7

　第三节　安宁疗护中的伦理问题 ·················· 8

　　一、安宁疗护中的伦理定义 ·················· 8

　　二、安宁疗护中的伦理基础 ·················· 8

　　三、安宁疗护中的伦理原则 ·················· 8

第二章　疼痛管理 ·················· 10

　第一节　概述 ·················· 10

　　一、概念 ·················· 10

　　二、症状与体征 ·················· 10

　　三、影响因素 ·················· 10

　　四、分类 ·················· 11

　　五、疼痛对患者的影响 ·················· 12

　第二节　疼痛的管理 ·················· 13

一、评估 …………………………………………………………………… 13

二、治疗 …………………………………………………………………… 17

三、护理 …………………………………………………………………… 22

四、不良结局 ……………………………………………………………… 26

五、症状管理思维导图 …………………………………………………… 27

六、以家庭为中心的健康教育 …………………………………………… 28

第三章 消化系统的症状管理 ……………………………………………… 29

第一节 口腔干燥、味觉异常 …………………………………………… 29

一、概述 …………………………………………………………………… 29

二、评估 …………………………………………………………………… 30

三、治疗与护理 …………………………………………………………… 31

四、不良结局 ……………………………………………………………… 32

五、症状管理思维导图 …………………………………………………… 32

六、以家庭为中心的健康教育 …………………………………………… 34

第二节 口腔黏膜炎 ……………………………………………………… 34

一、概述 …………………………………………………………………… 34

二、评估 …………………………………………………………………… 35

三、治疗与护理 …………………………………………………………… 36

四、不良结局 ……………………………………………………………… 37

五、症状管理思维导图 …………………………………………………… 37

六、以家庭为中心的健康教育 …………………………………………… 38

第三节 吞咽困难 ………………………………………………………… 39

一、概述 …………………………………………………………………… 39

二、评估 …………………………………………………………………… 40

三、治疗与护理 …………………………………………………………… 41

四、不良结局 ……………………………………………………………… 43

五、症状管理思维导图 …………………………………………………… 43

六、以家庭为中心的健康教育 …………………………………………… 45

第四节 食欲减退、厌食 ………………………………………………… 45

一、概述 …………………………………………………………………… 45

二、评估 …………………………………………………………………… 46

三、治疗与护理 …………………………………………………………… 48

四、不良结局 ……………………………………………………………… 49

五、症状管理思维导图 …………………………………………………… 49

六、以家庭为中心的健康教育 …………………………………………… 50

第五节　呃逆 ……………………………………………………… 51
　　一、概述 …………………………………………………… 51
　　二、评估 …………………………………………………… 52
　　三、治疗与护理 …………………………………………… 52
　　四、不良结局 ……………………………………………… 53
　　五、症状管理思维导图 …………………………………… 54
　　六、以家庭为中心的健康教育 …………………………… 55
第六节　恶心、呕吐 ……………………………………………… 55
　　一、概述 …………………………………………………… 55
　　二、评估 …………………………………………………… 57
　　三、治疗与护理 …………………………………………… 57
　　四、不良结局 ……………………………………………… 59
　　五、症状管理思维导图 …………………………………… 59
　　六、以家庭为中心的健康教育 …………………………… 61
第七节　呕血、便血 ……………………………………………… 62
　　一、概述 …………………………………………………… 62
　　二、评估 …………………………………………………… 64
　　三、治疗与护理 …………………………………………… 65
　　四、不良结局 ……………………………………………… 66
　　五、症状管理思维导图 …………………………………… 67
　　六、以家庭为中心的健康教育 …………………………… 68
第八节　腹胀 ……………………………………………………… 69
　　一、概述 …………………………………………………… 69
　　二、评估 …………………………………………………… 70
　　三、治疗与护理 …………………………………………… 70
　　四、不良结局 ……………………………………………… 71
　　五、症状管理思维导图 …………………………………… 72
　　六、以家庭为中心的健康教育 …………………………… 73
第九节　便秘、腹泻 ……………………………………………… 73
　　一、概述 …………………………………………………… 73
　　二、评估 …………………………………………………… 75
　　三、治疗与护理 …………………………………………… 75
　　四、不良结局 ……………………………………………… 78
　　五、症状管理思维导图 …………………………………… 78
　　六、以家庭为中心的健康教育 …………………………… 80
第十节　恶性肠梗阻 ……………………………………………… 80

一、概述 …………………………………………………… 80

二、评估 …………………………………………………… 82

三、治疗与护理 …………………………………………… 82

四、不良结局 ……………………………………………… 84

五、症状管理思维导图 …………………………………… 84

六、以家庭为中心的健康教育 …………………………… 86

第十一节 营养不良与恶病质 ……………………………… 86

一、概述 …………………………………………………… 86

二、评估 …………………………………………………… 88

三、治疗与护理 …………………………………………… 89

四、不良结局 ……………………………………………… 92

五、症状管理思维导图 …………………………………… 93

六、以家庭为中心的健康教育 …………………………… 96

第四章 呼吸系统的症状管理 ………………………………… 98

第一节 咳嗽、咳痰 ………………………………………… 98

一、概述 …………………………………………………… 98

二、评估 …………………………………………………… 99

三、治疗与护理 …………………………………………… 100

四、不良结局 ……………………………………………… 103

五、症状管理思维导图 …………………………………… 103

六、以家庭为中心的健康教育 …………………………… 104

第二节 呼吸困难 …………………………………………… 105

一、概述 …………………………………………………… 105

二、评估 …………………………………………………… 106

三、治疗与护理 …………………………………………… 107

四、不良结局 ……………………………………………… 110

五、症状管理思维导图 …………………………………… 110

六、以家庭为中心的健康教育 …………………………… 112

第三节 咯血 ………………………………………………… 112

一、概述 …………………………………………………… 112

二、评估 …………………………………………………… 114

三、治疗与护理 …………………………………………… 114

四、不良结局 ……………………………………………… 118

五、症状管理思维导图 …………………………………… 118

六、以家庭为中心的健康教育 …………………………… 119

第五章　血液和循环系统的症状管理 ················· 121
　第一节　发热 ································· 121
　　一、概述 ································· 121
　　二、评估 ································· 123
　　三、治疗与护理 ····························· 123
　　四、不良结局 ······························ 126
　　五、症状管理思维导图 ························· 126
　　六、以家庭为中心的健康教育 ····················· 128
　第二节　贫血 ································· 129
　　一、概述 ································· 129
　　二、评估 ································· 131
　　三、治疗与护理 ····························· 131
　　四、不良结局 ······························ 132
　　五、症状管理思维导图 ························· 132
　　六、以家庭为中心的健康教育 ····················· 134
　第三节　水肿 ································· 134
　　一、概述 ································· 134
　　二、评估 ································· 137
　　三、治疗与护理 ····························· 138
　　四、不良结局 ······························ 140
　　五、症状管理思维导图 ························· 140
　　六、以家庭为中心的健康教育 ····················· 142

第六章　泌尿系统的症状管理 ····················· 143
　第一节　尿潴留 ······························ 143
　　一、概述 ································· 143
　　二、评估 ································· 144
　　三、治疗与护理 ····························· 144
　　四、不良结局 ······························ 146
　　五、症状管理思维导图 ························· 146
　　六、以家庭为中心的健康教育 ····················· 147
　第二节　尿频、尿急与尿失禁 ····················· 147
　　一、概述 ································· 147
　　二、评估 ································· 149
　　三、治疗与护理 ····························· 149
　　四、不良结局 ······························ 151

　　五、症状管理思维导图 ·· 152
　　六、以家庭为中心的健康教育 ······································ 153
　第三节　少尿、无尿与血尿 ·· 153
　　一、概述 ·· 153
　　二、评估 ·· 154
　　三、治疗与护理 ··· 155
　　四、不良结局 ··· 156
　　五、症状管理思维导图 ·· 156
　　六、以家庭为中心的健康教育 ······································ 158

第七章　神经系统的症状管理 ·· 159
　第一节　疲乏 ··· 159
　　一、概述 ·· 159
　　二、评估 ·· 160
　　三、治疗与护理 ··· 162
　　四、不良结局 ··· 163
　　五、症状管理思维导图 ·· 163
　　六、以家庭为中心的健康教育 ······································ 165
　第二节　嗜睡、意识模糊、昏睡、昏迷 ······························ 166
　　一、概述 ·· 166
　　二、评估 ·· 167
　　三、治疗与护理 ··· 168
　　四、不良结局 ··· 169
　　五、症状管理思维导图 ·· 169
　　六、以家庭为中心的健康教育 ······································ 170
　第三节　谵妄 ··· 171
　　一、概述 ·· 171
　　二、评估 ·· 173
　　三、治疗与护理 ··· 174
　　四、不良结局 ··· 175
　　五、症状管理思维导图 ·· 175
　　六、以家庭为中心的健康教育 ······································ 176
　第四节　瘫痪 ··· 177
　　一、概述 ·· 177
　　二、评估 ·· 179
　　三、治疗与护理 ··· 179

　　四、不良结局 ……………………………………………………… 181
　　五、症状管理思维导图 …………………………………………… 181
　　六、以家庭为中心的健康教育 …………………………………… 182

第八章　心理症状管理 ……………………………………………… 183
　第一节　焦虑 ……………………………………………………… 183
　　一、概述 …………………………………………………………… 183
　　二、评估 …………………………………………………………… 185
　　三、治疗与护理 …………………………………………………… 185
　　四、不良结局 ……………………………………………………… 187
　　五、症状管理思维导图 …………………………………………… 187
　　六、以家庭为中心的健康教育 …………………………………… 188

　第二节　抑郁 ……………………………………………………… 189
　　一、概述 …………………………………………………………… 189
　　二、评估 …………………………………………………………… 190
　　三、治疗与护理 …………………………………………………… 192
　　四、不良结局 ……………………………………………………… 193
　　五、症状管理思维导图 …………………………………………… 193
　　六、以家庭为中心的健康教育 …………………………………… 195

　第三节　失眠 ……………………………………………………… 195
　　一、概述 …………………………………………………………… 195
　　二、评估 …………………………………………………………… 197
　　三、治疗与护理 …………………………………………………… 198
　　四、不良结局 ……………………………………………………… 200
　　五、症状管理思维导图 …………………………………………… 200
　　六、以家庭为中心的健康教育 …………………………………… 202

第九章　皮肤的症状管理 ……………………………………………… 203
　第一节　压力性损伤 ……………………………………………… 203
　　一、概述 …………………………………………………………… 203
　　二、评估 …………………………………………………………… 205
　　三、治疗与护理 …………………………………………………… 206
　　四、不良结局 ……………………………………………………… 209
　　五、症状管理思维导图 …………………………………………… 209
　　六、以家庭为中心的健康教育 …………………………………… 210
　第二节　失禁性皮炎 ……………………………………………… 211

一、概述 …………………………………………………… 211

二、评估 ………………………………………………… 212

三、治疗与护理 ………………………………………… 213

四、不良结局 …………………………………………… 214

五、症状管理思维导图 ………………………………… 214

六、以家庭为中心的健康教育 ………………………… 215

第三节 瘙痒 …………………………………………… 215

一、概述 ………………………………………………… 215

二、评估 ………………………………………………… 217

三、治疗与护理 ………………………………………… 217

四、不良结局 …………………………………………… 218

五、症状管理思维导图 ………………………………… 219

六、以家庭为中心的健康教育 ………………………… 220

第十章 临终照护 ………………………………………… 221

第一节 濒死期护理 …………………………………… 221

一、概述 ………………………………………………… 221

二、临床表现 …………………………………………… 221

三、病情告知 …………………………………………… 221

四、护理 ………………………………………………… 222

第二节 临床死亡期护理 ……………………………… 229

一、概述 ………………………………………………… 229

二、意义 ………………………………………………… 229

三、遗体护理 …………………………………………… 229

四、家属支持 …………………………………………… 230

第三节 哀伤辅导 ……………………………………… 230

一、概述 ………………………………………………… 230

二、哀伤辅导的方法 …………………………………… 232

附录 ………………………………………………………… 235

附录 1 疼痛数字分级法 ……………………………… 235

附录 2 主诉疼痛程度分级法（VRS） ………………… 235

附录 3 Wong-baker 脸谱评定量表 …………………… 235

附录 4 修订版脸谱评定量表 ………………………… 236

附录 5 简明疼痛评估量表（BPI） …………………… 236

附录 6 Prince-henry 评分法 …………………………… 237

附录 7　三等级 FAS ·· 238

附录 8　四等级 FAS ·· 238

附录 9　新生儿疼痛量表（NIPS） ································· 238

附录 10　早产儿疼痛评估量表（PIPP） ························· 239

附录 11　FLACC 量表 ·· 239

附录 12　晚期老年痴呆患者疼痛评估量表（PAINAD） ····· 240

附录 13　行为疼痛量表（BPS） ·································· 240

附录 14　重症监护疼痛观察工具（CPOT） ··················· 241

附录 15　镇痛常用非甾体抗炎药 ································· 242

附录 16　阿片类药物剂量转换表 ································· 242

附录 17　帕塞罗阿片类药物镇静量表（POSS） ··············· 242

附录 18　肿瘤治疗毒性口腔干燥症分级标准 5.0 版本 ········ 243

附录 19　中文版口腔干燥问卷 ···································· 243

附录 20　中文版化疗味觉改变量表 ······························ 244

附录 21　WHO 口腔黏膜炎分级标准 ··························· 245

附录 22　基于症状的厌食评估 ···································· 245

附录 23　WHO 生活质量食欲评分 ······························ 245

附录 24　简化营养食欲评估表（SNAQ） ······················ 246

附录 25　口腔评估工具 ·· 246

附录 26　恶心的分级 ··· 247

附录 27　呕吐的分级 ··· 247

附录 28　化疗相关性恶心呕吐（CINV）、放疗相关性恶心呕吐
　　　　（RINV）、术后恶心呕吐（PONV）的影响因素 ········· 248

附录 29　恶心、呕吐评估量表 ···································· 249

附录 30　抗肿瘤药物的催吐性分级 ······························ 250

附录 31　化疗呕吐风险止吐药的选择 ·························· 251

附录 32　2016 年放疗呕吐风险水平和 ESMO 止吐药指南更新　251

附录 33　出血量的判断 ·· 252

附录 34　针对功能性便秘的罗马Ⅲ诊断标准 ················· 252

附录 35　患者主观整体评估 ·· 252

附录 36　SIPP 评价法 ··· 256

附录 37　咳嗽症状积分表（中文简版） ························· 257

附录 38　胸部听诊及叩诊常见异常结果 ······················· 257

附录 39　改良版英国医学研究委员会呼吸困难问卷 ·········· 257

附录 40　修订版 Borg 评分法 ····································· 258

附录 41　呼吸困难的病因治疗 ···································· 258

附录 42　咯血与呕血的区别 ……………………………………… 259

附录 43　肿瘤贫血严重程度分级 ………………………………… 259

附录 44　国际尿失禁咨询委员会尿失禁评估简表（ICI-Q-SF） ………… 259

附录 45　意识障碍评判标准 ……………………………………… 260

附录 46　意识障碍等级评估 ……………………………………… 261

附录 47　格拉斯哥昏迷量表 ……………………………………… 261

附录 48　中文版谵妄评估量表（CAM-CR） …………………… 262

附录 49　谵妄影响因素评估及治疗对策 ………………………… 264

附录 50　Brunnstrom 运动功能恢复 6 级分期评定表 …………… 264

附录 51　MMT 肌力分级标准 …………………………………… 265

附录 52　改良的 Ashworth 痉挛评定量表 ……………………… 266

附录 53　日常生活活动能力评估量表 …………………………… 266

附录 54　NPIAP、EPUAP、PPPIA 2019 年制定的压力性损伤分期 ……… 267

附录 55　Braden 压力性损伤风险评估表 ……………………… 268

附录 56　Norton 压力性损伤风险评估表 ……………………… 268

附录 57　Waterlow 压力性损伤风险评估表 …………………… 269

附录 58　会阴评估工具（PAT） ………………………………… 269

附录 59　失禁性皮炎干预工具（IADIT） ……………………… 270

参考文献 ……………………………………………………………… 271

第一章　安宁疗护症状管理概述

第一节　安宁疗护概述

一、安宁疗护的概念

安宁疗护（hospice care）是一门涉及医学、心理学、社会学、护理学等多学科的新兴边缘性交叉学科，通过由临床医生、护士、心理医生、社会志愿人员等多学科、多方面人员组成的团队，向临终患者及其家属提供包括生理、心理、社会等全方位的关怀照顾，使临终患者在有限的生存期内生命受到尊重、症状得到控制、生命质量得到提高，家属的身心健康得到维护。

安宁疗护一词源于英文"hospice"。19世纪晚期，西方许多国家设立的专门照顾临终患者的缓和医疗机构，也称"hospice"。近代的"缓和医疗"始于1967年英国桑德丝博士（Dr. Dame Cicely Saunders）成立的圣克里斯多弗安宁院（St. Christopher's Hospice）。桑德丝博士希望能结合中世纪收容所照顾患者的热忱与现代医学的成就，减轻临终患者与其家属所遭遇的痛苦。随着照顾经验与知识的累积以及患者需求的不断增长，"缓和医疗"很快发展成由专科医师、特别训练的护士以及社工、治疗师与神职人员所组成的专业医疗团队来共同照顾病患。1987年，英国正式将"缓和医疗"建立为单独医学专科，研究并照顾有严重渐进性疾病且存活期有限的患者。

1988年，我国天津医学院（现天津医科大学）临终关怀研究中心建立，并将"hospice"翻译为"临终关怀"。此后，"临终关怀"逐渐被我国大多数专家学者所接受。虽然"临终关怀"在不同国家和地区使用的名称不同，但它们的意义却是相同的。长期以来，我国大陆地区对临终关怀和安宁疗护不区别使用。2016年，专家经讨论达成共识，统一称之为"安宁疗护"。2017年，我国《安宁疗护实践指南（试行）》将"安宁疗护实践"定义为以终末期患者和家属为中心，以多学科协作模式进行实践，主要内容包括疼痛及其他症状控制、舒适照护、心理、精神及社会支持等。

二、临终患者的概念

处于临终期的患者称之为临终患者。临终患者的概念涉及临终时限的界定。人们传统观念中的临终时限,常常被看作是一个人的生命即将结束前的"一刹那"。但这"一刹那"究竟是几时、几分、几秒尚无准确的共识和认可。研究表明,临终时限由于死因、病情不同而各异。一般来说,因疾病或意外导致的突然死亡,其临终时限较短,如雷击致死者、高强爆炸物致死者、剧毒化学品致死者,往往是极短的瞬间;而慢性疾病的临终时限一般都长于24h,可以是数天、数月。

目前世界上尚无统一的临终界定标准,各个国家有自己的观点。美国将临终界定为患者已无治疗意义,估计只能存活6个月以内;日本以患者只有2~6个月存活时间为终末阶段;英国以预计1年或不到1年存活为临终期等。

临终在我国也无统一的界定标准。不少学者指出,当患者处于疾病末期,在2~3个月内不可避免地要发生死亡属于临终阶段,对于癌症患者只要出现生命体征和代谢方面紊乱即可开始实施临终护理。2020年,周逸萍、单芳在《临终关怀》一书中提出,临终患者主要指患有当前医学技术水平条件下治愈无望的疾病且病情不断恶化、估计在6个月内将要死亡的患者。这一临终患者的定义也得到国内学者的普遍认同。

三、我国安宁疗护的发展

我国安宁疗护的发展经历了从无到有、从有到优的革新过程:①发展程度从自发探索到国家级安宁疗护试点;②政策定位从依附型走向独立型,并将安宁疗护纳入到健康管理和养老服务体系中;③服务体系从医疗机构主导型向政府主导型转变;④责任主体从公立医疗机构逐步转变为医养结合机构、护理院、康复医院和专科医院等多元化机构;⑤服务理念从强调症状控制的姑息治疗扩展到以临终患者及家属为中心、多学科协作模式照料;⑥服务对象从单一的住院晚期癌症患者发展为普通的疾病终末期患者或老年患者。目前,我国安宁疗护服务类型分为五种模式,即医院型、社区型、居家型、日间型和远程服务型。

我国安宁疗护的发展大致可以分为四个阶段,即临终医学研究的起步阶段、市场经济时期的探索阶段、进入政策视野的发展阶段、全国安宁疗护试点的持续发展阶段。

1. 临终医学研究的起步阶段(1988—1992年) 1988年,天津医学院(现天津医科大学)临终关怀研究中心建立,同时该中心还成立了我国第一个安宁疗护病房。同年,南汇护理院在上海成立。此后,北京、广州等地相继开设收治晚期及终末期癌症患者的病房。1991年3月,全国首次安宁疗护研讨会在天津医学院(现天津医科大学)临终关怀研究中心举行,这标志着安宁疗护理论研究、政策研究和服务研究进入崭新发展阶段。此阶段最主要的特点是安宁疗护的实践基于临终医学研究。在这一阶段,虽然安宁疗护服务已初具雏形,但安宁疗护机构多建立在大城市,农村基本处于空白。同时,由于安宁疗护在此阶段具有浓厚的机构探索色彩,管理比较粗放,安宁疗护机构未被纳入《医疗机构管理条例》,安宁疗护机构缺乏政策依据,服务功能定位也不明确。

2. 市场经济体制中的探索阶段(1993 年)　这一时期,人口老龄化及安宁疗护问题不断凸显,卫生服务需求呈现多样化、多层次趋势,我国开始探索适合国情的城镇职工基本医疗保险制度政策。这一阶段的主要特点是安宁疗护机构的资源得到迅速扩大,无论是机构数、人员数、床位数还是服务质量等方面,安宁疗护服务供给能力均逐渐增强,但安宁疗护涉及的体制性、结构性、机制性的矛盾和实际问题逐渐凸显。许多安宁疗护机构的体制管理和服务内容等仍处于探索过程中。

3. 进入政策视野的发展阶段(1994—2016 年)　1994 年,卫生部出台了《医疗机构基本标准(试行)》,要求护理院对临终患者、晚期的绝症患者开展安宁疗护服务。同年,卫生部第 35 号令《医疗机构管理条例实施细则》和《医疗机构诊疗科目名录》明确指出安宁疗护作为卫生行政部门核定医疗诊疗科目可登记注册。2016 年,全国政协第 49 次双周协商会首次在国家层面推进了全国安宁疗护工作,会议统一了大陆地区临终关怀相关名词术语为"安宁疗护",明确了安宁疗护的功能定位与内涵,指出我国安宁疗护应由社区卫生服务中心/乡镇卫生院承担,以居家为基础、二三级医院为支撑的服务体系;会议还提出了安宁疗护的筹资改进方式,把安宁疗护服务项目纳入医疗保险支付范围。2016 年,中共中央、国务院印发《"健康中国 2030"规划纲要》,首次提及"安宁疗护"一词,并明确了要加强建设持续性的安宁疗护医疗机构。这一时期,安宁疗护机构随着巨大的社会需求迅速发展,但仍停留在规划和部署阶段,缺乏对安宁疗护服务的详细规划和具体的实施政策。

4. 全国安宁疗护试点的持续发展阶段(2017 年至今)　2017 年 1 月,《国家卫生计生委关于印发安宁疗护中心基本标准和管理规范(试行)的通知》和《国家卫生计生委办公厅关于印发安宁疗护实践指南(试行)的通知》发布,明确指出安宁疗护实践以临终患者和家属为中心,以多学科协作模式进行,并对临终患者常见的疼痛、呼吸困难等 13 种症状的治疗、护理、舒适照护、心理支持和人文关怀等给出了指导性建议。自 2017 年开始,以国家级安宁疗护试点为主要形式的安宁疗护服务快速发展,安宁疗护相关政策、文件不断涌现,区域安宁疗护服务体系逐步建立和完善。

四、安宁疗护的特点

1. 安宁疗护是一项特殊的医疗保健服务项目　世界卫生组织根据全球死亡率数据提出,成年人如患痴呆症、癌症、心血管疾病(排除急性死亡)、肝硬化、慢性阻塞性肺疾病、糖尿病、艾滋病、肾功能衰竭、多发性硬化、帕金森病、风湿性关节炎、耐药性结核病；儿童如患癌症、心血管疾病、肝硬化、先天畸形（除外心脏畸形）、血液和免疫功能障碍、艾滋病、脑膜炎、肾脏疾病、神经障碍、新生儿异常等疾病，需要实施以控制症状为主、以提高生活质量为目的的姑息照护模式，当患者疾病进展或进入终末期，则需要通过安宁疗护模式进一步加强照护。安宁疗护秉承全人照护的理念，以患者和家属作为一个照护单元，在不同的健康照顾场所为终末期患者提供身体、心理、社会、精神的全方位照护。安宁疗护的主要任务：有效控制疼痛和其他症状；识别患者和家属的生理、社会和精神需求，并根据需求制订整体照护计划；恰当地应用治疗性沟通技巧为患者和家属提供辅导和支持；尊重患者的意愿，制订符合伦理和法规的治疗决策；为失落、悲伤和居丧期的家属提供支持等。

2. 安宁疗护是一门新兴交叉学科 安宁疗护是一门涉及多领域的学科，其研究多集中于医学、心理学、社会学及伦理学等方面，充分体现现代生物-心理-社会医学模式的特色，主要研究临终患者的生理、心理及病理发展规律，研究如何为临终患者及家属提供全面的照护，使临终患者能够在没有病痛折磨的情况下安宁舒适地离开人世，家属也能够较为平静地度过居丧期，重新面对新的生活。

3. 安宁疗护是一种缓和疗护机构和组织形式 安宁疗护机构可根据需要以安宁疗护院、安宁疗护病房、安宁疗护社区和家庭等多种形式存在。安宁疗护团队由医生、护士、心理学家、社会工作者和志愿者等组成，在不同条件下从各方面为临终患者及其家属服务。

五、安宁疗护的原则

1. 以舒缓疗护为主 对临终患者的治疗与护理，本着舒缓疗护的原则，不以延长患者的生命时间为主要目的，而以对患者的全面照护为主，努力提高患者临终阶段的生命质量，维护患者临终时作为人的尊严与价值。在健康和疾病交织的人生过程中，当患者处于不可逆转的临终状态时，一般观念所强调的"治疗"已失去了意义，因为任何"治疗"都不会使疾病好转或痊愈，所以可将对患者临终阶段的一切处置称为"舒缓疗护"，即让患者获得舒缓的治疗和护理，使其疼痛等临终症状得以缓和改善，从而获得一种舒适安宁的临终状态。

2. 全方位的照护 主要包括对临终患者身体、生理、心理、社会等方面的全面照护与关心，并为患者及家属提供24h全天服务，既照护患者，又关心患者家属；既为患者生前提供照护，又为患者死后提供丧葬服务等。

3. 适度治疗 一般临终患者的基本需求包括：尽量保存生命或延长生存时间；解除临终阶段的身心痛苦；保持无痛苦的死亡状态。对临终患者进行症状控制时，所采用的"治疗"手段，其宗旨不是为了延长患者的生存时间，而是为了减少或解除患者的痛苦，提高患者临终阶段的生命质量。

4. 人道主义　安宁疗护为临终患者提供更多的爱心、同情与理解,尊重他们的权利与尊严;尽可能地满足患者的各种需要,特别是控制患者的疼痛及其他临终症状,使患者处于舒适的状态。

六、安宁疗护的意义

安宁疗护作为一门以临终患者的生理、心理特征和社会实践规律为主要研究方向,并与多学科领域的知识与方法密切相关的新兴交叉学科,它的兴起与发展是社会进步和历史发展的必然产物,是人类对自身和社会环境认识提高的客观反映。

1. 尊重临终患者的生命尊严和权利　人都有被肯定、被尊重的欲望,临终阶段患者的权利和尊严不应随着病情恶化而削弱。安宁疗护强调,临终患者直到生命的最后一刻仍然是一个社会的人,其权利应受到尊重,其尊严应得到维护;同时,安宁疗护强调,不论家属、亲友或是医务人员,都应该以对待常人的方式来对待临终患者,满足其合理需求,尊重其对生活方式的选择。

2. 符合我国国情和群众利益　发展安宁疗护事业符合我国国情和广大群众的利益,已逐渐成为应对我国老龄化问题的重要举措。

3. 有利于完善医疗服务体系　我国现行的医疗服务体系在满足临终患者及其家属的需求方面还存在一些缺陷,发展安宁疗护工作是对现行医疗服务体系的完善和补充。

4. 体现社会文明进步　安宁疗护是社会精神文化中信仰、价值观、伦理道德、审美意识、风俗习惯、社会风气等的集中表现。现代家庭的规模逐渐缩小,夫妻两人和一两个子女组成的核心家庭越来越多,安宁疗护为临终之际仅有一两个子女照护转变为团队专业照护提供了可能。安宁疗护可使临终患者有序、安然地度过人生的最后旅程,使其家属平稳地度过居丧期。

七、生命末期患者的症状表现

（一）一般表现

以下几个方面的迹象表明患者可能即将进入生命终末期:

1. "新症状"的产生。
2. 极度的虚弱和/或衰竭,通常卧床不起;所有生活起居都需要帮助。
3. 恶病质的躯体形象和面容,患者出现苍白、无力和极度的消瘦、憔悴。
4. 注意力易分散等。
5. 对时间和空间的认知及定位障碍,甚至只能识别自己的亲人和朋友。

（二）各系统表现

1. 神经系统　患者意识改变或丧失,各种反射减弱或逐渐消失,肌张力减退或消失,如嗜睡、意识模糊、昏迷、谵妄、疲乏、瘫痪等。
2. 循环系统　血液循环功能减退,组织间液分布与体温调节出现异常,如贫血、发热、水肿、四肢厥冷,心率明显增快,大于100次/min,血压呈休克状态,血氧饱和度降低等。

3. 呼吸系统　　呼吸功能进行性衰退,表现为呼吸困难,呼吸频率增加,大于30次/min,合并感染时可出现发热、咳嗽、咳痰,肿瘤侵犯血管时可出现咯血。另外,晚期患者还会出现濒死"嘎嘎"声,这主要是因为患者无力将聚集在咽喉后部的口腔分泌物咳出,或由于肺部分泌物增加和集聚,于呼气时发出痰鸣般的"嘎嘎"声(吸气、吐气时都会发生;如果"嘎嘎"声仅出现于吐气时,声音可能会较明显)。濒死"嘎嘎"声往往是濒死期的特有表现。

4. 消化系统　　消化功能进行性减弱,患者可出现口腔干燥、异味、口腔黏膜炎、恶心、呕吐、食欲减退、吞咽困难、便秘、腹胀、肠梗阻,患者营养状况急剧下降,身体消瘦,出现营养不良、恶病质。同时,患者还可出现呕血、便血和腹泻等,循环系统功能进一步恶化。

5. 泌尿系统　　患者出现排尿异常,如尿潴留、尿失禁等。

6. 全身症状　　终末期患者还会合并疼痛、压力性损伤、失禁性皮炎、皮肤瘙痒症等。随着症状逐渐增多、加重,患者精神心理症状也逐渐加重,出现焦虑、抑郁情绪,可严重影响患者睡眠,出现入睡困难和失眠等。

对于有不治之症且病情逐渐恶化的患者,临终期这个阶段是可以预测的,但有时候病情会突然恶化而没有任何征兆。德国一项研究发现,接受安宁疗护的患者在其临终前3d最常见的症状是嗜睡、神志不清、临终喉鸣、坐立不安、情绪不稳、疼痛、呼吸困难及恶心呕吐。一旦发现濒临死亡的生命迹象,就应准备对患者进行安宁疗护,最大限度地控制临床症状,重新调整治疗方案;与患者家属讨论新的治疗策略和目标,并对即将失去亲人的家属提供关怀和照顾。

(陈凤菊)

第二节　安宁疗护的症状管理特征

安宁疗护机构的主要服务对象是临终患者和家属。患者符合以下条件就可获得安宁疗护服务:疾病终末期,并出现明显症状;拒绝原发疾病的检查、诊断和治疗;接受安宁疗护的理念,具有安宁疗护的需求和意愿。安宁疗护更关注临终患者的感受,侧重于提高临终患者的生命质量。安宁疗护的症状管理具有以下特征:

一、安宁疗护服务的宗旨是淡化"治疗"

在安宁疗护过程中,尽管一些操作措施与一般治疗有相同之处,如控制疼痛使用的药物,缓解症状使用的手术、化疗等,但这些都不能归于一般"治疗"的范畴。因为这些措施已经不能挽救或者延长临终患者的生命,对于病因的去除、功能的改善和健康的恢复没有意义,因而将之归于"照护"的范畴,或称之为"安宁疗护"。

所以,对于临终患者,应用"安宁疗护"取代临终"治疗",着重于照护和关怀,安排家人的陪护,使临终患者得到心灵的"关怀"与身体的"舒适"。

二、尽可能控制疼痛是安宁疗护的首要内容

对于临终患者来说,最普遍、最显著的症状就是疼痛。疼痛不仅给患者带来躯体的不适,而且对心理、精神等也会产生不同程度的影响。随着疼痛加剧,疼痛时间延长,患者甚至可能发生人格的改变,严重影响生存质量。因此,控制疼痛是安宁疗护首先需要解决的问题。

三、高质量生活护理是安宁疗护的基础保证

与一般患者的治疗护理不同,对已无治愈希望的临终患者而言,安宁疗护主要以减轻身心痛苦为宗旨,以生活护理为重点,保持临终患者身体、心理和精神上的舒适,以便为其他工作的开展提供基础保证。

四、足够的心理关怀是安宁疗护的内在要求

1. 临终患者的特殊心理　临终患者因恐惧死亡,会出现各种不同的复杂心理。一部分人会表现出怀旧心理、遗憾心理、嫉妒心理、复仇心理,而另一部分人则会表现出平静心理、豁达心理等,这些源于他们原有的社会地位、经济条件、社会环境、文化素养、性格气质、年龄、性别等。护理人员必须认识临终患者的各种心理特征,理解其表现,采取说服开导法、暗示治疗法、转移疗法、想象疗法等多种心理干预方法,缓解患者的不良心理状态。同时,护理人员应更加关心、爱护患者,成为临终患者心灵上的依靠。

2. 家属的特殊心理　安宁疗护的服务对象不仅包括患者,还包括临终患者家属。家属在面对亲人处于濒死状态时同样承受着巨大的心理压力,他们对死亡的认识、对患者病情的态度、对治疗方案的看法往往直接关系到患者的情绪,直接影响治疗结果。同时,有研究指出,家属能够与安宁疗护工作者一起帮助患者面对即将来临的死亡。因此,安宁疗护工作者关怀家属实质上也是关怀患者。在患者离世之后,家属会经历失落与哀伤,安宁疗护团队成员可运用量表进行评估,并运用心理抚慰、社会支援等手段对其进行哀伤抚慰,帮助他们尽快适应新的生活。

五、保护患者权益是安宁疗护的重要内容

进入临终期的患者仍有维护自己利益的权利。因此,要保护患者隐私,允许患者保留自己的生活方式、参与医疗护理方案的制订、选择死亡方式等。要帮助患者争取时间处理相关事宜,如未完成的工作、子女抚养、老人赡养、财产安排等,让患者没有遗憾地离开人世。

（陈凤菊）

第三节　安宁疗护中的伦理问题

一、安宁疗护中的伦理定义

安宁疗护中的伦理指医疗健康照顾人员和志愿者在为终末期患者及其家属服务过程中应遵循的道德原则和规范。安宁疗护中的伦理以马克思哲学的基本原理为指导,以整体护理为理念,以缓解患者痛苦、提高患者及其家属的生活质量为目的,以帮助终末期患者舒适平静、有尊严地离世为目标,探讨运用安宁疗护的道德原则和规范来协调终末期人际关系。关注安宁疗护中伦理的产生、发展与变化规律,解决安宁疗护实践中的伦理问题,是医疗健康照顾人员和志愿者必须重视和关注的问题。

二、安宁疗护中的伦理基础

保障终末期患者的权利是安宁疗护中的伦理基础。终末期患者的权利指患者在安宁疗护机构应享受的基本权利和必须保障的利益。根据我国国情,终末期患者应享有以下权利:①知情同意权;②自主选择医疗服务方式的权利;③获得尊严的权利;④尊重的权利;⑤获得安宁疗护服务的权利;⑥获得安宁疗护教育的权利;⑦适时出院的权利;⑧转移到其他医疗机构继续治疗的权利;⑨隐私保护的权利。

三、安宁疗护中的伦理原则

（一）尊重与自主原则

在安宁疗护实践活动中,医务人员与患者双方均应得到人格的尊重。同时,患者应享有独立的、自主的决定权。要实现尊重与自主原则应做到:①保证医患双方人格受到应有的尊重;②保证医务人员为患者提供适量、正确并且患者能够理解的诊疗护理信息;③保证患者有正常的自主能力和情绪,决定是经过深思熟虑并与家属商量过的;④保证患者自主地选择和决定不会与他人利益、社会利益发生严重的冲突。

（二）知情同意原则

知情同意指医务人员让患者、家属充分了解患者的病情进展、治疗方案、放弃治疗等方面的真实信息,尤其是不可预测的意外、其他可供选择的诊疗方案等信息。其目的是使患者及其家属经过思考,自主做出选择,并以相应方式表达其接受或拒绝诊疗方案的意愿和承诺,在得到患方明确承诺后,才可最终确定和实施方案。

1. 知情的伦理条件

（1）提供的信息是基于患者利益的。

（2）信息内容充分、精准。

（3）执行安宁疗护相关操作前,向患者充分告知、说明,使患者正确理解信息。

（4）如果信息有误或隐瞒患者及其家属,造成患者或其家属做出错误的决定,则违背知情原则。

2. 同意的伦理条件

（1）同意是患者充分知情后的自主选择。

（2）患者有选择的自由。

（3）患者有同意的合法权益。

（4）患者对自主决策有充分的理解。

（三）人道主义原则

人道主义以缓解患者苦痛、救治患者生命、尊重患者人格和权利为目标,以关怀人、尊重人,以人为中心作为观察问题、处理问题的准则。在安宁疗护实践中,要求医务人员有敬畏并尊重生命的意识,尊重每位终末期患者,尊重患者的生命质量与价值,尊重终末期患者的正当愿望,为患者提供身体、心理、社会、精神全方位的照顾及对家属的哀伤辅导。

（四）行善或有益原则

行善或有益原则的基本精神就是选择好的医疗护理行为,禁止做与安宁疗护伦理相违背的行为。这一精神实质要求医务人员在安宁疗护实践中,无论是出于对人道主义还是对生命的尊重,都要善待终末期患者。

（五）有利与无伤害原则

有利与无伤害原则又称不伤害原则,指医务人员的医疗动机、行为、后果均应避免对患者造成伤害。医务人员在安宁疗护实践中应以将患者的伤害降到最低为目的,做到以最小的损伤换取患者最大的利益。在多种安宁疗护的措施中,选择并实施对终末期患者最佳的安宁疗护服务措施,如缓解患者的疼痛、减轻患者的呕吐、引导终末期患者正确面对死亡等。

（六）公平公正原则

公平公正原则主要表现在人际交往的公正与医疗资源分配的公正两方面。在人际交往方面,患者与医务人员一样有平等的人格,医务人员应平等对待患者,做到一视同仁。在医疗资源分配方面,以公平优先,兼顾效率效益,优化并合理分配资源。

（杨　阳）

第二章 疼痛管理

第一节 概　述

疼痛（pain）是终末期患者最常见和最难忍受的症状之一。如果疼痛不能得到及时、有效的控制，患者就会感到极度不适，甚至会引起或加重其焦虑、抑郁、乏力、失眠等其他症状，严重影响患者的生活质量。对于部分终末期患者，疼痛甚至比死亡本身更让人恐惧和难受。疼痛被列为人类的第五大生命体征，控制疼痛是患者的基本权益，也是医务人员的职责义务。

一、概念

1979 年，国际疼痛研究学会（International Association for the Study of Pain, IASP）将疼痛定义为"一种与组织损伤或潜在组织损伤相关的不愉快的主观感觉和情感体验"。近年来，随着疼痛领域的科学研究和临床进展，科学家对于疼痛的理解更加深入。2020 年，IASP 将疼痛重新定义，认为"疼痛是一种与实际或潜在的组织损伤相关的不愉快的感觉和情绪情感体验，或与此相似的经历"。

二、症状与体征

疼痛是一种不愉快的主观感觉和情感体验，伴随着恶心、呕吐、出汗、失眠、食欲减退等身体症状，以及恐惧、焦虑、抑郁、易怒等心理症状。

三、影响因素

疼痛的性质和部位常受组织损伤部位的影响，但是组织损伤的程度与疼痛强度并不存在完全对等的关系，同样性质、同样程度的损伤，在不同患者身上引发的疼痛感受也不尽相同。总的来说，疼痛是病理生理、心理、社会环境等诸多因素通过神经中枢对这些信息的调整和处理最终得出的主观感受，其影响因素主要有以下几个方面：

1. **个体因素**　年龄、性别、既往疼痛经历、对疼痛的认知、注意力、情绪等个体因素会影响患者对疼痛的感知。如老年患者对伤害性刺激敏感性下降,疼痛阈值升高;女性较男性对疼痛刺激更为敏感,出现疼痛的部位也较男性多;曾反复经受疼痛折磨的人会对疼痛产生恐惧心理,对疼痛的敏感性增强;当注意力高度集中于某件事时,疼痛可以减轻甚至消失;恐惧、焦虑、悲伤、失望等消极情绪常使疼痛加剧,而疼痛加剧又会使情绪进一步恶化,形成恶性循环。

2. 社会文化因素　医疗服务可及性、患者的经济负担、家庭支持、文化背景等因素会对患者疼痛治疗的有效性及患者对疼痛的耐受性产生不同程度的影响。

3. 环境因素　声音、温度、光线等自然环境的变化会对人体功能产生影响,从而进一步影响患者的疼痛体验。如噪声、强光、冷热刺激等是使疼痛加重的因素;安静舒适的休息环境、冷热疗法等可有效缓解疼痛。

四、分类

(一)按病理生理学机制分类

1. 伤害感受性疼痛　因有害刺激作用于躯体或脏器组织,使结构受损而导致的疼痛。伤害感受性疼痛与实际发生的组织损伤或潜在的损伤相关,是机体对损伤所表现出的生理性痛觉神经信息传导与应答的过程。伤害感受性疼痛包括躯体痛和内脏痛。躯体痛常表现为钝痛、锐痛或者压迫性疼痛,定位准确;而内脏痛常表现为弥漫性疼痛和绞痛,定位不够准确。

2. 神经病理性疼痛　由于外周神经或中枢神经受损,痛觉传递神经纤维或疼痛中枢产生异常神经冲动所致。神经病理性疼痛可以表现为刺痛、烧灼样痛、放电样痛、枪击样疼痛、麻木痛、麻刺痛、幻觉痛及中枢性坠胀痛,常合并自发性疼痛、触诱发痛、痛觉过敏和痛觉超敏。

(二)按发病持续时间分类

1. 急性疼痛　通常由组织损伤导致,起病明确,表现为突然发作,随着组织修复,疼痛可以很快减轻直至完全缓解。在正常情况下,组织损伤会在1~3个月内愈合,因此急性疼痛持续时间通常不应超过3个月。

2. 慢性疼痛　临床上将持续3个月以上,并伴有感觉异常、痛觉过敏或触诱发痛的疼痛定义为慢性疼痛。引起疼痛的伤害性刺激已经停止,外周损伤或手术切口已经愈合,但疼痛依然存在。其病理生理基础是神经系统的损伤、敏化和病理性重塑。与急性疼痛相比较,慢性疼痛持续时间长,机制尚不清楚,疼痛程度与组织损伤程度可呈分离现象,可以伴有痛觉过敏和异常疼痛,常规止痛治疗往往疗效不佳。

3. 突发疼痛　通常突然发生,疼痛剧烈,且间断发生,在癌痛中又称为爆发痛,指在持续存在且稳定的基础疼痛之外出现的疼痛骤然加剧的现象。

五、疼痛对患者的影响

（一）生理影响

1. 内分泌系统　疼痛可引起应激反应,促使体内释放多种激素,如儿茶酚胺、皮质激素、血管紧张素Ⅱ、抗利尿激素、促肾上腺皮质激素、醛固酮、生长激素和甲状腺素等。儿茶酚胺可抑制胰岛素的分泌和促进胰高血糖素分泌增加,后者又促进糖原异生和肝糖原分解,所以会造成血糖升高和负氮平衡。

2. 循环系统　剧痛可兴奋交感神经,血液中儿茶酚胺和血管紧张素Ⅱ水平的升高可使患者血压升高、心动过速和心律失常,对伴有高血压、冠脉供血不足的患者极为不利。而醛固酮、皮质激素和抗利尿激素的增多,又可引起患者水钠潴留,进一步加重心脏负荷。剧烈的深部疼痛有时还可引起副交感神经兴奋,使血压下降、脉率减慢,甚至发生虚脱、休克。

3. 呼吸系统　胸腹部手术后的急性疼痛对呼吸系统的影响很大,因疼痛引起的肌张力增加,使总顺应性下降。患者呼吸浅快,肺活量、潮气量和功能残气量均降低,肺泡通气/血流比值下降,易发生低氧血症。同时,患者可因疼痛而不敢深呼吸和用力咳嗽,使积聚于肺泡和支气管内的分泌物不能有效咳出,易造成肺炎或肺不张,故术后疼痛是导致术后肺部并发症的重要因素之一。

4. 消化系统　慢性疼痛常引起食欲减退、消化功能障碍以及恶心、呕吐。

5. 血液系统　如手术后急性疼痛等应激反应可改变血液黏稠度,使血小板黏附功能增强,纤溶功能降低,使机体处于高凝状态,促进血栓形成,甚至可能导致致命的并发症。

6. 泌尿系统　由于疼痛可引起肾血管反射性收缩,垂体抗利尿激素分泌增加,尿量减少,又因手术后切口疼痛或体位不适应,造成排尿困难,长时间排尿不畅可能会引起尿路感染。

（二）心理影响

1. 对认知功能的影响　疼痛对个体心理的影响首先表现在认知功能上,慢性疼痛患者常伴认知能力的下降,其中注意力和记忆力两种认知能力受疼痛影响较大。

2. 对情绪的影响　疼痛作为一种复杂的个体主观感受,不可避免地会引起个体的情绪反应。急性疼痛可使人精神兴奋、焦虑烦躁,甚至哭闹不安;长期慢性疼痛可使人精神抑郁,表情淡漠。

（三）家庭社会的影响

不可控制的疼痛对社会层面的影响非常严重。疼痛的程度越高,对健康状况、躯体功能、角色功能、情绪功能、社会功能等的影响越严重,对患者及其家属与社会交往的限制越多,对日常生活的质量及人际关系造成的影响越大。

（杨纯子　刘　美）

第二节 疼痛的管理

一、评估

（一）疼痛评估的原则

1. 癌痛评估的原则

（1）常规：指医务人员主动询问癌症患者有无疼痛，常规评估疼痛情况，并及时进行记录，一般情况下应当在患者入院后 8h 内完成。对于有疼痛症状的患者，应当将疼痛评估列入护理常规监测和记录的内容。

（2）量化：指采用疼痛程度评估量表等量化评估工具来评估患者疼痛程度。量化评估疼痛时，应重点评估 24h 内患者最严重、最轻、平常情况下和目前的疼痛程度。

（3）全面：指对患者的疼痛及相关病情进行全面评估，包括疼痛病因和类型、疼痛发作情况（部位、性质、程度、加重或减轻的因素）、止痛治疗情况、重要器官功能情况，心理、家庭及社会支持情况以及既往史等。应当在患者入院后 24h 内进行全面评估。

（4）动态：指持续、动态地监测、评估患者的疼痛症状及变化情况，包括疼痛病因、部位、性质、程度变化情况，爆发性疼痛发作情况，疼痛减轻和加重因素，止痛治疗的效果以及不良反应等。

2. 语言沟通障碍患者的疼痛评估原则　疼痛是一种主观感受，因此患者主诉是疼痛评估的核心标准，应相信和尊重患者的主诉，并如实记录。通常不以面容表情的变化、生命体征的改变以及医务人员的主观感知判断患者的疼痛强度。对于有语言沟通障碍或严重认知功能障碍如痴呆或谵妄的患者，医务人员很难获得他们的主诉。美国疼痛治疗护理协会（American Society for Pain Management Nursing, ASPMN）推荐对不能用言语沟通的患者进行疼痛评估时可遵循以下原则：

（1）有技巧地进行疼痛评估，并遵循以下评估技巧的优先级别：①尽可能得到患者的主诉；②寻找引起疼痛的潜在原因和其他病因；③观察患者有无提示疼痛存在的行为；④得到患者主要照顾者关于患者的疼痛和行为改变的答复；⑤尝试用镇痛试验缓解可能因疼痛引起的行为改变。

（2）建立疼痛评估程序。

（3）应用合适的行为评估工具。

（4）最小化强调生理指标（即不依赖生命体征的变化评估疼痛强度）。

（5）再评估和记录。

（二）疼痛评估的内容

1. 疼痛部位　了解疼痛发生的部位及范围，有无放射性疼痛及牵涉性疼痛。

如果有,评估放射的部位、定位是否明确等。通常躯体疼痛较易明确定位,内脏器官疼痛较难准确定位。

2. 疼痛强度 指疼痛的严重程度,受个体体质、耐受力、心理状况、社会文化、教育背景等因素的影响,不同个体对疼痛强度的感受不同。准确评估疼痛强度是有效止痛治疗的前提,在疼痛的全面评估中,应包括当前疼痛强度和过去24h内最重、最轻及平均疼痛强度。

3. 疼痛性质 患者对疼痛性质的描述是确定疼痛病因的重要参考,如神经病理性疼痛大多表现为针刺样疼痛、电击样疼痛、麻木样疼痛、烧灼样疼痛;躯体疼痛大多表现为锐痛、压痛、酸痛等;内脏痛则通常表现为绞痛、胀痛、痉挛痛、钝痛、牵拉样痛等。

4. 疼痛发生的时间特点 疼痛评估中还应了解疼痛开始发生的时间、持续时长及发作频率,可为临床诊断提供依据,如疼痛是持续性、周期性、间断性还是突发性。

5. 加重或减轻的因素 评估与疼痛发作、加剧及减轻相关的因素,有助于进行个体化综合止痛治疗。

6. 疼痛发作时的伴随症状 如恶心呕吐、大汗淋漓、颜面潮红、皮温变化等,常提示疼痛的原因,为诊断提供线索。

7. 疼痛对日常生活的影响 了解疼痛对患者生活的干扰,对于病情评估、治疗和护理均有帮助,包括疼痛对生理、心理、精神、社交等方面的影响。

8. 既往疼痛史和镇痛治疗史 了解患者既往疼痛情况及用药情况,包括药物种类、使用方法、镇痛效果、不良反应、遵医行为等。

(三)疼痛评估的方法

1. 交流与观察 患者主诉是判断疼痛的金标准。对于能够交流的患者,疼痛评估主要依靠医务人员的询问、观察及患者的表达。与患者交流时尽量使用通俗易懂的语言,按照一定逻辑顺序询问患者,避免信息遗漏与重复。此外,护士应鼓励患者在出现新的疼痛或疼痛发生变化时,主动向医务人员报告疼痛情况。

2. 体格检查及辅助检查 可进一步为诊断提供信息,包括生命体征、感觉功能、肌力、体位、关节活动度、影像学检查等。

(四)常用的疼痛评估工具

1. 单维度疼痛评估工具

(1)数字分级法(numeric rating scale, NRS):将疼痛程度用数字0~10依次表示,0表示无痛,10表示能够想象的最剧烈疼痛,其中1~3为轻度疼痛,4~6为中度疼痛,7~10为重度疼痛。让患者自己选择一个最能代表自身疼痛程度的数字,或由医务人员协助患者理解后选择相应的数字描述疼痛。

(2)视觉模拟评分法(visual analogue scale, VAS):具体做法是采用一条线性标尺,长10cm,最左端为无痛,最右端为剧痛。患者根据所感受的疼痛程度在标尺上进行选择,起点至记号处的距离,即为量化的疼痛程度。临床上常将VAS与NRS联合形成疼痛数字分级法应用于疼痛评估,见附录1。

(3)主诉疼痛程度分级法(verbal rating scale, VRS):主要通过患者主诉疼痛对其生活的影响程度来确定疼痛的分级,通常将疼痛分为四级,见附录2。

(4)面部表情疼痛评分法(faces pain rating scale, FPRS):用脸谱的形式将6个面部表情由高兴到极其痛苦分成不同等级,由患者选择一张脸谱反映其感受到的疼痛强度。临床常用的有Wong-baker脸谱评定量表(附录3)和修订版脸谱评定量表(附录4)。

2. 多维度疼痛评估工具 疼痛是一种复杂的主观感受,对个体的影响包括感觉、行为、认知、情感等多个方面。单维度评估工具不能综合测量疼痛的特征,因此医务人员可以借助多维度疼痛评估工具对患者的疼痛体验进行全面评估。

(1)简明疼痛评估量表(brief pain inventory, BPI):1991年由美国威斯康星大学医学院癌症照护症状评估合作中心研发,1996年汉化形成中文版简明疼痛评估量表并进行了信效度检验。该量表包括对疼痛部位、程度以及对生活影响的评估,一般仅需5~15min即可完成,适用于各类人群,见附录5。

(2)McGill疼痛问卷(McGill pain questionnaire, MPQ):由Melzack和Torgerson于1971年设计,问卷包含4大类20个组,1987年Melzack将其简化,并将VAS加入其中,形成了简式McGill疼痛问卷(short-form McGill pain questionnaire, SF-MPQ)。SF-MPQ由MPQ中的15个代表词组成,其中11个为感觉类,4个为情感类。此外,SF-MPQ还使用现时疼痛强度(PPI)和VAS测量疼痛强度。2009年,Dworkin等对问卷进行进一步补充和完善,增加了神经病理性疼痛评估的相关条目,开发了能够同时测量神经病理性疼痛和非神经病理性疼痛的评估工具,即简式McGill疼痛问卷-2(SF-MPQ-2)。它包括22个条目,分为持续性疼痛、阵发性疼痛、神经病理性疼痛及疼痛对情绪的影响4个维度。

(3)疼痛评估卡片(memorial pain assessment card, MPAC):包含3个视觉模拟评分法(VAS)以测量疼痛强度、疼痛缓解情况及疼痛对情绪的影响,以及1个主诉疼痛程度分级法(VRS)用以描述疼痛。此评估表简单实用,可快速评估患者的疼痛强度、疼痛缓解程度及心理痛苦程度。

(4)美国疼痛协会患者结局问卷修订版(American Pain Society patient outcomes questionnaire-revised, APS-POQ-R):问卷分为5个维度,分别是疼痛强度及睡眠受干扰维度、情感维度、活动受干扰维度、疼痛管理相关不良反应及疼痛护理的感知维度,采用0~10分评分法,各维度分别计分,计算均数为最终得分。前4个维度得分越高,表明患者疼痛结局越差;最后1个维度"对疼痛护理的感知"得分越高,表明疼痛护理结局越好。

（五）特殊人群疼痛的评估

1. 术后活动性疼痛的评估

（1）Prince-henry 评分法：主要用于胸腹部大手术的患者，气管切开、插管不能讲话者。术前训练患者用手势表达疼痛的程度，从 0~4 分，共分为 5 级，见附录 6。

（2）功能活动评分法（functional activity score，FAS）：包括 2007 年澳大利亚维多利亚州质量控制委员会制定的三等级 FAS（附录 7）和我国学者童莺歌改良形成的四等级 FAS（附录 8）。四等级 FAS 在三等级 FAS 的基础上将护理权限内的非药物镇痛措施对患者功能活动的影响列入评级标准，使其更适用于护理评估。临床中可酌情选择三等级 FAS 或四等级 FAS 作为客观活动性疼痛评估工具。

2. 儿童疼痛的评估

（1）新生儿面部编码系统（neonatal facial coding system，NFCS）：通过面部表情、肢体反应、行为状态的改变判断新生儿的疼痛情况。NFCS 总分 10 分，分为 10 项指标：皱眉；挤眼；鼻唇沟加深；张口；嘴垂直伸展；嘴水平伸展；舌呈环状；下颌颤动；嘴呈 O 形；伸舌。

（2）新生儿疼痛量表（neonatal infant pain scale，NIPS）：主要用于评估早产儿和足月儿的操作性疼痛，包括面部表情、哭闹、呼吸形态、手臂、腿、觉醒的状态 6 项内容，总分 7 分，分值越高表示疼痛越剧烈，见附录 9。

（3）早产儿疼痛评估量表（premature infant pain profile，PIPP）：用于评估早产儿和足月儿的急性疼痛，包括孕周、行为状态、心率增加次数、氧饱和度下降、皱眉、挤眼、鼻唇沟 7 个指标，总分 21 分，6 分以下表示无痛，分值越高表示疼痛越剧烈，见附录 10。

（4）FLACC 量表（Face，Legs，Activity Cry and Consolability scale，FLACC）：用于 2 个月至 8 岁儿童的疼痛评估，包括面部表情、腿部活动、体位、哭闹、可安慰度 5 项内容，每项 0~2 分，总分 10 分，分值越高表示疼痛越剧烈，见附录 11。

3. 认知障碍患者疼痛的评估

（1）晚期老年痴呆患者疼痛评估量表（pain assessment in advanced dementia scale，PAINAD）：该量表由美国学者 Warden 等于 2003 年研制，由呼吸、负面的声音表达、面部表情、身体语言、可安抚程度 5 项与疼痛行为相关的条目组成，适用于晚期老年痴呆患者，见附录 12。

（2）老年痴呆患者 DOLOPLUS-2 疼痛评估量表：该量表的适用对象为中、重度老年痴呆患者，包括躯体反应、精神运动反应、心理社会反应 3 个维度，下设 10 个条目，每个条目评分 0~3 分，总分 ≥5 分者提示可能存在疼痛。

（3）交流受限老年人疼痛评估表（pain assessment checklist for seniors with limited ability to communicate，PACSLAC）：共含 4 个维度，由 60 个条目组成，如面部表情、身体活动及行为表现、社交和性格改变、其他（食欲、睡眠改变）等，每个条目都需评估存在或不存在,总分为 60 分。

4. 危重患者疼痛的评估

（1）行为疼痛量表（behavioral pain scale, BPS）：2001 年由法国学者 Payen 等为危重症患者的疼痛评估而设计。该量表只有 1 个行为维度,包括 3 个测量条目,即面部表情、上肢运动和通气依从性（插管患者）。评估患者的疼痛程度时,每个条目根据患者的反应情况分别赋予 1~4 分,总分越高说明患者的疼痛程度越高,见附录 13。

（2）重症监护疼痛观察工具（critical-care pain observation tool, CPOT）：由加拿大学者 Gelinas 等于 2006 年研究设计,该量表包括 4 个测量条目,即面部表情、身体活动、呼吸机顺应性（插管患者）/ 发声（拔除气管插管患者）和肌肉紧张度,每个条目根据患者的反应情况分别赋予 0~2 分,总分为 8 分,将 2 分作为有无疼痛的截点,≥2 分有疼痛;<2 分无疼痛,见附录 14。

（3）非语言成人疼痛评估量表（nonverbal adult pain assessment scale, NVPS）：是美国学者 Odhner 等在 2003 年为插管和镇静的创伤患者设计,在儿童行为疼痛评估量表 FLACC 的基础上发展而来。该量表包括行为和生理指标 2 个维度,5 个测量条目分别为面部表情、活动（运动）、身体姿势、生理指标 I（生命体征:收缩压、心率和呼吸频率）和生理指标 II（皮肤、瞳孔反应、出汗、脸红、苍白）。

二、治疗

（一）疼痛的药物治疗

药物治疗是疼痛管理中最常用的干预措施之一。镇痛药物种类繁多,临床上应根据患者疼痛的病因、性质、程度、伴随疾病、目前接受的治疗等情况合理选择。本书通过对非阿片类镇痛药物、阿片类镇痛药物和辅助性镇痛药物三大类来介绍具有代表性的镇痛治疗药物。

1. 非阿片类镇痛药物　此类药物主要指非甾体抗炎药（non-steroid anti-inflammatory drugs, NSAIDs）,常用于轻度疼痛,或与阿片类药物联合用于中、重度疼痛的镇痛治疗。组织损伤和炎症发生时,炎性细胞内的环氧化酶（COX 酶）诱导合成大量前列腺素（PG）,在炎症部位使局部血管扩张导致组织充血肿胀,并诱发局部痛觉敏化,从而导致严重部位出现红肿热痛等症状。NSAIDs 主要作用于外周,通过抑制 COX 酶阻断花生四烯酸转化为 PG,从而发挥镇痛作用。按照 NSAIDs 对 COX 酶的选择性作用,可将 NSAIDs 分为三类。①非选择性 COX 抑制剂:包括布洛芬、双氯芬酸、吲哚美辛等。②选择性 COX-2 抑制剂:塞来昔布、帕瑞昔布等。③选择性 COX-1 抑制剂:阿司匹林等。根据化学结构,可将非阿片类镇痛药物分为:①水杨酸类,如阿司匹林等。②苯胺类,如对乙酰氨基酚等。③吲哚乙酸类,如吲哚美辛等。④苯乙酸类,如双氯芬酸等。⑤苯丙酸衍生物,如布洛芬等。⑥昔康类,如吡罗昔康等。⑦昔布类,如塞来昔布、艾瑞昔布等。常用 NSAIDs 见附录 15。

2. 阿片类镇痛药物　阿片类镇痛药物泛指天然、合成、半合成及具有吗啡样性能的药物,主要用于治疗中、重度疼痛,其镇痛作用无封顶效应。阿片类镇痛药的作用机制是多方面的,主要机制是激动阿片受体(μ、κ、δ、σ、ε),阻断痛觉传导,从而产生镇痛作用。按来源和化学结构,可分为三类。①阿片生物碱:吗啡、可待因。②半合成吗啡样镇痛药:双氢可待因、氢吗啡酮、丁丙诺啡。③合成阿片类镇痛药:芬太尼、美沙酮、布托啡诺、喷他佐辛。按镇痛强度,可分为两类。①弱阿片类:可待因、盐酸布桂嗪、曲马多。②强阿片类:吗啡、芬太尼、羟考酮、美沙酮等。长期使用阿片类镇痛药时,首选口服给药途径,有明确指征时可选用透皮吸收途径给药,也可临时皮下注射用药,必要时可以自控镇痛给药。

（1）常用阿片类镇痛药物

1）吗啡:是既往未使用过阿片类药物的疼痛患者的标准初始治疗药物,推荐口服硫酸吗啡的起始剂量为 5~15mg,静脉用硫酸吗啡起始剂量为 2~5mg。吗啡在体内主要转化为吗啡 -3- 葡萄糖苷酸（M3G）和吗啡 -6- 葡萄糖苷酸（M6G）,两种葡萄糖苷酸经肾脏排泄,在肾功能不全患者体内易出现蓄积,从而加重药物不良反应,因此肾功能不全患者慎用吗啡。目前口服吗啡制剂有速释、缓释、控释三种剂型,另外还有针剂、栓剂等其他剂型可供选择。

2）羟考酮:是半合成的阿片受体激动剂,口服生物利用度高,其镇痛作用是吗啡的 1.5~2 倍,相比吗啡,羟考酮长期服用的毒副作用较少,常见副作用有恶心、便秘、嗜睡。羟考酮控释剂型具有速释和控释双重作用,服用后 1h 起效,镇痛作用可维持 8~12h。服药时需整片吞服,不可咀嚼或掰碎服用。

3）芬太尼:是高脂溶性阿片类药物,其镇痛效能为吗啡的 75~100 倍,可经肠道外、经皮、经脊髓、经黏膜给药。芬太尼的药代动力学在肝、肾功能不全患者中的改变与正常人相比无显著变化,因此可用于肝、肾功能不全患者。临床常用的芬太尼透皮贴剂在用药后 6~12h 内达血浆峰浓度,12~24h 达稳定血药浓度,镇痛作用可持续 72h。芬太尼仅推荐用于其他阿片类药物控制疼痛稳定后。需注意发热、局部加热、出汗、恶病质、肝功能异常等会影响芬太尼透皮贴剂的吸收和镇痛效果。

4）可待因:有镇痛、镇咳的作用,口服吸收良好,镇痛作用约为吗啡的 1/12。可待因的不良反应较轻,便秘最为常见,恶心、呕吐较为少见。

5）美沙酮:具有较强的镇痛作用,同时可能对神经病理性疼痛有效。与吗啡相比,美沙酮具有作用时间较长、不易产生耐受性、药物依赖性低等特点。主要用于重度癌痛的镇痛治疗及阿片类药物依赖的替代维持治疗。长期反复给药会发生蓄积作用。

（2）阿片类药物的转换:当阿片类药物剂量滴定后准备换用长效阿片类药物,或因副作用不能耐受需换用另一种阿片类药物进行镇痛治疗时,需进行等效剂量的转换。常用不同阿片类药物的等效剂量转换表见附录 16。

3. 辅助性镇痛药物　常用于协助治疗难治性疼痛,对于某些特殊类型的疼痛具有较好的效果。常用的有抗抑郁/抗焦虑药物、抗癫痫/抗惊厥药物、糖皮质激素、解痉药物、局部麻醉药物、双磷酸类药物等。

（1）抗抑郁/抗焦虑药物:此类药物通过阻滞突触前的去甲肾上腺素和 5- 羟色胺（5-HT）的再摄取,提高这两种中枢神经递质在大脑和脊髓中的浓度,从而缓解疼痛,主要用于中枢性或外周神经损伤所致的麻木样痛、烧灼样痛,该类药物也可以改善心情、改善睡眠。常用药物有阿米替林、度洛西汀、文拉法辛等。

（2）抗癫痫/抗惊厥药物:通过抑制损伤后病灶神经元的过度放电、病灶周围外周神经的异位放电,缓解神经损伤所致的撕裂痛、放电样疼痛及烧灼样痛。常用药物有卡马西平、加巴喷丁、普瑞巴林等。

（3）糖皮质激素:适用于疼痛合并感染、神经性疼痛等情况,代表药物有地塞米松、泼尼松。

（4）解痉药物:主要用于缓解内脏的紧张性疼痛和绞痛,常用药物为东莨菪碱。

（5）局部麻醉药物:一般用于局部损伤性疼痛及局部神经病理性疼痛,常用药物为利多卡因。

（6）双膦酸盐类药物:可抑制破骨细胞活性,减少破骨细胞数量,用于缓解骨转移引起的疼痛,主要药物有唑来膦酸、帕米膦酸二钠、氯屈膦酸钠等。

（二）疼痛的非药物治疗

通过系统、规范的药物治疗,大多数疼痛能够得到有效控制。然而临床上仍有部分患者由于不能耐受药物严重的不良反应,存在药物绝对禁忌、药物依赖性等各种原因,疼痛控制并不理想。近年来,随着国内外疼痛控制方法的不断发展和完善,非药物干预措施在镇痛治疗中发挥着越来越重要的作用。非药物治疗能够和药物治疗一起使用发挥镇痛作用,对于一部分疼痛患者,仅使用非药物镇痛措施即可缓解疼痛。

1. 放射治疗　在疼痛治疗中,目前放射治疗主要用于由骨转移或病理性骨折导致的骨痛、脑部肿瘤或脑转移导致的头痛、脊髓压迫导致的疼痛、肿瘤浸润盆腔导致的疼痛等,包括外照射治疗和核素治疗。

（1）外照射治疗:以外照射为主的放疗是临床上缓解局部癌性骨痛的有效方法之一,有效率可达 50%~90%。根据照射的范围可分为局部照射和广泛照射,前者常用于单个骨转移灶的止痛治疗,后者用于全身广泛骨转移的止痛,但因照射范围广,易导致严重骨髓抑制,临床上应用较少。

（2）核素治疗:放射性核素治疗多用于全身广泛骨转移所致疼痛,常用的放射性核素包括 ^{89} 锶（^{89}Sr）、^{32} 磷（^{32}P）、^{153} 钐（^{153}Sm）等。核素的全身治疗会导致骨髓抑制,因此需密切监测患者的全血细胞计数,防止严重不良反应的发生。

2. 物理治疗

（1）神经电刺激

1）经皮神经电刺激（transcutaneous electrical nerve stimulation，TENS）：又称周围神经粗纤维电刺激疗法，是将特定、可控的低频脉冲电流通过皮肤输入机体以治疗疼痛。TENS 可用于急性创伤后疼痛、术后疼痛、肌肉骨骼性疼痛、功能性腹痛、神经病理性疼痛、幻肢痛、癌痛等。

2）脊髓电刺激（spinal cord stimulation，SCS）：是将刺激电极植入脊髓背柱以治疗疼痛的方法，主要用于慢性严重疼痛的治疗。SCS 是一种有创治疗，有感染等风险，费用也较为昂贵，因此只用于常规治疗无效的严重癌痛患者。

（2）冷热疗法

1）冷疗法：常用于继发于骨骼或神经系统病变的肌肉痉挛、外科术后疼痛、关节炎发作急性阶段、亚急性肌肉损伤、头痛、脑水肿等。冷疗缓解疼痛的机制主要是通过使血管收缩，减轻局部充血；通过降低肌梭的反应或使肌肉触发点失活而减少肌肉痉挛；通过降低神经纤维和受体的温度以降低神经末梢敏感性及皮肤的敏感性；通过降低细胞的新陈代谢和微生物的活力，从而限制炎症的扩散。常用的冷疗法包括冰水 / 冰袋冷敷、冷疗机、冷压力疗法、冰水浴、冷喷雾等，也可根据治疗目的，通过冷、热循环，进行冷热交替治疗。需要注意的是，冷疗法禁用于血液循环障碍、对冷过敏、组织破损或有开放性伤口、慢性炎症或深部化脓病灶者。冷疗的禁忌部位：枕后、耳郭、阴囊、心前区、腹部、足底。

2）热疗法：适用于继发于骨骼或神经系统病变的肌肉痉挛，关节或软组织疼痛，肠胃不适、痉挛，肛门直肠疼痛等。热疗缓解疼痛的机制是通过增加局部血流、增强新陈代谢和白细胞的吞噬功能，促进浅表炎症的消散和局限；通过消除水肿和充血，解除局部神经末梢的压力；松弛肌肉、肌腱和韧带组织，解除肌肉痉挛；降低痛觉神经的兴奋性，提高疼痛阈值。常用的热疗法包括干热疗法（热水袋、红外线灯）和湿热疗法（湿热敷、热水坐浴、局部浸泡）等。未明确诊断的急性腹痛、急性创伤和炎症、面部危险三角区感染、脏器出血、出血性疾病者禁用热疗法。

3. 介入治疗　介入技术和手段已经成为疼痛非药物治疗的有效方法之一，目前开展的介入治疗主要有神经阻滞、神经松解术、椎管内注射、神经毁损术、射频消融术、经皮椎体成形术等。其中神经阻滞疗法主要通过神经破坏性阻滞来完成，可用于治疗有明确区域性的难治性癌痛、顽固性剧烈疼痛等。常用的神经阻滞有周围神经阻滞、腹腔神经丛阻滞、腰交感神经阻滞、三叉神经阻滞、垂体破坏术、硬膜外腔神经阻滞等。

4. 中医治疗　我国传统医学认为"不通则痛""不荣则痛"，当脏腑、经络功能失调，气血运行不畅时就会发生疼痛。中医治疗疼痛不仅立足于局部，而且强调整体观念，注重病因病机，辨证施治，意在调节患者机体阴阳，恢复平衡协调。中医镇痛方法较多，主要包括内治法、外治法、针灸疗法、推拿疗法等。

（1）内治法：指采用中药汤剂治疗疼痛的方法。中药复方制剂作用机制复杂、作用较弱、起效较慢、剂量不易掌握，但疗效持久、副作用小，未发现戒断症状及成瘾性，并且能够缓解其他症状，改善体质。因此对于轻中度疼痛的患者可根据病情选用中药治疗，对于严重疼痛的患者，中药可作为辅助用药与阿片类药物协同镇痛。

（2）外治法

1）敷贴疗法：将中药或其他贴敷物敷于人体表面以缓解疼痛。可将散剂与水、酒、油、蜂蜜等调和进行敷贴，也可将药物捣成糊状直接敷于患部。实证、热证多用清热解毒、祛风疏表、活血化瘀之品，虚证、寒证宜用温经散寒、通阳化瘀之味。

2）热熨疗法：指利用经过加热处理后的药物或其他传热物体如食盐，放置于患部来回运动，促使局部腠理疏通、气血流畅的治疗方法，主要适用于寒性疼痛、风寒痹痛、跌打损伤所致疼痛。

3）刮痧疗法：使用边缘光滑的器具，蘸润滑油在患处反复摩擦以达到治疗疼痛的目的。适用于治疗暑湿秽浊引起的头痛、腹痛、身痛或风湿痹症。

4）熏洗疗法：将药物煎煮后先用蒸汽熏疗，再用药液擦洗全身或局部。适用于治疗邪阻经络、气滞血瘀所致的疼痛。

（3）针灸疗法

1）针刺疗法：指运用不同的针具，通过对人体表面的腧穴进行刺激，达到疏通经络、活血行血的目的，从而起到镇痛作用。取穴分为近部取穴、远部取穴和随证取穴。常用止痛穴位：头痛（印堂、合谷、太阳、外关、太冲、内关、涌泉、百会、足三里等），胸痛（少商、合谷、肺俞、大椎、内关等），背痛（大椎、风府、风池、合谷、列缺等），腹痛（神阙、内关、足三里、阴陵泉、中脘、关元、天枢、隐白等），腰痛（肾俞、气海俞、大肠俞、太溪等）。

2）灸法：指用艾绒或其他易燃材料、药物，在穴位或患处熏灼、敷贴，通过作用于经络腧穴达到治疗疼痛的目的，主要适用于寒邪所致的胃脘痛、腹痛、腰腿痛，气滞血瘀、经络阻滞引起的肿痛以及气虚血亏导致的虚性疼痛。

（4）推拿疗法：推拿起源于人们在损伤后对疼痛部位本能的抚摸和按揉。推拿疗法能够促使经络疏通、气血调和、滑利关节、消肿止痛，尤其适用于骨伤疼痛，如软组织急性扭伤、慢性劳损、颈椎病、肩周炎、腰椎间盘突出、骨质增生等所致的疼痛。推拿手法多样，包括按法、揉法、摩法、推法、拿法、滚法、拍法、击法、点法、扳法、拔伸法等。

5. 心理认知治疗 疼痛是一个包括伤害、疼痛感受和疼痛表达在内的心理过程。疼痛患者不良的心理反应会降低镇痛药物的疗效及疼痛阈，影响镇痛效果。心理认知治疗能够帮助消除疼痛患者的不良情绪，增强对疼痛的耐受性，提高疼痛阈值，从而达到镇痛的目的。常用的治疗方法有进行性肌肉放松疗法、意向疗法、分散注意力疗法、音乐疗法、生物反馈、催眠疗法等。

三、护理

（一）疼痛筛查

疼痛筛查对有效的疼痛管理至关重要。疼痛筛查的目的是找出存在疼痛的患者和预期可能发生疼痛的患者，对筛查出的疼痛患者进行全面评估，并进行规范诊疗。

1. 疼痛筛查的时机

（1）入院时：应将疼痛筛查作为患者入院评估的常规内容，对患者的疼痛做到早发现、早干预。

（2）发生病情变化时：患者经历的疼痛会随着健康状况和医疗状态的改变发生变化，尤其是慢性病，如肿瘤、骨关节炎或纤维肌痛，因此需及时进行疼痛筛查，发现疼痛变化情况。

（3）侵入性操作前、中、后：将要接受侵入性操作，如伤口护理、脊髓穿刺、腰椎穿刺、组织活检、手术、动静脉置管、引流管置管或拔管的患者，可能会因操作产生急性疼痛，因此需对患者进行疼痛筛查，必要时提前给予镇痛药物预防疼痛。

2. 疼痛筛查常用语　疼痛是主观性的，人们有时很难描述这种不舒服的感觉，并且经常会用其他术语来描述他们的疼痛。美国医师协会（AMDA）指南中概述了适用性较广的疼痛筛查常用提问方法。

（1）"你现在有疼痛或痛苦的感觉吗？"

（2）"你有什么部位受伤吗？"

（3）"你有什么不舒服吗？"

（4）"你有没有服用止痛的药物？"

（5）"你有没有感觉到疼痛或痛苦，让你夜不能寐？"

（6）"你在日常活动中有困难吗？"

（7）"你的疼痛有多强烈？"

（二）疼痛评估与记录

如果患者疼痛初步筛查结果为阳性，就需要对患者行进一步的全面疼痛评估。疼痛评估原则、内容、方法和工具在前文已进行了详细的阐述，此处着重介绍疼痛评估工具的选择和疼痛记录。

1. 疼痛评估工具的选择

（1）根据疼痛评估的目的选择评估工具：初次进行疼痛治疗前，病情变化引起疼痛部位、性质等发生变化时均需进行全面疼痛评估。进行全面疼痛评估时应选择多维度疼痛评估工具，如简明疼痛评估量表、McGill 疼痛问卷等。在阿片类药物滴定过程中、药物剂量调整中或采用镇痛措施后，为确定疼痛缓解程度，通常仅需评估患者的疼痛强度，此时可选择单维度疼痛评估工具，如疼痛数字分级法、主诉疼痛程度分级法等。

（2）根据患者的理解能力和认知情况选择疼痛评估工具：对于大部分成年疼痛患者可使用数字疼痛评估量表，儿童和老年人可选用面部表情疼痛评分量表法。对于不能自我报告的患者，如新生儿、婴儿、语前儿童、有认知障碍的老年人、危重症或昏迷患者、智力障碍者，可根据不同人群选用行为评估工具，如新生儿疼痛量表（NIPS）、重症监护疼痛观察工具（CPOT）、晚期老年痴呆患者疼痛评估量表（PAINAD）等。

（3）疼痛评估工具需具备的条件：①可靠性，即良好的一致性和可信度评价。②有效性，能够有效测量出既定的目标（疼痛）。③反应性，能够监测出疼痛的变化情况。④可行性，使用简单、便捷。⑤实用性，尽可能评估多种不同类型的疼痛。

2. 疼痛记录　疼痛评估是一个连续的过程，应遵循动态评估的原则，即评估、干预、再评估。疼痛护理记录也应紧随疼痛评估，包括疼痛评估结果（部位、性质、强度等）、对日常生活的影响、镇痛措施、不良反应、再评估结果等。疼痛作为第五大生命体征，目前已有多家医院将疼痛评估结果整合到体温单中，可直观地看到患者疼痛的变化情况，对疼痛评估具有显著的效果。

（三）正确给药

1. 给药途径　首选口服给药，在患者存在吞咽困难或口服药物不良反应不能耐受的情况下可选择其他给药途径，如皮下、静脉、直肠给药等。经皮给药途径适用于疼痛控制稳定且阿片类药物耐受的患者。出现爆发性疼痛或疼痛危象，可给予皮下注射或静脉给药，以快速缓解疼痛。

2. 给药时间　对于慢性疼痛的患者，护士应按时给药，即协助患者按医嘱时间间隔规律服用控/缓释制剂镇痛药，可维持有效的血药浓度。在此基础上，按需给予即释制剂镇痛药控制爆发痛。护士需正确指导患者用药，告知患者不可自行调整用药剂量和频率；口服缓释药物整片吞服，不能掰开、碾碎服用；为避免胃肠道不适，非甾体抗炎药应在饭后服用。

3. 透皮贴剂的使用　临床常用的有芬太尼透皮贴剂，常用于疼痛相对稳定的慢性疼痛患者的维持用药，药物经皮肤持续释放，12~24h达稳定血药浓度，一次用药维持作用时间达72h。使用芬太尼透皮贴剂时，对粘贴部位、皮肤准备、粘贴方法都有一定要求。

（1）部位选择：选择平坦、干燥、无破损、体毛少的皮肤，避开外伤、放射治疗、淋巴水肿的部位，如前胸、后背、上肢、大腿内侧、腹部等。

（2）皮肤准备：粘贴前将局部皮肤用清水清洁后轻轻拭干或待干，不可用乙醇、肥皂等有机溶剂清洁。

（3）粘贴方法：打开包装袋取出贴剂，撕去一边保护膜，避免接触粘贴层。将贴剂平整贴在患者皮肤上，再撕去另一边保护膜。用手掌按压贴剂30s，确保贴片与皮肤充分接触。

（4）更换贴剂：芬太尼贴剂使用72h后需更换，更换时应重新选择粘贴部位。

使用过的粘贴面不可用手接触,应将粘贴面对折后放回药袋,按照麻醉药品回收处理规定进行处理。

（5）注意事项:芬太尼贴剂不可剪开使用。粘贴芬太尼的部位不可直接接触热源,如热水袋等。持续高热患者可考虑缩短贴剂更换间隔时间。

（四）非甾体抗炎药不良反应的护理

长期大剂量服用 NSAIDs 的患者存在消化道溃疡、血小板功能障碍、肝肾功能损伤的危险。预防措施如下:

1. 合理选择药物种类　COX-2 特异性抑制剂与传统 NSAIDs 相比,胃肠毒性反应和消化道出血的危险性较低,但长期使用可能会引起心血管并发症,因此可根据患者情况合理选择。

2. 控制用药剂量　NSAIDs 胃肠道毒性与用药剂量密切相关,一般将 NSAIDs 的上限剂量限定为推荐剂量的 1.5~2 倍。

3. 药物预防　在应用 NSAIDs 的同时可以选择性联合使用抗酸剂、米索前列醇等药物,可在一定程度上降低 NSAIDs 长期用药所致的胃肠毒性反应。

4. 症状观察　密切观察患者有无胃肠道不适、出血征象、黑便等情况,并监测肝肾功能。低血容量、低蛋白血症等合并症也可能明显增加 NSAIDs 的肾毒性和耳毒性。

（五）阿片类药物不良反应的护理

阿片类药物常见的不良反应包括便秘、恶心、呕吐、嗜睡、瘙痒、头晕、尿潴留、谵妄、认知障碍以及呼吸抑制等。除便秘外,其他不良反应大多是暂时性或可以耐受的。

1. 便秘　是阿片类药物最常见、也是持续时间最久的不良反应,发生率为90%~100%。阿片类药物会抑制肠蠕动,使肠道腺体分泌减少,若患者液体摄入不足、活动量少、饮食缺乏纤维素,则会使便秘加重。若不引起重视,严重的便秘可能出现粪便嵌塞,甚至继发肠梗阻,不仅增加了处理难度,也给患者带来了不必要的痛苦。

（1）评估:全面评估可能引起患者便秘的原因及患者的排便情况。便秘的病因包括药物因素和非药物因素。除使用阿片类药物外,需判断其他可能引起或加重便秘的因素,包括饮食缺乏纤维素,发热、脱水、脊髓压迫、电解质紊乱,直肠或肛门神经肌肉功能障碍,使用抗酸药、铁剂等药物。应详细询问与便秘有关的情况,如两次排便间隔时间、大便性状、排便是否费力、进食饮水情况、服药种类、既往排便情况等。必要时进行辅助检查,如腹部触诊、直肠指诊、腹部 X 线等。

（2）预防:病情允许时鼓励患者增加膳食纤维和液体摄入量,进行适当运动,养成规律排便的习惯,为卧床患者提供隐秘的排便环境和合适的便器。对于长期服用阿片类镇痛药物的患者,应常规应用缓泻剂预防便秘。

（3）治疗和护理:治疗便秘的药物分为粪便软化剂和刺激性泻剂。粪便软化剂主要包括聚乙二醇、多库酯钠、乳果糖、氢氧化镁、山梨醇等；刺激性泻剂主要包括比沙可啶、矿物油、蒽醌类等。当发现患者直肠内有不易排出的粪块时，可经直肠使用通便栓剂，解除急性粪便嵌塞。若无效可考虑灌肠，灌肠可选用温盐水、肥皂水等。若以上措施均无效，可考虑人工直肠取便。

2. 恶心、呕吐 是阿片类药物常见的不良反应之一。初次使用阿片类药物的患者，恶心、呕吐发生率约为30%，一般情况下用药4~7d可自行缓解。若患者在服用阿片类药物的同时接受放、化疗等抗肿瘤治疗，恶心、呕吐的发生率会更高。

（1）评估：询问患者发生恶心、呕吐的频率、诱发因素、呕吐胃内容物等。全面评估引起患者恶心、呕吐的其他因素，包括是否存在化疗相关的延迟性恶心、呕吐，是否正在口服抗肿瘤药物，有无脱水、电解质紊乱、脑转移、肠梗阻等问题，如有明确病因应及早发现，配合医生积极预防、纠正或治疗。

（2）预防：对初次用药的患者应做好解释，减轻患者的心理顾虑。根据医嘱正确使用止吐药物，如甲氧氯普胺等。

（3）治疗和护理：若患者呕吐情况严重，或一周后恶心、呕吐仍未缓解，可酌情使用止吐药物，如甲氧氯普胺、5-羟色胺受体拮抗剂、地塞米松等。若呕吐情况难以耐受，可考虑更换阿片类药物或联合用药。护士应为患者创造干净舒适的环境，避免不良刺激。发生呕吐后，应协助患者及时清理呕吐物，补充水分和电解质。

3. 过度镇静与呼吸抑制 初次使用阿片类药物及药物剂量明显增加的患者，可表现出思睡、嗜睡，一般数日后自行消失。若出现嗜睡和过度镇静，需及时采取处理措施，避免呼吸抑制的发生。

（1）评估：在阿片类镇痛药物治疗期间或出现以下情况时，建议对患者进行系统性的镇静状态和呼吸功能评估：①患者首次使用阿片类药物镇痛，尤其是在首次使用的前24h。②阿片类药物剂量加大时。③体内阿片类物质的浓度进行性增高时。④同时使用抑制神经系统的药物，如镇静剂、苯二氮䓬类药物及止吐药。⑤重要器官功能发生改变，如肝肾功能受损、肺衰竭等。⑥阿片类药物的改变或给药途径的改变。⑦存在呼吸抑制的高风险因素，如睡眠呼吸暂停综合征、肥胖及心肺功能不良。可采用帕塞罗阿片类药物镇静量表（POSS）对患者的镇静程度进行评估，见附录17。一旦出现阿片类药物过量引起的呼吸抑制，应及时进行解救治疗。阿片类药物引起的呼吸抑制的判断标准包括：有阿片类药物用药史，患者对躯体刺激没有反应，呼吸次数小于8次/min，针尖样瞳孔，嗜睡甚至昏迷，有时可出现心动过缓和低血压，严重时可出现呼吸暂停、深昏迷、循环衰竭、心脏停搏、死亡。

（2）治疗：当出现阿片类药物过量引起的呼吸抑制，在没有纳洛酮的情况下，可适当增加患者的痛觉刺激，保持呼吸道通畅，辅助通气。使用药物治疗，将纳洛酮0.4mg加入10mL生理盐水中，静脉缓慢推注，必要时每2min增加0.1mg。严重呼吸抑制每2~3min重复给药，或将纳洛酮2mg加入500mL生理盐水或5%葡萄糖注射液中静脉滴注,直到患者恢复自主呼吸。口服用药中毒者必要时洗胃。

（3）护理：评估和监测患者的呼吸频率、节律、深浅度及血氧饱和度,保持呼吸道通畅,配合医生进行抢救。

4. 其他不良反应　阿片类药物的不良反应还包括瘙痒、头晕、尿潴留、谵妄、中枢神经系统毒性反应等,需密切观察患者相关征象,并及时给予护理。皮肤瘙痒的患者适当给予皮肤护理,避免挠抓和使用强碱性肥皂,选用宽松、质地柔软的衣物,必要时全身或局部用药。出现头晕的患者应加强宣教,预防跌倒,严重时可酌情应用抗组胺药、抗胆碱能药、镇静催眠药。尿潴留的患者可采用流水诱导法、热水冲洗会阴部、膀胱区按摩等方法,诱导排尿失败时可考虑导尿。神经精神症状出现时,一方面应积极去除病因,如水电解质紊乱、脱水等,另一方面可给予氟哌啶醇口服。

（六）心理护理

心理护理是帮助患者减轻疼痛的重要方法,可以避免不良心态对痛觉产生的消极影响,提高对疼痛的耐受力。护士可通过劝慰、暗示、分散注意力等方法帮助患者调节心理状态,如听音乐、看电视、读书、深呼吸等,引导患者摆脱疼痛或淡化疼痛的意念。耐心倾听,鼓励患者表达疼痛感受和对疼痛控制的期望,帮助建立战胜疼痛的信心。加强对家属的疼痛教育,使家属正确认识疼痛,引导他们对患者进行正向的鼓励与支持,帮助患者缓解疼痛。另外,为患者营造一个安静舒适的疗养环境,动作轻柔,尽量减少各项治疗护理操作对患者的疼痛刺激,减轻患者痛苦。

（七）疼痛随访

对于慢性疼痛患者,出院后随访是疼痛管理的重要环节,能够帮助医务人员了解患者的疼痛情况,发现并解决患者的问题。疼痛随访常用的方式有电话随访、短信随访、视频随访、门诊随访、上门随访等。疼痛患者出院时,医务人员应协助患者制订随访计划,随访间隔根据患者的疼痛和用药情况合理安排。一般出院1周内进行第一次随访,对于初次用药和疼痛控制不稳定的患者,应于出院3d内进行第一次随访。随着疼痛缓解或平稳,可适当延长随访间隔,可每1~2周进行一次随访。随访内容主要包括患者当前疼痛及缓解情况、服用镇痛药物情况、药物不良反应,并进行详细记录。如果疼痛控制不良则需进行全面评估,以确定是否存在镇痛不足、服药时间和方法不正确、带药不足、药物不良反应不能耐受等问题,根据具体情况给予相应指导或安排就诊。

四、不良结局

疼痛会给患者身心造成不同程度的影响。疼痛引起的应激反应严重时可导致血压升高、心律失常、休克等不良结局;若疼痛长期未得到良好控制,会使患者认知能力下降,出现焦虑、抑郁等心理障碍,影响患者生活质量和社会功能。

五、症状管理思维导图

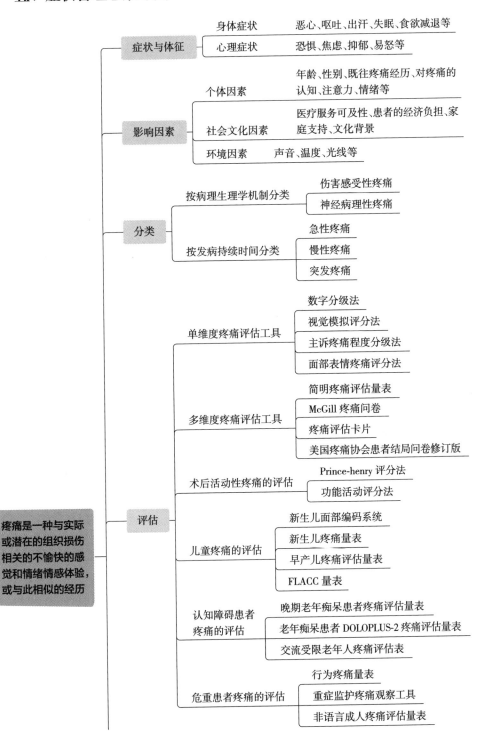

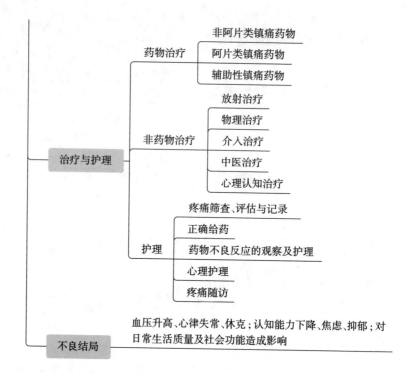

六、以家庭为中心的健康教育

1. **疼痛观念**　告知患者/家属疼痛是可以得到有效控制的,鼓励患者无须忍痛,主动表达疼痛感受。主动与患者/家属讨论其对用药的顾虑和担忧,提高患者的治疗依从性。

2. **正确报告疼痛**　根据患者年龄、认知情况,选择合适的疼痛评估工具,并教会患者掌握疼痛自我评估的方法,鼓励患者准确、及时地向医务人员汇报疼痛情况。可采用疼痛记录表、疼痛日记等形式鼓励患者自行记录每天的疼痛和用药情况。

3. **正确服药**　教会患者/家属正确的服药方法,包括用药途径、服药时间、注意事项等,不可自行随意调整用药时间和剂量,缓/控释制剂应整片吞服,不可嚼碎、掰开或碾碎后服用等。

4. **不良反应观察**　根据患者用药种类,告知患者/家属可能出现的不良反应及观察方法,教会预防措施及自我护理要点,以保证用药安全。

5. **出院指导**　提供出院后疼痛用药信息,告知在出院期间若出现以下情况应及时与医务人员联系或前往就医:取药或服药过程中出现任何问题、新出现的疼痛、疼痛发生变化、现有药物不能缓解疼痛、严重的恶心呕吐、严重便秘、嗜睡、意识模糊等。

（杨纯子　刘　美）

第三章　消化系统的症状管理

第一节　口腔干燥、味觉异常

一、概述

（一）概念

口腔干燥（xerostomia）指因唾液分泌减少或消耗量增加，口腔中出现唾液分泌和消耗负平衡，从而引起口腔干燥的状态或感觉。口腔中的唾液有滋润、清洁口腔和帮助消化食物的作用，能抑制口腔中的细菌和真菌感染，还可避免口腔内出现干燥不适。

味觉异常（dysgeusia）即味觉改变，又称味觉受损，指味觉功能缺失或敏感度降低，口腔中出现不愉快的味道或味觉改变，是一种味觉失真或反常的现象，是肿瘤放化疗患者常见的不良反应之一。

（二）症状与体征

口腔干燥与唾液静息流率密切相关，表现为静息唾液流量减少。口腔干燥患者常常有伴随症状，如黏膜干燥、咽喉干燥、味觉减退等。

味觉异常可表现为味觉降低，如"食物味道与先前不一样"；味觉丧失，如"每一样食物味道都像蜡烛一样"；不愉快的味道，如"在我口中有金属的味道"；味觉改变，如"所有的味道都是苦的"。

（三）影响因素

1. 放疗因素　头颈部放疗是造成口腔干燥和味觉异常的主要因素。放疗时放射线损伤腮腺、颌下腺、舌下腺，使分泌唾液的涎腺功能受损，从而导致唾液量减少，唾液变得少而黏稠，患者感到口干。放射线的照射也可使患者舌黏膜受损，从而出现味觉异常。

2. 药物因素　化疗药物如阿霉素，其细胞毒性可致口腔黏膜萎缩、变薄，出现暂时性口腔干燥，其他药物如抗胆碱能药物、抗抑郁药物、利尿剂、镇痛剂、抗组胺药物等均可致口腔干燥。同时，化疗会直接或间接杀伤快速繁殖的味蕾细胞以致患者味觉异常或味觉受损。

3. 感染性疾病　唾液腺感染、正中菱形舌炎等可引发口腔干燥。

4. 其他因素　涎腺发育不全,以及肿瘤或其他原因造成涎腺破坏或萎缩可引起口腔干燥;含唾液腺切除的头颈部手术、干燥综合征等可引起口腔干燥、味觉异常等口腔不适症状。

（四）诊断要点

从口腔干燥的定义来说,当患者以口腔干燥这一主观感觉为主诉时,就可以明确诊断。也有学者总结得出静息状态下唾液流速≤0.1mL/min,刺激状态下≤1mL/min即可被认为是口腔干燥。

味觉异常是一个主观感受,可以通过患者的主诉及专业评估结果进行诊断。

二、评估

口腔干燥和味觉异常均为患者的主观感觉,个体的差异性显著。简而言之,患者的主观、客观口腔干燥和味觉异常程度是不同的,所以很难制订统一的标准来评价患者的口腔干燥和味觉异常的程度。因此,口腔干燥和味觉异常的评估应该包括主观感觉和客观表现两个方面。

（一）疾病史

了解患者的疾病史,包括有无口腔疾病、有无手术史、有无放化疗史以及目前的药物服用情况,有助于综合评价口腔干燥和味觉异常的程度及影响因素。

（二）评估工具

1. 口腔干燥的主观评价　采用视觉模拟评分法(visual analogue scale, VAS),在纸上画一条10cm的横线,横线的一端为0,另一端为10,让患者对其口腔干燥情况进行主观评价。患者根据自身情况,在图中画出其口腔干燥症状所处位置,测量其长度所占比例,计算出相应百分比。

2. 口腔干燥的客观评价　可选择肿瘤治疗毒性口腔干燥症分级标准5.0版本(common toxicity criteria for adverse events, CTCAE),见附录18,以评估患者口腔干燥程度。

3. 口腔干燥的影响程度评价　可参照放射性口腔干燥症的中文版口腔干燥问卷(Chinese version of xerostomia questionnaire, XQ-C)进行评估,每项评分为0~10分,分值越高,表明患者的口腔干燥程度对自身影响越大,见附录19。

4. 味觉异常客观评估法　常用的是化学测试法和电味觉测试法。化学测试法指将含有不同浓度促味剂的试纸条、滤纸圆盘等载体依次放置在舌体不同测试部位,观察受试者对味觉的反应,从而测试出受试者对每种基本味觉的灵敏度和辨别度。电味觉测试法是用电味觉计的正极直接刺激舌头,直到患者感觉到金属味或者酸味,根据刺激所需要的电流强度判断味觉阈值,强度越大则阈值越高。

5. 味觉异常主观评估法　可参照中文版化疗味觉改变量表(chemotherapy induced taste alteration scale, CiTAS)进行评估。CiTAS 量表有 18 个条目,包括 3 个维度(味觉改变、不愉快的味觉变化、不愉快的症状与问题),采用 likert 5 级评分,总分≤18 分为未发生味觉改变,总分 >18 分为发生了味觉改变,且得分越高表明味觉改变越严重,该量表可靠性和有效性高,已成为国内评估化疗相关味觉异常的主要工具,为改善肿瘤化疗患者味觉体验、生存期的生活质量和临床护理提供有效依据,见附录 20。

三、治疗与护理

(一)预防措施

控制导致口腔干燥的原发疾病,如免疫性疾病、内分泌疾病、口腔黏膜疾病等。保持口腔清洁卫生,用餐前后及时漱口,必要时用含漱液漱口,早晚使用含氟牙膏及软毛牙刷刷牙,预防龋齿和白色念珠菌感染等口腔并发症。患者应每天至少进行 4 次口腔护理,或者根据需要增加频率(如饭后、进食含糖的食物和饮料后、睡前等)。如果刷牙有疼痛,可使用软头口腔海绵代替软头牙刷。患者可每天使用牙线,有疼痛、出血或口腔黏膜炎的情况除外。尽可能纠正相关影响因素,如评估药物治疗方案,如有可能,停止或减少影响味觉或引起口腔干燥的药物。

(二)非药物治疗

使用唾液的替代品,如人工唾液、口腔湿润剂、喷雾剂、凝胶、牙膏等。保证适宜的空气湿度,可在睡眠时使用加湿器。局部刺激促进唾液分泌,如嚼无糖口香糖、口含中药麦冬和石斛、针灸疗法等。因咀嚼会刺激唾液分泌,可选择吃需要咀嚼多次的食物,如胡萝卜和芹菜。当发生溃疡时,为减轻口腔疼痛等不适,应嘱患者避免辛辣、煎炸的食物,酸性的水果和碳酸饮料。可为味觉异常的患者提供合适的食物配餐,如在食物中增加或减少调味品或香料,酌情在食物中加糖、加醋等。

(三)药物治疗

遵医嘱减量可致口腔不适的药物,或替换为对刺激唾液分泌,改善口腔症状有一定疗效的药物,如拟胆碱药匹鲁卡品,主要作用于 M 型胆碱受体,对唾液腺有很强的促进作用,但应警惕药物的副作用。此外,氨磷汀是一种自由基清除剂和辐射防护剂,可以减少急性和晚期口腔干燥症状,建议接受头部和颈部放射治疗的患者使用。此外,硫酸锌制剂和外用重组人表皮生长因子衍生物喷雾剂对放化疗所致的味觉损伤有治疗作用,应遵医嘱使用。

(四)护理

1. 饮食护理　日常进食含水量高、易消化的软质食物,尽量减少摄入辛辣或含盐量高的食物,避免饮用含乙醇或咖啡因的饮品,以免刺激口腔黏膜。味觉缺失的患者可通过变换菜色搭配及烹调方式等方法以增强嗅觉、视觉上的刺激,弥补味觉的不足,同时可舒缓患者焦躁、抑郁、恐惧的情绪;味觉减退的患者可通过充分咀嚼食物来增加唾液分泌和食物中香味化合物的释放,从而刺激更多的味觉细胞;味觉不良的患者可采用水煮的方式烹饪食物,使其更清淡,避免进食腥味很重的食物;味觉倒错的患者可通过减少使用调味酱料、调味品和香料的方法改善其味觉体验;口中出现金属味幻觉的患者,可采用塑料餐具代替金属餐具。嘱患者少量多次饮水,最好饮用冰水或矿泉水,也可用麦冬、金银花、蒲公英泡茶饮用,保持口腔湿润。

2. 心理护理   患者因口腔干燥、味觉异常等口腔不适而被迫改变生活习惯,口腔干燥和味觉改变严重的患者会产生焦虑、烦躁、抑郁等负面情绪,影响其生活质量。因此要做好患者的心理疏导,帮助患者掌握缓解口腔干燥和味觉异常的方法,鼓励患者通过听音乐、看视频、阅读等转移注意力,缓解焦虑情绪状态。

四、不良结局

口腔干燥会造成口腔灼热感、溃疡或疼痛,引发诸多并发症,如语言障碍、口腔感染、龋齿、咀嚼与吞咽困难、味觉缺失、睡眠障碍等,使患者的生活质量急剧下降。味觉异常会造成患者食欲减退、厌食、体重减轻、营养失调,刻意避免与饮食有关的社交活动,甚至产生负面情绪。

五、症状管理思维导图

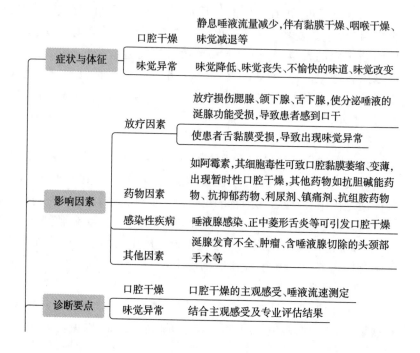

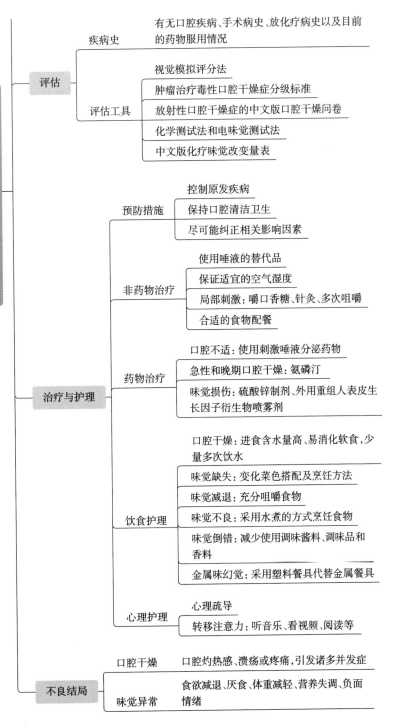

口腔干燥指因唾液分泌减少或消耗量增加,口腔中出现唾液分泌和消耗负平衡,从而引起口腔干燥的状态或感觉

味觉异常即味觉改变,又称味觉受损,指味觉功能缺失或敏感度降低,口腔中出现不愉快的味道或味觉改变,是一种味觉失真或反常的现象

评估
- 疾病史 —— 有无口腔疾病、手术病史、放化疗病史以及目前的药物服用情况
- 评估工具
  - 视觉模拟评分法
  - 肿瘤治疗毒性口腔干燥症分级标准
  - 放射性口腔干燥症的中文版口腔干燥问卷
  - 化学测试法和电味觉测试法
  - 中文版化疗味觉改变量表

治疗与护理
- 预防措施
  - 控制原发疾病
  - 保持口腔清洁卫生
  - 尽可能纠正相关影响因素
- 非药物治疗
  - 使用唾液的替代品
  - 保证适宜的空气湿度
  - 局部刺激:嚼口香糖、针灸、多次咀嚼
  - 合适的食物配餐
- 药物治疗
  - 口腔不适:使用刺激唾液分泌药物
  - 急性和晚期口腔干燥:氨磷汀
  - 味觉损伤:硫酸锌制剂、外用重组人表皮生长因子衍生物喷雾剂
- 饮食护理
  - 口腔干燥:进食含水量高、易消化软食,少量多次饮水
  - 味觉缺失:变化菜色搭配及烹饪方法
  - 味觉减退:充分咀嚼食物
  - 味觉不良:采用水煮的方式烹饪食物
  - 味觉倒错:减少使用调味酱料、调味品和香料
  - 金属味幻觉:采用塑料餐具代替金属餐具
- 心理护理
  - 心理疏导
  - 转移注意力:听音乐、看视频、阅读等

不良结局
- 口腔干燥 —— 口腔灼热感、溃疡或疼痛,引发诸多并发症
- 味觉异常 —— 食欲减退、厌食、体重减轻、营养失调、负面情绪

六、以家庭为中心的健康教育

1. 出院准备 帮助患者及其家属了解口腔干燥、味觉异常的原因、症状及评估方法,鼓励患者及家属提问。出院前帮助患者制订家庭干预计划,加强患者的家庭功能,促进其采取有效的应对方式。

2. 延续护理 为患者提供延续性随访服务,继续评估患者的口腔干燥和味觉异常等口腔不适情况和自我管理措施的执行情况,提供个体化味觉干预指导及健康教育,提高患者的自我管理效能。

3. 预防措施 指导患者预防口腔干燥的措施,如用餐前后及时漱口,必要时用含漱液漱口,早晚使用含氟牙膏及软毛牙刷刷牙等。

4. 心理护理 指导患者及其家属心理护理的方法,如通过听音乐、看视频、阅读等转移注意力,缓解焦虑情绪。

5. 饮食护理 指导患者及其家属关于日常饮食的注意事项,如进食含水量高、易消化的软质食物,减少摄入辛辣或含盐量高的食物,避免饮用含乙醇或咖啡因的饮品,少量多次饮水,或用麦冬、金银花、蒲公英泡茶饮用,保持口腔湿润等。

6. 自我护理 告知患者及其家属关注口腔状况,积极处理口腔干燥、味觉异常等口腔不适的情况,指导其若出现口腔感染或龋齿时应及时联系临床医生,必要时去口腔科就诊。充分调动家属的监督作用,引导患者及其家属重视口腔问题,降低患者罹患口腔疾病或相关全身并发症的机会。

(张海燕 吴燕丽)

第二节 口腔黏膜炎

一、概述

(一)概念

口腔黏膜炎(oral mucositis),又称为"口疮",是一种以周期性反复发作为特点的口腔黏膜局限性溃疡损伤,一般是散在的圆形或卵圆形,可呈白色、红色、黄色或灰色,有明显边缘的溃疡。口腔黏膜炎是一种小而浅的溃疡,通常出现在口腔内脸颊侧的黏膜、唇部或舌头,可呈单发或多发,常伴肿胀、疼痛,大部分在1~2周内可自愈;口腔黏膜炎严重时,可能出现发热或淋巴结肿大。

(二)症状与体征

口腔黏膜炎临床表现主要为局部疼痛,黏膜红斑、糜烂、溃疡,颌下、颈部淋巴结肿大,极少数可出现发热、乏力等全身症状,肿瘤患者口腔黏膜炎多发生在抗肿瘤治疗后。

1. 红斑和丘疹　为口腔黏膜炎的初期表现,伴或不伴疼痛。局部组织充血水肿,表现为黏膜上局限性颜色异常的损伤或粟粒样凸起,后期可融合成斑片或斑块。

2. 伪膜和溃疡形成　高水平的炎性因子引起组织和内皮的损伤,从而导致内皮细胞受损和死亡,损伤和死亡的细胞发生萎缩脱落,上皮丢失的同时伴有纤维素渗出,形成白色假膜和溃疡,严重时黏膜广泛糜烂,可达咽及食管,甚至可达肌层。

3. 疼痛　口腔和舌面均有丰富的神经分布,黏膜上皮的损伤导致部分神经末梢暴露,常使患者感到不同程度的疼痛。

（三）影响因素

口腔黏膜炎形成的原因复杂,主要影响因素可分为患者自身因素和治疗相关因素。

1. 患者自身因素　不良的口腔卫生习惯、既往牙周疾病史、吸烟、营养不良、年龄、性别（女性黏膜炎发生风险更高）、体重、精神心理因素、肿瘤的性质及并发症（如糖尿病、粒细胞减少症）等。

2. 治疗相关因素　特定的化疗药物（如阿糖胞苷、多柔比星、高剂量依托泊苷、甲氨蝶呤等）、分子靶向药物（如舒尼替尼、索拉非尼、乐伐替尼和瑞戈非尼等）、放射治疗（放射治疗技术、分割模式、剂量、部位等）及自体/异体造血干细胞移植。

（四）诊断要点

口腔黏膜炎的诊断是基于医生对口腔的评估,唇、舌、黏膜、唾液和牙龈存在的变化以及患者主诉疼痛或不适。

二、评估

口腔黏膜炎的评估应包含完整、系统的病史评估和症状严重程度评估,以便了解患者相关和治疗相关的风险因素。此外,严重程度评估可包含患者自我评估和客观评估两种方式。

1. 疾病史　了解患者的疾病史,包括年龄、性别、口腔卫生习惯、唾液分泌功能、遗传因素、既往癌症治疗情况以及目前的药物服用情况,有助于了解患者相关和治疗相关的风险因素,综合评价口腔黏膜炎的影响因素。

2. 患者自我评估　患者应该学会评估自己的口腔是否出现红斑、水肿、白色病变、出血或感觉不适、疼痛或其他不同的感觉。患者应被指导每天进行自我评估,开始不同程度的自我照顾,并知晓应何时向医疗团队报告异常。

3. 客观评估　世界卫生组织将临床表现与患者的进食功能相结合,以评价口腔黏膜炎的严重程度,从而制订WHO口腔黏膜炎分级标准,对口腔黏膜炎的药物选择有一定的指导优势,临床研究中使用最为广泛,见附录21。

三、治疗与护理

（一）预防措施

1. 口腔护理   加强口腔护理,保持口腔清洁,饭前、饭后勤漱口,早晚用小头软毛牙刷刷牙,使用牙线清洁口腔,血小板计数低者可用棉签擦洗口腔黏膜。鼓励患者多饮水,可达到冲洗口腔和保持口腔湿润的作用。嘱患者每隔 4~6h 进行一次口腔含漱,口腔特别干燥时每 2h 进行一次口腔含漱,以促进口腔舒适。放疗前应积极治疗原发病,如牙龈炎、牙周炎、溃疡病等;放疗期间忌进食过硬的食物,口腔局部忌用含乙醇成分的药物或饮用含乙醇成分的饮料,忌辛辣、滚烫的食物。

2. 加强评估   放疗前进行口腔状况的基线评估,放疗期间应每日评估口腔黏膜情况,使用标准的评估工具,包括患者自评和医护人员评估,并根据评估结果采取相应处理措施。

（二）药物治疗

1. 粒细胞集落刺激因子（granulocyte colony stimulating factor, G-CSF）   是一种具有多种潜能的造血因子,不仅能促进造血前体细胞的增殖、分化、成熟,而且对其他细胞如成纤维细胞、角质细胞、皮肤黏膜细胞等均有不同程度的刺激作用,常用于放化疗所致的中性粒细胞减少。有研究证实,将 G-CSF 与生理盐水配成漱口液对放化疗所致的口腔黏膜炎有一定疗效。

2. 冰制药物   口含冰块、冰盐水或冰漱口水可减缓局部血液循环,降低局部化疗药物的浓度,减轻黏膜上皮损伤。

3. 蒙脱石散   主要成分为双八面体蒙脱石,该物质具有极高的吸附性,对细菌、病毒及毒素等多种攻击性因子有强大的吸附、固定和清除作用,以阻止病原微生物的攻击,且吸入后不进入血液循环,不影响各器官功能,无毒性反应,将蒙脱石散粉剂覆盖于溃疡面,可促进黏膜上皮的修复,也可配合庆大霉素一起使用。

4. 药用漱口液   康复新液具有促进血管新生,改善创面微循环,消除炎性水肿,加速创面坏死组织脱落,促进新生肉芽组织生长,修复溃疡创面的功效;在做好口腔护理、清洁溃疡面的基础上,用康复新液对局部溃疡面喷洒治疗,可促进溃疡面的修复。

5. 中药   中医认为口疮多是心脾二经病变,上攻口舌而生疮,治疗上采用泻火解毒之法。芦荟汁加大黄涂抹创面对口腔黏膜炎有一定疗效,麦冬合剂温水泡服治疗对放化疗所致口腔黏膜炎有效。

（三）护理

1. 疼痛护理   指导患者进行口腔局部疼痛自评,轻度疼痛可使用利多卡因含漱液,含漱频率根据疼痛情况调整。中重度疼痛按照三阶梯止痛原则进行止痛,口腔黏膜炎影响吞服药物时可选用透皮贴止痛。指导患者使用认知行为疗法缓解疼痛,比如冥想、放松、听音乐等,分散注意力。

2. 饮食护理 根据患者喜好制订可行的饮食营养方案,鼓励患者进食营养丰富、高蛋白、高热量、富含水溶性维生素、无刺激的温凉食物,如鱼、肉、鸡蛋、牛奶、蔬菜、果汁等,以维持良好的营养状况。口腔黏膜炎Ⅱ级时可选择软质固体或半流质食物,Ⅲ级时可选择流质食物,Ⅳ级完全不能进食者考虑给予胃肠营养或其他可替代营养,注意补充维生素。若患者有疼痛,指导其在止痛效果较好时进餐,减轻进餐时的不适感与疼痛感。

3. 心理护理 口腔黏膜炎会引起患者口腔的不适感,重者影响进食,加之本身疾病的原因,患者心理负担重,容易产生焦虑、烦躁等不良心理反应,进而影响其治疗依从性。这种消极的心理会导致口腔疼痛的阈值降低,因此,应与患者主动沟通,鼓励患者配合治疗。对其进行心理疏导尤为重要。

四、不良结局

口腔黏膜炎常常引起疼痛,并可逐渐加剧,还会影响进食、说话,也可并发口臭、慢性咽炎、便秘、乏力等症状,影响患者的生活质量。此外,口腔黏膜受损,使黏膜失去自有的保护屏障,增加细菌、真菌、病毒等入血的机会,从而继发局部甚至全身感染,严重者可影响肿瘤治疗时机,甚至危及生命。同时,口腔黏膜炎所致的疼痛会导致患者焦虑、抑郁水平升高,表现为焦躁、易怒或精神萎靡、进食减少,甚至拒食、拒绝沟通、哭泣、对疾病丧失信心等。

五、症状管理思维导图

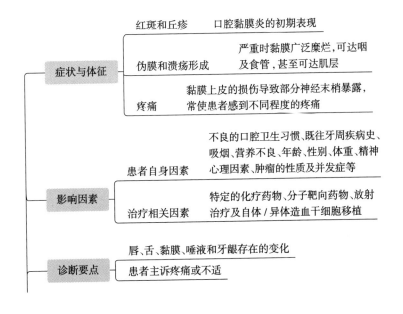

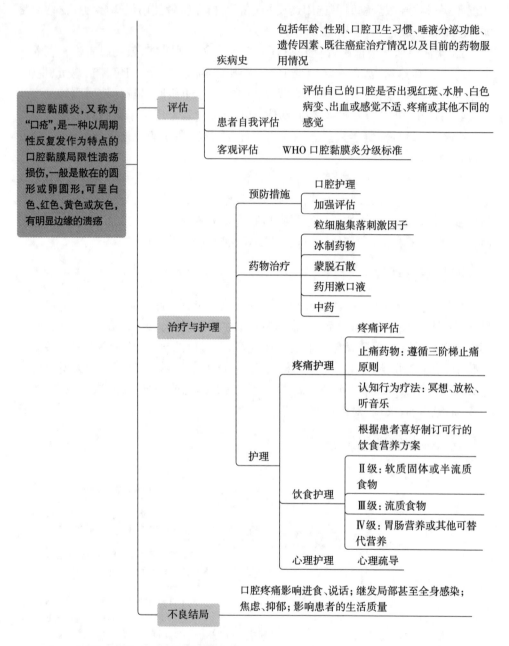

口腔黏膜炎,又称为"口疮",是一种以周期性反复发作为特点的口腔黏膜局限性溃疡损伤,一般是散在的圆形或卵圆形,可呈白色、红色、黄色或灰色,有明显边缘的溃疡

评估
　疾病史　　包括年龄、性别、口腔卫生习惯、唾液分泌功能、遗传因素、既往癌症治疗情况以及目前的药物服用情况
　患者自我评估　　评估自己的口腔是否出现红斑、水肿、白色病变、出血或感觉不适、疼痛或其他不同的感觉
　客观评估　　WHO 口腔黏膜炎分级标准

治疗与护理
　预防措施
　　口腔护理
　　加强评估
　药物治疗
　　粒细胞集落刺激因子
　　冰制药物
　　蒙脱石散
　　药用漱口液
　　中药
　护理
　　疼痛护理
　　　疼痛评估
　　　止痛药物:遵循三阶梯止痛原则
　　　认知行为疗法:冥想、放松、听音乐
　　饮食护理
　　　根据患者喜好制订可行的饮食营养方案
　　　Ⅱ级:软质固体或半流质食物
　　　Ⅲ级:流质食物
　　　Ⅳ级:胃肠营养或其他可替代营养
　　心理护理　　心理疏导

不良结局　　口腔疼痛影响进食、说话;继发局部甚至全身感染;焦虑、抑郁;影响患者的生活质量

六、以家庭为中心的健康教育

1. 预防措施　指导患者及其家属预防口腔黏膜炎的方法,告知其如何加强口腔护理,保持口腔清洁,如饭前、饭后勤漱口,早晚使用软毛牙刷刷牙,使用牙线清洁口腔,血小板计数低者可用棉签擦洗口腔黏膜;放疗前积极治疗原发病如牙龈炎、牙周炎、溃疡病等;放疗期间忌进食过硬的食物;口腔局部忌用含乙醇成分的

药物或饮用含乙醇成分的饮料；忌辛辣、滚烫的食物等。

2. 自我评估　向患者及其家属讲解放化疗期间每日进行口腔评估的重要性，告知其正确进行口腔评估的方法。

3. 营养支持　向患者及其家属讲解如何进行营养支持，如鼓励患者进食营养丰富、高蛋白、高热量、富含水溶性维生素、无刺激的温凉食物。

4. 疼痛护理　向患者及其家属讲解如何进行疼痛管理，如轻度疼痛可使用利多卡因含漱液，中重度疼痛按照三阶梯止痛原则进行止痛，口腔黏膜炎影响吞服药物时可选用透皮贴止痛。指导患者使用物理方法缓解疼痛，比如冥想、放松、听音乐等，分散注意力。

5. 自我护理　指导患者及其家属掌握口腔卫生日记的方法，及时反映并记录口腔的不适情况。告知患者及其家属在口腔黏膜炎症状加重时及时联系临床医生，必要时可至口腔科就诊，从而降低患者罹患口腔疾病或相关全身并发症的机会。

（张海燕　吴燕丽）

第三节　吞咽困难

一、概述

（一）概念

吞咽困难（dysphagia），也称吞咽障碍，是由于下颌、双唇、舌、软腭、咽喉、食管括约肌或食管功能受损所致的进食障碍。吞咽困难在临床上很常见，尤其是神经系统疾病患者、头颈部肿瘤患者、老年人和临终患者。

（二）症状与体征

吞咽困难常表现为饮食速度慢，吞咽启动困难，小口吞咽，吞咽过程可明显感觉费力，食物会向鼻腔反流，饮食过程中或饮食后出现呛咳（误吸），饮食过程中出现呼吸急促或气短，反复发生肺炎等。

（三）分类

1. 按病因特征分类

（1）运动性吞咽困难：难以随意控制吞咽运动，继而发生一系列吞咽反射运动障碍，甚至不能将食物从口腔输送到胃内。

（2）机械性吞咽困难：正常的食管壁具有弹性，各种原因使食管管腔扩张受限，食物通过障碍，可出现吞咽困难，管腔直径扩张程度越小，吞咽困难越明显。

2. 按定位特征分类

（1）口咽性吞咽困难：舌运动异常，导致食物无法通过口腔运送到咽部，并影响食物的咀嚼；咽部肌肉群运动异常，无法形成推动食物的高压收缩，无法通过吞咽动作将食物通过咽部进入食管。

（2）食管性吞咽困难：食管括约肌功能异常或食管管腔狭窄，使食物通过障碍或不能通过。

（四）影响因素

1. 疾病因素　是吞咽困难的最主要因素，最常见于神经系统和消化系统病变，如脑卒中，痴呆，帕金森病，食管癌，喉癌，消化系统炎症，口腔、咽部、喉部和食管切除术后，机械通气拔管术后等。

2. 药物因素　有些药物存在吞咽困难的副作用，这些药物会影响患者吞咽的整个过程，包括患者的意识状态、味觉、嗅觉、口腔及咽部的润滑和完整性，影响吞咽运动的协调性，导致胃肠道功能失调等，如安定、卡马西平、苯妥英、抗组胺药物、抗抑郁药物等。

3. 年龄因素　婴幼儿、老年人是吞咽困难发生的主要人群。新生儿和婴儿咽部气道缺乏坚韧性，咽壁由软组织组成，极易受压变狭窄，因此在哺乳、喂食以及被怀抱、搬运的时候均须注意勿使咽部气管受压，导致吞咽障碍。随着年龄的增加，老年人因牙齿缺失，口腔敏感性降低，味觉与嗅觉改变，视力减退，肌肉的力量、协调性和灵活性减弱，独自进食，情绪抑郁等多种原因导致吞咽功能异常的发生率逐渐增高。

4. 食管异物　食管异物会使周围组织长期受到刺激，食管组织受到破坏，广泛肉芽组织生长可致食管管腔狭窄，导致吞咽困难。

5. 心理因素　功能性吞咽困难的患者感觉吞咽困难却无食管器质性病变，无胃酸反流引起症状的证据，常常与食管的其他症状（烧心、反流、胸痛等）伴随出现，患者存在明显的心理障碍。

（五）诊断要点

1. 疾病史　根据患者对病史的描述，判断吞咽困难是口咽性的还是食管性的。判断吞咽困难的发生部位；吞咽困难是针对固体、液体，还是两者皆有；以及症状是进行性加重还是间歇性发作；症状持续的时间等。

2. 体格检查　体格检查时注意患者营养状况，有无贫血、浅表淋巴结肿大、颈部包块、吞咽肌活动异常等，必要时做神经系统检查以鉴定与吞咽有关的脑神经、吞咽肌有无异常。

3. 辅助检查　内镜检查是确定吞咽困难的最佳方法。X线透视下吞咽试验（改良吞钡试验）是诊断口咽性吞咽困难的金标准。食管钡餐造影（吞钡试验）可识别大多数梗阻病灶。食管测压可识别引起吞咽困难的三种疾病，即贲门失弛缓症、硬皮病（食管蠕动无能）和食管痉挛，在临床上应用较少。

二、评估

吞咽困难在临床比较常见，但不易被发现，应通过患者的主诉、病史及体格检查评估患者是否存在吞咽困难及其严重程度，使用筛查及评估工具也有助于尽早明确诊断吞咽困难及其严重程度。

（一）疾病史

应结合患者的症状和病史，了解吞咽困难是由于口腔、咽部还是食管的终末端病变引起，以区别吞咽困难和吞咽痛。病史的询问要点包括以下几点：①病程长短、发病的缓急；②是否呈进行性加重，是持续性还是间歇性；③与饮食、情绪、精神因素有无关系；④有无反酸、烧心、食物反流的症状；⑤有无吞咽疼痛；⑥有无呃逆、呛咳、发音困难；⑦有无吸烟、饮酒嗜好。

（二）评估工具

筛查工具应具有较高的敏感度和特异度，能早期识别出患者的吞咽困难。临床常用的筛查方法包括：进食评估问卷表-10（eating assessment tool-10, EAT-10）、反复唾液吞咽试验、洼田饮水试验（water swallow test, WST）、才藤氏吞咽障碍7级评价法。多种临床评价与功能检查结合运用，能更好地反映吞咽时的病理生理学和机械学变化，为吞咽障碍的治疗提供有效指导。

1. EAT-10　包含10个吞咽障碍相关问题，每个条目评分为0~4分，各条目得分相加得总分。总分<3分表示不存在误吸风险，可正常经口进食；总分≥3分表示存在误吸风险，需行反复唾液吞咽试验进一步筛查。

2. 反复唾液吞咽试验　患者取放松体位（坐位或半卧位），嘱患者反复吞咽，检查者手指位于受试者喉结及舌骨处，观察和计数患者30s内吞咽次数和喉上抬的幅度。30s内能空吞咽3次，可具备进食能力；只能空吞咽0~1次时，进食可能有问题。异常者提示存在误吸风险；正常者需进一步做洼田饮水试验，以明确患者是否适合经口进食。

3. 洼田饮水试验　患者取坐位进行，喝30mL水，同时记录患者饮水时间及呛咳程度。据此将吞咽功能分为5级：1级为5s内将水1次性喝完无呛咳，属于功能正常；2级为饮水时间5s以上，或分2次喝完，但无呛咳，为可疑吞咽障碍；3级为5s内将水1次喝完，有呛咳；4级为5s以上分2次咽下，有呛咳；5级为频繁呛咳，不能全部咽下，其中3、4、5级为吞咽异常。饮水试验是最经典的主观评估试验方法，可以观察到患者的饮水情况，初步筛查出大部分的吞咽障碍患者，而且可作为能否进行吞咽造影检查的筛选标准。

4. 才藤氏吞咽障碍7级评价法　障碍程度分7级，级别越高，吞咽障碍越轻。7级，摄食吞咽没有困难；6级，摄食咽下有轻度问题，包括主观异常感受；5级，虽然无误咽，但存在口腔摄食障碍，吃饭时间延长，口腔内残留食物增多症状；4级，有时误咽或咽部残留明显；3级，仅存在水分误咽；2级，存在食物误咽或不能咽下，但呼吸平稳；1级，所有食物（包括唾液）均发生误咽，呼吸状态欠佳或无吞咽反射。

三、治疗与护理

（一）对因治疗

根据引起患者吞咽困难的不同原因，制订不同的治疗方案，包括对由疾病或治疗不良反应引起的吞咽障碍采取对因治疗；对由手术、放化疗等的治疗损伤引起的吞咽障碍则需要康复训练或功能重建，改善患者的吞咽功能；对由于药物引起的吞咽困难，则需评估药物应用的必要性，如果药物不能停用，可以采取预防措施或通过辅助性的护理措施改善患者的吞咽功能。

（二）药物治疗

由食管炎和食管痉挛引起的疼痛性吞咽困难，可在进食前遵医嘱使用缓解疼痛的药物，为防止咳嗽的患者进食发生呛咳、吸入性肺炎，可在饭前遵医嘱使用镇咳药。

（三）外科治疗

内镜下扩张术可缓解食管狭窄引起的吞咽困难，食管支架植入术可帮助不能手术的食管癌患者解决吞咽困难的问题。

（四）心理干预治疗

对患者进行心理安慰，避免诱发因素，必要时给予抗焦虑、抗抑郁的药物。

（五）护理

1. 经口进食患者的护理　为患者提供舒适的就餐环境，如减少干扰、降低噪声、保证光线充足，提高患者进食体验。清除患者口腔和咽部的痰液和残留物，保持患者口腔清洁卫生，增进患者食欲。就餐时对患者的头部和身体姿势进行调整，头部调整如头部前屈，配合点头吞咽、转头吞咽、侧方吞咽和交互吞咽等吞咽技巧；身体姿势调整主要是坐姿的调整，如选择坐位或半卧位，避免身体下滑或头歪向一侧。改变食物或液体的结构形态、质地或黏度，稀液体如白开水、清汤等最易引起呛咳和误吸，提高稀液体的黏度，可减少误吸的风险；固体食物可经过机械处理为泥状，或布丁状半固体，从而降低吞咽难度。根据患者的咀嚼功能和咽下功能调整每口进入口腔的食物大小及形状，利于口腔期食团形成、食团向咽腔推送以及顺利进入食管，一般一口进食量以 5~20mL 为宜。合理安排就餐次数，少量多餐，进食高热量的食物。有喂养困难的患者常伴有手颤抖和虚弱无力，可提供组合餐具，方便患者使用。

2. 非经口进食患者的护理　对于不能经口安全吞咽进食患者，推荐使用肠内营养（管饲）。早期管饲可提高不能安全经口进食患者的生存率。因此，对于昏迷、认知功能障碍或吞咽障碍完全不能经口进食、每日能量摄入不足目标量 60% 的患者，应给予管饲。短期肠内营养可用鼻胃管，不能安全吞咽的慢性期患者可考虑经皮胃造瘘管，做好管饲的护理与记录，及时根据患者营养需求及消化情况进行管饲的量和次数的调整。

3. 营养管理　评估患者的营养和进食状况，对营养状况良好的卒中患者不支持立即实施常规营养补充，否则可能引起高血糖；对于有营养不良或营养不良风险的患者，可考虑给予营养补充剂。

4. 康复护理　对于手术、放化疗等治疗损伤引起的吞咽困难，早期的康复训练是重建和改善患者吞咽功能的重要措施，主要包括基础训练和摄食训练。

（1）基础训练：也称作口腔、颜面功能训练，是针对与摄食 - 吞咽活动有关的器官进行功能训练,主要训练方法包括口腔周围肌肉的运动训练、冷刺激法与空吞咽、屏气 - 发声运动、咳嗽训练。

（2）摄食训练:结合体位、食物形态等辅助手段进行实际进食的综合性训练方法,主要训练方法包括采用安全的吞咽体位、适宜的食物形态、适宜的一口量、咽部残留的去除。

5. 用药护理　吞咽困难患者口服给药存在一定的困难,通常采取改变药物形态、给药途径或给药方式的方法来帮助患者,如可将药物研碎或放入半流质饮食中使之易于吞咽。但应注意询问药师,以了解药物之间的相互作用,寻求最佳给药方法,从而保证用药安全。

6. 心理护理　吞咽困难患者容易产生焦虑、烦躁等不良心理反应,应与患者主动沟通,倾听其诉求,有针对性地进行心理疏导。

四、不良结局

吞咽困难可致患者饮食呛咳而减少甚至拒绝饮食,未能治愈或缓解的吞咽困难将会导致患者营养不良甚至生活质量严重下降,从而引起低蛋白血症及营养不良,也可因食物误吸入气管导致吸入性肺炎甚至窒息而危及生命。

五、症状管理思维导图

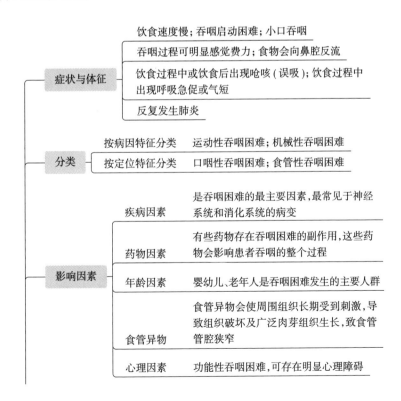

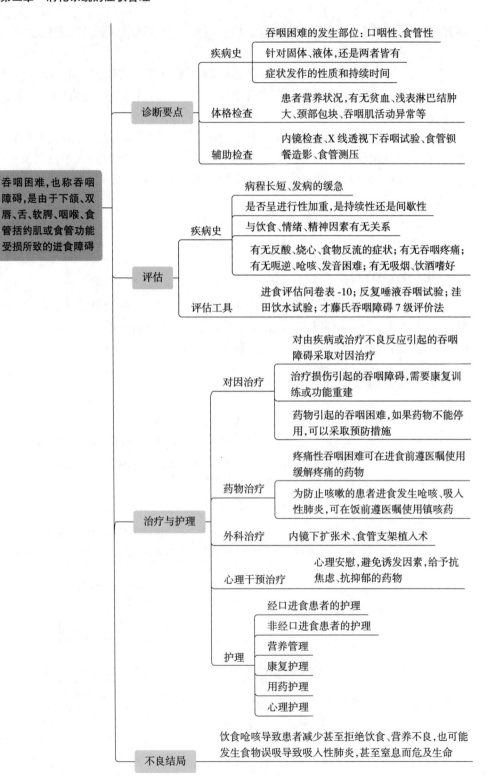

吞咽困难，也称吞咽障碍，是由于下颌、双唇、舌、软腭、咽喉、食管括约肌或食管功能受损所致的进食障碍

诊断要点
- 疾病史
  - 吞咽困难的发生部位：口咽性、食管性
  - 针对固体、液体，还是两者皆有
  - 症状发作的性质和持续时间
- 体格检查
  - 患者营养状况，有无贫血、浅表淋巴结肿大、颈部包块、吞咽肌活动异常等
- 辅助检查
  - 内镜检查、X线透视下吞咽试验、食管钡餐造影、食管测压

评估
- 疾病史
  - 病程长短、发病的缓急
  - 是否呈进行性加重，是持续性还是间歇性
  - 与饮食、情绪、精神因素有无关系
  - 有无反酸、烧心、食物反流的症状；有无吞咽疼痛；有无呃逆、呛咳、发音困难；有无吸烟、饮酒嗜好
- 评估工具
  - 进食评估问卷表-10；反复唾液吞咽试验；洼田饮水试验；才藤氏吞咽障碍7级评价法

治疗与护理
- 对因治疗
  - 对由疾病或治疗不良反应引起的吞咽障碍采取对因治疗
  - 治疗损伤引起的吞咽障碍，需要康复训练或功能重建
  - 药物引起的吞咽困难，如果药物不能停用，可以采取预防措施
- 药物治疗
  - 疼痛性吞咽困难可在进食前遵医嘱使用缓解疼痛的药物
  - 为防止咳嗽的患者进食发生呛咳、吸入性肺炎，可在饭前遵医嘱使用镇咳药
- 外科治疗
  - 内镜下扩张术、食管支架植入术
- 心理干预治疗
  - 心理安慰，避免诱发因素，给予抗焦虑、抗抑郁的药物
- 护理
  - 经口进食患者的护理
  - 非经口进食患者的护理
  - 营养管理
  - 康复护理
  - 用药护理
  - 心理护理

不良结局
- 饮食呛咳导致患者减少甚至拒绝饮食、营养不良，也可能发生食物误吸导致吸入性肺炎，甚至窒息而危及生命

六、以家庭为中心的健康教育

1. 疾病告知　向患者及其家属介绍吞咽困难的相关知识,包括吞咽困难的原因、症状、常见影响因素及评估方法,鼓励患者及家属提问。

2. 康复指导　向患者及其家属讲解吞咽功能康复训练的方法及重要性,如训练吞咽肌群的口腔操、发声训练,安全吞咽的吞咽技巧等。

3. 饮食护理　指导患者及其家属掌握经口进食的正确方法及饮食管理方案,如创造良好进食环境,提高患者进食体验;保持患者口腔清洁卫生;就餐时对患者的头部和身体姿势进行调整;改变食物或液体的结构形态、质地或黏度。

4. 管饲护理　指导胃肠内营养患者及家属掌握管饲的技巧及饮食管理方案,做好管饲的护理与记录,及时根据患者营养需求及消化情况调整管饲的量和次数。

5. 自我护理　指导患者及其家属建立吞咽练习日记,及时反映并记录吞咽困难症状及康复训练的情况。告知患者及其家属在吞咽困难症状加重时,应立即报告医生,并提供寻求医疗帮助的途径。

（张海燕　吴燕丽）

第四节　食欲减退、厌食

一、概述

（一）概念

食欲(appetite)是一种想进食的生理需求,其调节中枢位于下丘脑的摄食中枢和饱食中枢,建立在条件反射的基础上,精神、身体上的任何不适都会引起食欲改变。

食欲减退(loss of appetite)指进食欲望缺乏,致使进食量减少。

厌食(anorexia)指食欲减退或丧失,伴或不伴体重下降。厌食是肿瘤患者最常见的临床表现之一。

肿瘤厌食(cancer-related anorexia, CA)所致的持续体重丢失常伴有恶病质,称为肿瘤厌食-恶病质综合征(cancer-related anorexia and cachexia syndrome, CACS),是以瘦体组织丢失为主,进行性体重下降、厌食、低蛋白血症、炎症反应为表现的综合征,伴或不伴乏力、贫血、水肿。CACS不仅影响患者生活质量、降低治疗耐受性、缩短生存期,且可导致约30%肿瘤患者死亡。缓解厌食,对于增强患者战胜疾病的信心、提高患者的依从性、改善生活质量,延长生存期有很大的作用。

（二）症状与体征

进食量减少,伴或不伴体重下降,严重者可导致营养不良,疲乏无力,免疫力下降。

（三）影响因素

1. **内分泌调节异常**　人体主要通过下丘脑外侧区的摄食中枢和腹内侧饱食中枢来调节摄食活动。摄食中枢兴奋，摄食活动加强；饱食中枢兴奋，摄食活动受抑制。内分泌调节异常可能影响到下丘脑摄食活动的调节，引起厌食行为，从而导致食欲减退。参与摄食调节的主要信号因子和激素，包括瘦素、胰岛素、胆囊收缩素、白介素 -6、肿瘤坏死因子、5- 羟色胺、促肾上腺皮质激素释放激素、胰高血糖素等。

2. **疾病因素**　消化道梗阻、恶病质、大量浆膜腔积液、感染性疾病等，协同疼痛、吞咽障碍、呼吸困难、高热、严重失眠、情绪低落等不良症状，会导致中枢神经系统的进食调节功能紊乱，导致饱腹感和厌食。心功能不全的患者胃肠道供血不足，消化能力下降，胃肠道内血管淤血也会抑制食欲。

3. **治疗因素**　手术（胃切除、胰腺切除）、化学治疗（胃肠道反应）、放射治疗（味觉、嗅觉障碍，放射性黏膜炎）及其他治疗手段会造成胃肠黏膜屏障受损，肠道菌群失调，均可影响患者饮食。

4. **活动因素**　终末期患者因长期卧床，身体功能下降，新陈代谢缓慢，能量消耗量过少，缺乏饥饿感，从而影响进食。

5. **心理因素**　终末期患者长期受疾病困扰，会产生焦虑、抑郁、无助、失望、失眠等不良情绪，这些不良情绪均可导致胃内分泌酸干扰功能失调，引起食欲减退。

（四）诊断要点

由于食欲的复杂性，临床并无确切的参数或阈值能够评估和判断，且食欲减退影响因素众多，确定患者的食欲问题，可依据食欲相关症状的量表，并结合患者的营养状况、疾病特征、心理因素进行全面评估和诊断。

二、评估

肿瘤厌食多源于抑郁、疼痛、吞咽困难、营养素吸收不良、抗肿瘤治疗、疾病相关的肠功能障碍。确定肿瘤患者发生食欲减退或厌食，可依据相关症状如味觉改变、恶心、早饱，并综合应用与食欲相关症状的量表，对营养状况、肿瘤学特征、心理情绪状态进行全面系统的了解、分析和判断。

（一）食欲症状评估

常用的食欲评价法包括依据"基于症状评估"问卷法、视觉模拟评分法（visual analogue scale，VAS）、厌食 / 恶病质治疗的功能评估（functional assessment of anorexia/cachexia therapy，FAACT）、WHO 生活质量食欲评分、简化营养食欲评估表（simplified nutritional appetite questionnaire，SNAQ）、口腔评估工具（oral assessment tool），对肿瘤患者是否发生厌食以及发生程度进行评估。

1. **"基于症状评估"问卷法**　该问卷提供定性信息，在患者回答附录 22 中所有问题后，评出分值，最终分值≤24 分，即可确定为厌食。

2. 视觉模拟评分法（VAS）　为半定量评估厌食程度，0 分表示食欲正常，10 分代表极度厌恶食物，使用时将有刻度一面背向患者，让患者在直尺上标出能代表自己对食物欲望程度的相应位置，医生根据患者标出的位置确定其评分，临床评定以 0~2 分为正常食欲或基本正常进食者，3~5 分为轻度厌食，6~8 分为中度厌食，>8 分为重度厌食。

3. 厌食 / 恶病质治疗的功能评估（FAACT）　是在肿瘤普适性量表基础上针对厌食 / 恶病质所制订的量表，其量表简版包含两个问题。①你目前食欲得分：0~10 分（0 分：完全没有食欲；10 分：正常食欲）。②在过去的 7d 里你食欲缺乏的程度：轻微、中度、重度（分别计为 1、2、3 分）。得分相加即可评估患者的食欲，0~3 分判定为食欲差，4~7 分为中等食欲，8~13 分为食欲良好。

4. WHO 生活质量食欲评分　见附录 23。

5. 简化营养食欲评估表（simplified nutritional appetite questionnaire，SNAQ）　内容包括食欲、进餐次数、每次进食量以及食物味道，总分 4~20 分，得分 <14 分提示食欲较差，见附录 24。

6. 口腔评估工具（oral assessment tool）　是口腔问题的食欲评估工具。内容包括味觉障碍、口干和口腔黏膜炎三部分，共计 19 项，每项满分为 5 分，分数越高提示食欲越差，见附录 25。

（二）营养状态评估

国际上推荐使用的综合营养评估工具主要包括两个：用于住院患者的营养评估，患者主观整体评估（patient-generated subjective global assessment，PG-SGA）；用于社区老年人的营养评估，微型营养评估（micronutrient assessment，MNA），由人体测量指标、整体评估、饮食评估、主观评估四个部分组成，共 18 个条目，总分 30 分，分数越高提示营养状况越好。

（三）心理因素评估

推荐症状自评量表（symptom check list 90，SCL-90），由患者根据自己一周来的情况和症状严重程度采用 1~5 级评分：1 为没有；2 为轻度；3 为中度；4 为偏重；5 为严重。

另外，肿瘤患者的焦虑、抑郁等心理状况与厌食密切相关，可通过观察、访谈和心理测验等方法进行心理评估。①观察时间为每次 10~30min，根据情况一天多次或多天一次，观察记录患者不同情境下厌食相关目标行为。②访谈指医护与患者间有目的的会晤，与患者建立良好关系，以便收集其他方法难以获得的信息，帮助患者认识其不正确行为并与之达成一致看法，指导和支持患者解决问题。③心理测验是针对引起厌食心理活动及情绪状态进行客观描述的标准化测量。

（四）评估时需关注的问题

评估时需关注以下问题：①厌食是在恶心、呕吐出现之前还是之后；②症状是否由药物、肝肾功能异常、电解质异常等引起；③是否存在胃肠动力问题；④是否伴有口腔问题：口腔黏膜炎、口腔念珠菌感染；⑤是否存在吞咽困难；⑥是否有焦虑或恐惧情绪。

三、治疗与护理

（一）治疗原发疾病

治疗原发病可以改善患者食欲，根据疾病种类、临床症状、患者状况等综合因素，选择适当的治疗方法并制订适宜的方案，及时、准确、有效缓解引起食欲减退、厌食的所有不良症状与体征，包括疼痛、吞咽困难、高热、口腔黏膜炎、呼吸不畅、体腔积液、感染等。准确有效预防和处置抗肿瘤治疗（放化疗及手术）的各种不良反应。

（二）药物治疗

1. 胃肠功能调节剂　食欲缺乏由胃肠道运动障碍、吸收障碍和排空障碍引起。胃肠道运动障碍可考虑采用促胃肠动力药，如甲氧氯普胺、莫沙必利等；经口或经肠补充营养制剂及膳食纤维、益生菌、谷氨酰胺颗粒等肠屏障维护制剂；谨慎选择抗生素，警惕肠道真菌感染，以及纠正水电解质紊乱，抑制肠液异常分泌，维持肠动力及肠黏膜屏障功能。

2. 激素类药物　包括孕激素及糖皮质激素药物。常见的孕激素有甲地孕酮、甲羟孕酮，主要通过抑制细胞因子合成，促进合成代谢，改善食欲，起到短期内稳定患者体重的作用，但应考虑其会增加血栓的风险。糖皮质激素主要抑制肿瘤坏死因子 -α（tumor necrosis factor-α，TNF-α），抑制前列腺素合成而改善肿瘤患者食欲，但因其副作用较大，不宜长期使用。

3. 其他药物　沙利度胺能够下调 TNF-α，改善炎性疾病患者的食欲，提高患者生活质量。

（三）营养治疗

对于食欲减退、厌食的患者，营养治疗的基本要求应是满足能量、蛋白质、液体及微量营养素的目标需要量，以提高患者的生活质量。总体来说，肿瘤患者营养治疗应遵循五阶梯疗法，循序渐进。对于肿瘤厌食患者首先实施饮食 + 营养教育，或者饮食 + 营养教育 + 口服营养补充（oral nutritional supplements，ONS）；疗效不佳者，选用全肠内营养（total enteral nutrition，TEN）、部分肠内营养（partial enteral nutrition，PEN）+ 部分肠外营养（partial parenteral nutrition，PPN）、全肠外营养（total parenteral nutrition，TPN）。

（四）护理

1. 饮食护理　《中国肿瘤营养治疗指南 2020》推荐通过增进膳食的色、香、味、形，鼓励餐前半小时适当活动，培养少食多餐的进食规律，建议同亲人和朋友一起进餐，以促进患者的食欲。

2. 心理护理　良好的心理支持策略可促进患者对厌食的自我管理。提供信息是缓解肿瘤患者厌食情绪的重要环节,传递信息时需要注意方式和方法,推荐选择间接、婉转、循序渐进的方式和通俗易懂的方法,有限度地告知患者疾病情况、治疗方法及其预期效果和不良反应,避免加剧患者不良情绪。必要时可联合应用抗抑郁、安眠、镇静药物治疗。

四、不良结局

食欲减退或厌食会引起患者摄食减少,进而体重丧失、脂肪组织和骨骼肌减少。若体重持续丢失,最终可逐渐发展为营养不良、恶病质,从而影响患者对各种治疗的耐受性,增加感染风险,住院时间延长,经济负担加重,生活质量下降,甚至缩短生存期。

五、症状管理思维导图

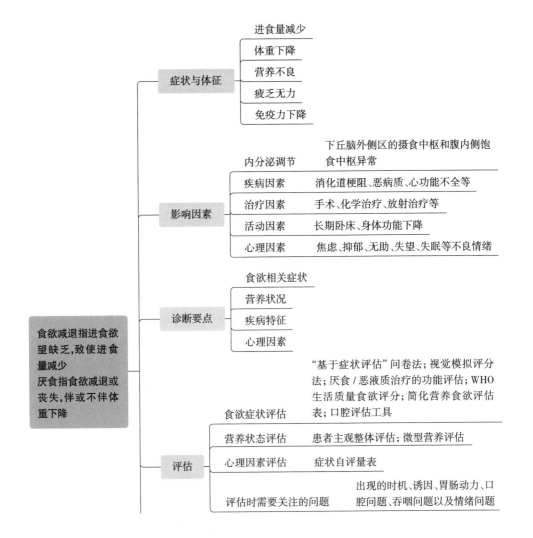

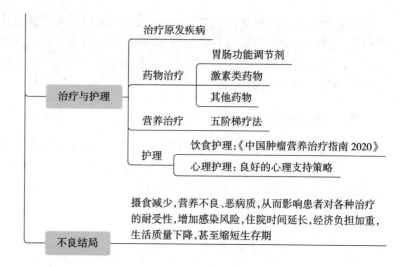

六、以家庭为中心的健康教育

1. 疾病告知　向患者及其家属介绍食欲减退或厌食的相关知识,包括常见原因、评估方法及严重危害。医务人员、患者及其家属应分别采取的应对策略,鼓励患者及家属提问,鼓励同伴教育。

2. 心理护理　讲解建立积极的家庭社会支持系统的重要意义,指导家属重视患者诉求,关注患者食欲减退或厌食的原因,不要强迫患者进食,尽量选择患者喜欢的食物。同时保证患者以积极的心态对抗疾病,愉悦的心情进餐,促进患者食欲。

3. 饮食指导　如果患者出院后出现食欲减退,指导其根据严重程度采取不同的应对方法。轻微、短期内的食欲减退,患者及其家属应合理调整膳食结构及饮食时间;严重、短期未能明显改善者,应及时联系医生,保证营养补给。

4. 营养治疗　向患者及其家属讲解营养治疗的五阶梯疗法,以及针对患者所处的疾病阶段,应采取的不同干预措施,如首先实施饮食 + 营养教育,或者饮食 + 营养教育 + 口服营养补充。如果厌食症状加重,或短期未能明显改善时,应积极联系医生寻求帮助,及时选择全肠内营养、部分肠内营养 + 部分肠外营养、全肠外营养等方法。

5. 适度运动　指导患者适度运动,即使是长期卧床的终末期患者,也建议进行适当的活动,如手、腿、头颈部及躯干的活动。

6. 定期随访　说明定期随访的重要性,以便对患者的病情进行持续监测。

（张海燕　吴燕丽）

第五节 呃 逆

一、概述

（一）概念

呃逆（hiccough），俗称"打嗝"，是反复的、不随意的痉挛性膈肌和肋间肌收缩，伴声门突然关闭，引起气流受阻而产生的一种特有的声音。

（二）症状与体征

因呃逆常伴有声带的闭合，所以会产生一种特殊奇怪的声音"嗝"。呃逆可发生在呼吸周期的任何瞬间，包括呼气期。典型的呃逆发生在吸气峰值后，其发作特点包括突然发作、每分钟数次或数分钟一次，一般持续数分钟或数小时，可自行终止，但症状易反复。通常情况下，急性发作的呃逆可自行缓解，顽固性呃逆则需要药物干预。

（三）分类

1. 根据病因分类

（1）功能性呃逆：可因进食过快、过饱、食物过硬、寒冷刺激、情绪紧张等原因引起。此外，药物不良反应和相互作用也可致呃逆，如化疗药、激素类药、镇痛药等。

（2）器质性呃逆：又分为中枢性和周围性。中枢性呃逆多见于神经性脑部病变，如脑肿瘤、脑积水、脑炎等；周围性呃逆主要为迷走神经和膈神经受刺激所致，如胃肠道、腹膜、胸膜、膈等病变。

2. 根据持续时间分类

（1）一过性呃逆：持续时间 <48h，为时短暂，无须特别处理。

（2）持续性呃逆：持续 48h 以上，但不超过 1 个月。

（3）顽固性呃逆：持续超过 1 个月。该种呃逆持续时间长、反复发作，可影响患者的进食和睡眠，并导致体重减轻、焦虑、抑郁等，影响患者的生活质量。

（四）影响因素

1. 解剖结构改变 肿瘤直接侵犯膈肌或在膈肌邻近部位发生转移会刺激膈肌兴奋；上腹部或纵隔的肿瘤切除手术、腹腔镜检查或手术、肝癌或肺癌的介入治疗等会刺激膈肌；中等量的胸腔积液、腹水、肝大、胃扩张等会导致膈肌痉挛；颅内肿瘤或颅内压增高会刺激呃逆反射中枢，以上情况均会导致呃逆发生。

2. 代谢紊乱 电解质或酸碱平衡失调，如血钠、血钙降低，膈肌及其他肌肉出现颤动或抽搐，可发生呃逆。

3. 炎症和感染性疾病 脓血症、肺炎、心包炎、胸膜炎等疾病会引起呃逆，可能导致迷走神经兴奋的食管炎、胃炎、胰腺炎、肝炎、心肌梗死等疾病也会导致呃逆发生。

4. 药物因素 常见的引起呃逆的药物包括化疗药物、甲地孕酮、阿片类药物、肌肉松弛剂、多巴胺受体阻滞剂等，如地塞米松是导致肿瘤患者出现顽固性呃逆的主要原因,高剂量顺铂也会引起呃逆。

5. 精神因素　主要包括各种神经症。

二、评估

询问患者疾病史,了解呃逆发生的诱因、频率、持续时间,是否影响进食或睡眠,既往呃逆发作情况等。有些需要借助辅助检查做出完整的诊断性评估,如胸腹部 CT 检查、上消化道内镜检查、头部 MRI 检查等。

询问呃逆病史的问题如下:

1. 过去有呃逆发生的经历吗?

2. 呃逆发作的频率是怎样?

3. 呃逆一般持续多久?

4. 一般在什么情况下发生呃逆(如吸烟、饮酒、饱餐等)?

5. 呃逆伴有头痛、恶心、呕吐吗?

6. 呃逆伴有咳嗽、咳痰、呼吸困难或胸痛吗?

7. 呃逆伴有反酸、胸骨后灼烧感、上腹部疼痛、进食梗阻感吗?

8. 呃逆可以自行缓解吗?

9. 呃逆需要药物或其他干预措施才能缓解吗?

10. 呃逆造成了什么影响(如吃饭、说话、睡眠等)?

三、治疗与护理

(一)对因治疗

密切观察患者病情变化,观察是否出现水电解质紊乱,是否有胃肠功能紊乱,恶心、呕吐的严重程度,胃黏膜是否有损伤。观察患者的呕吐物及大便颜色,若有出血,遵医嘱应用止血药物。对于留置胃管的患者,插胃管时动作要轻,并且要固定妥当,以免胃管脱出导致重新插管而反复刺激胃及食管黏膜。应用地塞米松的患者,应根据患者病情状况,及时提醒医生停用地塞米松,减轻对胃黏膜的刺激。对有胸腔积液、腹水的患者,注意监测生命体征,协助医生给予引流等治疗,减少对膈神经的刺激。放化疗期间积极处理相关不良反应,如恶心、呕吐等消化道不适,避免诱发或加重呃逆。

(二)物理疗法

物理疗法是应用非侵入性手段对患者采取一定的措施,降低迷走神经及膈神经兴奋性,从而阻断呃逆。

1. 冰棉签法　用棉签蘸水放入冰箱至结冰,取出后按摩软、硬腭交界处 2cm × 2cm 的区域,持续 10~20s。

2. 闭气法　出现呃逆时,先深吸一口气,尽量憋长时间,然后呼出,反复几次;含一大口温开水,分次慢慢咽下;让患者俯卧于床上,含一大口温开水,胸部探出床边,尽量低于床面,然后将水徐徐咽下。

3. 咽部刺激法　洗干净手,将食指插入口内,轻轻刺激咽部。

4. 牵舌法　患者取仰卧位、半卧位或端坐位,全身放松,伸出舌头,操作者用湿毛巾或湿纱布包住患者舌头向外牵拉,此方法操作时应注意牵拉力度不宜过大,一般以患者能够耐受为限。

(三)药物治疗

对于顽固性呃逆,药物治疗是十分必要的。质子泵抑制剂可作为首选用药,巴氯芬、加巴喷丁、氯丙嗪及甲氧氯普胺也可作为一线用药。一般来说,初始药物治疗时间为 5~10d,如果呃逆缓解,在呃逆停止的次日可停用相关药物;倘若停药后呃逆复发,则需要延长治疗时间;对于一些接受姑息治疗的患者,可考虑长期使用药物治疗。初始药物使用 3~4 周后仍然无效时,可考虑换药。当单药物治疗无效时,可考虑多种药物联合治疗。

(四)中医穴位治疗

针灸治疗从经络功能失调入手,根据局部取穴和远端取穴相结合的原理,常选择膈经脉和一些特定腧穴,通过疏通经络,调整气血及脏腑功能而达到治病目的,方法有针刺、指按、穴位注射、温针灸、电针治疗等。可采用体针加耳针结合治疗,常用的穴位有足三里、神门、内关、膈俞等。有研究表明,针刺加耳贴、指按的方法可提高治疗效果。

(五)手术治疗

当药物、针灸等治疗方法均无效时,可根据患者情况酌情考虑局部手术和介入治疗。例如,由于肿瘤压迫引起呃逆时,手术解除压迫是一种有效的方法。在颈段硬膜外间隙或膈神经近端注射局麻药阻滞神经传递也能成功治疗顽固性呃逆。

(六)护理

1. 饮食护理　避免进食生冷、辛辣、刺激性食物,以免加重对膈肌的刺激。进食时协助患者坐起或将床头抬高 30°,进食后保持此体位至少 30min,进食勿过多、过快,必要时给予促进胃动力及抑酸的药物,防止胃潴留及食管反流。呃逆频繁会导致食物反流,增加肺部感染概率,进食前可给予巴氯芬等药物治疗;若呃逆难以控制,则需采取静脉营养支持。

2. 心理护理　肿瘤患者的情绪多不稳定,易烦躁、焦虑、紧张,由于反复呃逆,影响休息,易加重患者不良情绪。护士应与患者建立和谐的护理关系,理解尊重患者,态度热情和蔼。对于清醒者,应及时进行心理疏导及健康教育,提供良好环境,关心和帮助患者,缓解患者焦虑心理,必要时给予适量镇静、安眠剂以减少烦躁情绪。治疗前向患者讲解放化疗的并发症,并告知呃逆的治疗进展,消除其紧张情绪。出现呃逆时,利用移情护理,鼓励患者说出不适感并帮助患者战胜呃逆。

四、不良结局

呃逆影响患者进食、睡眠和精神状态,易引发呛咳和疲劳,严重者可引起吸入性肺炎、营养不良、水电解质紊乱、抑郁等。

五、症状管理思维导图

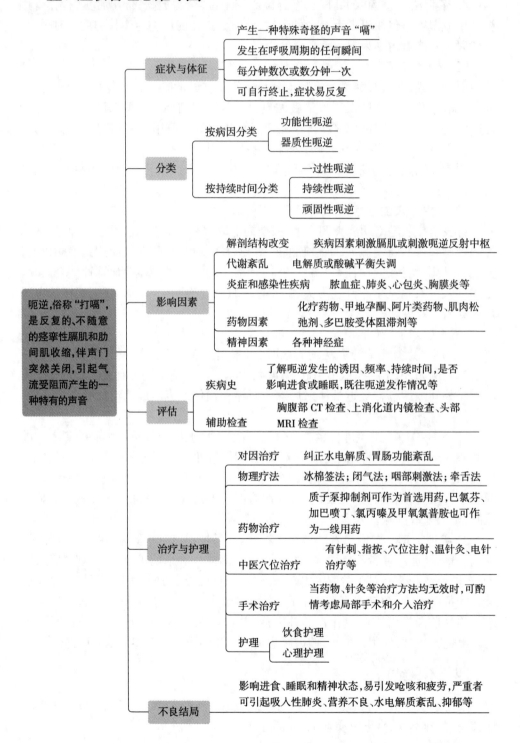

- 症状与体征
  - 产生一种特殊奇怪的声音"嗝"
  - 发生在呼吸周期的任何瞬间
  - 每分钟数次或数分钟一次
  - 可自行终止，症状易反复

- 分类
  - 按病因分类
    - 功能性呃逆
    - 器质性呃逆
  - 按持续时间分类
    - 一过性呃逆
    - 持续性呃逆
    - 顽固性呃逆

- 影响因素
  - 解剖结构改变　　疾病因素刺激膈肌或刺激呃逆反射中枢
  - 代谢紊乱　　电解质或酸碱平衡失调
  - 炎症和感染性疾病　　脓血症、肺炎、心包炎、胸膜炎等
  - 药物因素　　化疗药物、甲地孕酮、阿片类药物、肌肉松弛剂、多巴胺受体阻滞剂等
  - 精神因素　　各种神经症

- 评估
  - 疾病史　　了解呃逆发生的诱因、频率、持续时间，是否影响进食或睡眠，既往呃逆发作情况等
  - 辅助检查　　胸腹部 CT 检查、上消化道内镜检查、头部 MRI 检查

- 治疗与护理
  - 对因治疗　　纠正水电解质、胃肠功能紊乱
  - 物理疗法　　冰棉签法；闭气法；咽部刺激法；牵舌法
  - 药物治疗　　质子泵抑制剂可作为首选用药，巴氯芬、加巴喷丁、氯丙嗪及甲氧氯普胺也可作为一线用药
  - 中医穴位治疗　　有针刺、指按、穴位注射、温针灸、电针治疗等
  - 手术治疗　　当药物、针灸等治疗方法均无效时，可酌情考虑局部手术和介入治疗
  - 护理
    - 饮食护理
    - 心理护理

- 不良结局
  - 影响进食、睡眠和精神状态，易引发呛咳和疲劳，严重者可引起吸入性肺炎、营养不良、水电解质紊乱、抑郁等

呃逆，俗称"打嗝"，是反复的、不随意的痉挛性膈肌和肋间肌收缩，伴声门突然关闭，引起气流受阻而产生的一种特有的声音

六、以家庭为中心的健康教育

1. 疾病告知　帮助患者及其家属了解呃逆的症状、病因及不良影响,鼓励患者及其家属提问,鼓励同伴教育。

2. 预防措施　指导患者及其家属预防呃逆的策略,如养成良好的生活习惯,作息规律;避免进食生冷、辛辣、刺激性食物,进食时协助患者坐起或将床头抬高30°,进食后保持此体位至少30min,进食勿过多、过快,必要时给予促进胃动力及抑酸的药物,防止胃潴留及食管反流等;及时处理恶心、呕吐等消化道不适,避免诱发或加重呃逆。

3. 物理治疗　向患者及其家属讲解呃逆发生时,易于操作的物理治疗方法,如冰棉签法、闭气法、咽部刺激法、牵舌法等。

4. 自我护理　指导患者及其家属在呃逆持续时间较长,且影响休息、睡眠时,应立即报告医生或去医院就诊,尽早处理,并向患者及其家属提供寻求医疗帮助的途径。

（张海燕　吴燕丽）

第六节　恶心、呕吐

一、概述

（一）概念

恶心(nausea)是呕吐的前驱症状,是一种胃部不适、胀满感,紧迫欲吐的主观感觉。呕吐(vomiting)指通过膈肌、腹部肌肉收缩,在胃的强烈收缩运动下,致使胃和小肠部分内容物经口腔排出。干呕是介于恶心和呕吐之间的一种表现。干呕与呕吐的区别在于有无呕吐物排出。

（二）症状与体征

上腹部不适,常伴有迷走神经兴奋症状,如心动过速、血压下降、头晕、流涎、面色苍白、冷汗等。恶心呕吐严重者,可造成脱水、电解质失衡、摄入不足、吸入性肺炎、疲乏、抑郁等。

（三）分类

1. 根据临床症状分类

（1）急性恶心、呕吐:多见于疾病发展迅速并伴随其他症状的患者,一般发病原因较为简单,能够通过伴随症状做出疾病诊断。

（2）慢性恶心、呕吐:多见于病情较为复杂的患者,通常需要全面检查确定病因。

2. 根据发病机制分类

（1）肿瘤相关性恶心、呕吐：肿瘤累及胃肠道、膈肌、肝脏、胆道、胰腺从而引起胃潴留、肝功能改变、十二指肠淤滞、胃肠道梗阻、腹膜炎等；肿瘤骨转移引起高钙血症；颅内肿瘤引起颅内压增高；部分肿瘤分泌一些异位激素影响呕吐中枢等，均可引发恶心、呕吐。

（2）治疗相关性恶心、呕吐：多种抗肿瘤治疗，包括手术、放疗、化疗、靶向治疗以及止痛治疗等，也可引起恶心、呕吐。

（3）精神相关性恶心、呕吐：常与终末期患者的心理、社会因素有关，多见于心理紧张或不愉快的环境，呈反复不自主的呕吐发作。

（4）全身因素相关性恶心、呕吐：由于肿瘤或其他疾病的长期消耗，患者可出现电解质紊乱、酸碱平衡失调、肝肾功能不全、尿毒症、低血糖等情况，亦可引发恶心、呕吐。

3. 根据美国癌症研究所制定的通用不良事件评价标准（Common Terminology Criteria Adverse Events，CTCAE）4.0 版本，根据其严重程度，将恶心分为 3 级，见附录 26；将呕吐分为 4 级，见附录 27。

（四）影响因素

恶心、呕吐的发生受多种因素的影响，且每位患者各不相同。其影响因素主要有治疗因素和个体因素。治疗因素包括治疗方案、所用药物、手术时间及方式等；个体因素包括年龄、性别、疾病史、饮酒史、情绪、睡眠等。因此有必要识别患者的高危因素，见附录 28，从而制订预防性的个体化止吐方案。

（五）诊断要点

恶心、呕吐的诊断需注意发生的时间、呕吐物的性质和量；以往有无同样的发作史；有无加重或缓解因素；有无伴随症状；同时应结合相关检查结果，如胃镜、腹部 B 超、CT、血糖及尿素氮等血检结果进行明确诊断。

1. 发生时间　症状在服药后出现应考虑药物反应；餐后 6h 以上出现多见于幽门梗阻。进食后出现的呕吐多见于胃源性呕吐。

2. 发生特点　有恶心先兆，呕吐后感轻松者多见于胃源性呕吐；喷射状呕吐多见于颅内压增高，常无恶心先兆，吐后不感轻松，伴有剧烈头痛、血压升高、脉搏减慢、视神经乳头水肿；无恶心，呕吐不费力，全身状态较好者多见于神经性呕吐。

3. 呕吐物性质　呕吐物呈咖啡色，见于上消化道出血；呕吐隔餐或隔日食物，并有腐酵气味，见于幽门梗阻；呕吐物含胆汁者，多见于十二指肠或空肠梗阻；呕吐物有粪臭味者，提示低位肠梗阻；呕吐物中有蛔虫者，见于胆道蛔虫或肠道蛔虫。

4. 伴随症状　伴发热见于全身或中枢神经系统感染；伴剧烈头痛见于颅内压增高、偏头痛、青光眼；伴眩晕及眼球震颤见于前庭器官疾病；伴腹泻见于急性胃肠炎等;伴腹痛见于急性胰腺炎、急性阑尾炎及空腔脏器梗阻等;伴黄疸见于急性肝炎、胆道梗阻等;伴贫血、水肿、蛋白尿见于肾功能不全。

二、评估

全面收集患者的个体影响因素,精确评估症状,是治疗决策的基础。对症状及程度进行综合评估,可获得更多可干预的信息,并制订个体化干预方案,从而减轻患者的不适体验。

(一)评估内容

评估内容包括患者恶心、呕吐的高危因素,既往和现存的疾病情况,相关检查和诊断结果,拟施行化疗方案的致吐风险等。

(二)评估工具

评估工具包括非患者自陈式和患者自陈式两类,由于恶心、呕吐的主观性强,很难用简单的问答进行测试,所以目前临床中更倾向于患者自陈式评估工具。研究中常用的信效度良好的评估量表详见附录29。

三、治疗与护理

(一)病因治疗

1. 疾病相关性恶心、呕吐的治疗　胃肠功能紊乱、胃肠道梗阻,肿瘤侵犯导致的恶心、呕吐,需进行手术、禁食水等辅助治疗,及早解除梗阻以缓解症状;肿瘤骨转移后高钙血症导致的恶心、呕吐,在积极降血钙的同时,也可对骨转移部位进行放疗;颅内压增高引发的恶心、呕吐,可给予甘露醇、地塞米松等脱水治疗,也可根据情况给予局部手术或放疗。

2. 治疗相关性恶心、呕吐的治疗　根据患者治疗方案选择个体化止吐措施。

(1)化疗所致恶心、呕吐的治疗:化疗前,结合患者本身因素、化疗药物的致吐风险(附录30)以及既往止吐药的用药史等充分评估呕吐发生的风险,选择合适的止吐方案用于预防和治疗(附录31)。止吐药包括 5- 羟色胺 3 受体拮抗剂(如格拉司琼)、地塞米松、NK-1 受体拮抗剂(如阿瑞匹坦)、奥氮平和多巴胺受体拮抗剂(如甲氧氯普胺),也可选择其他药物进行辅助治疗,包括劳拉西泮、氟哌啶醇、东莨菪碱、屈大麻酚、大麻隆、丙氯拉嗪和异丙嗪等。美国国家综合癌症网络(the National Comprehensive Cancer Network, NCCN)建议使用针灸和行为疗法(即催眠、音乐疗法、认知分散)对预期性恶心、呕吐进行治疗。但是考虑经济负担和止吐药的副作用,并不推荐对呕吐风险最低的化疗药物采取预防措施。

(2)放疗所致恶心、呕吐的治疗:评估放疗所致恶心、呕吐的风险和患者个体化风险因素,酌情给予不同的个体化方案,见附录32。

(3)阿片类药物所致恶心、呕吐的治疗:推荐以 5-HT3 受体拮抗剂、地塞米松或氟哌啶醇中的一种或两种作为首选预防药。如果仍发生恶心、呕吐,可叠加使用另一种药物,或对顽固性恶心、呕吐加用小剂量吩噻嗪类药、抗胆碱药(东莨菪碱)或阿瑞匹坦。增加单药剂量的抗呕吐效果增强作用有限,而联合使用作用机制不同的药物可发挥相加或协同的作用。

(4)术后恶心、呕吐的治疗:术后恶心、呕吐(postoperative nausea and vomiting,PONV)指术后24h内发生的恶心、呕吐,个体差异、麻醉风险、手术风险等因素均可引起PONV的发生。应以预防为主,不同作用机制的药物联合用药的防治作用优于单一用药,作用相加而副作用不相加。5-HT3受体拮抗剂、地塞米松和氟哌利多或氟哌啶醇是预防PONV最有效且副作用较小的药物。无PONV危险因素的患者,不需要进行预防用药。

(5)精神因素所致恶心、呕吐的治疗:紧张、焦虑、恐惧的情绪和心理压力可通过大脑及脑干激发呕吐,因此应做好心理疏导,必要时给予苯二氮䓬类中枢神经抑制药物(如阿普唑仑)。

(二)营养治疗

长期呕吐的患者会出现营养不良,在预防和治疗恶心、呕吐的同时也应结合患者的实际情况进行营养治疗。

(三)中医治疗

中医药治疗的优势在于辨证施治、个体化治疗,尤其在预防延迟性呕吐中具有一定的优势。中药治疗可从扶正、解毒、和胃、健脾和降逆顺气等方面着手。临床上常常采用中西医药物综合治疗,多应用5-HT3受体拮抗剂与中药联合,可以大大降低急性呕吐和延迟性呕吐的发生。

(四)放松治疗

极大的心理压力和焦虑、紧张的情绪均可通过大脑及脑干激发呕吐,且肿瘤患者易产生悲观、失望的情绪,对治疗失去信心,行为放松疗法可降低迷走神经的兴奋性,从而降低大脑呕吐中枢的敏感性,也可增加患者对恶心、呕吐的耐受能力。放松训练是将患者的注意力集中在声音、呼吸、运动、想象等方面,降低对周围环境的感受能力,分散注意力。常见的放松训练方法包括呼吸放松、冥想放松、音乐治疗等。

(五)护理

1. 一般护理　营造安静、整洁、愉悦的治疗环境,尽量避免污物、气味等在嗅觉和视觉上让患者感到不适的东西。在病房内可播放柔和、舒缓或者患者喜欢的轻音乐,鼓励患者阅读、画画或参与感兴趣的活动等,稳定患者情绪。

2. 饮食护理　准确、及时的评估是进行营养支持和干预的依据。询问以往的饮食结构和习惯,评估患者的营养状态,筛查营养不良风险人群,从而制订合理的营养支持计划。指导患者合理搭配饮食,首选清淡可口易消化的高营养、高维生素流质或半流质饮食,以减少食物在胃内滞留的时间。少食多餐,不强迫进食,避免进食生硬、辛辣、刺激、产气的食物。在治疗前后 1~2h 避免进食,在不恶心的时间多进食。进食前后尽量少饮水,避免进食过快,进餐后不立即躺下,最好在椅子上休息一段时间或视患者的情况适当活动。

3. 用药护理 掌握适宜的用药时间,针对不同类型的恶心、呕吐的治疗原则、不同药物的特性及给药方法,保证按时准确给药,有效预防和控制症状。动态观察药物的不良反应及恶心、呕吐的相关并发症,做到及时发现,及时报告,并协助医生进行处置。

4. 口腔护理 呕吐发生后及时用温水漱口,不能漱口者进行口腔护理,保持口腔清洁,促进患者舒适。

5. 心理护理 心理和认知在预期性恶心、呕吐的发生中起重要作用。应耐心倾听患者的感受和需求,帮助他们调整情绪和心态,树立信心。利用家庭、亲属、同事和朋友等关系,给予患者精神心理方面的支持,可减轻或缓解其情绪或精神上的压力。

四、不良结局

长期及严重恶心、呕吐的患者,会出现厌食、脱水、电解质紊乱、酸碱平衡失调甚至恶病质等;在使用止吐药物治疗时,通常会出现一些并发症,如便秘、腹胀、头痛和锥体外系反应等;恶心、呕吐会影响患者的相关治疗,如放化疗减量、延迟、中断,降低患者对治疗的依从性,延长住院时间,增加经济负担,甚至缩短患者的生存时间。

五、症状管理思维导图

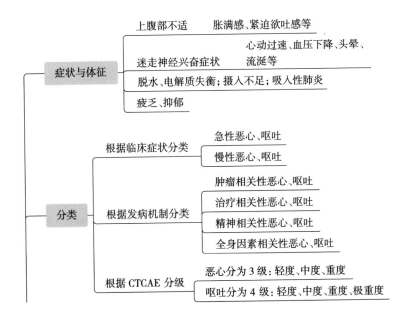

恶心是呕吐的前驱症状,是一种胃部不适、胀满感,紧迫欲吐的主观感觉
呕吐指通过膈肌、腹部肌肉收缩,在胃的强烈收缩运动下,致使胃和小肠部分内容物经口腔排出

影响因素
- 治疗因素 —— 治疗方案、所用药物、手术时间及方式等
- 个体因素 —— 年龄、性别、疾病史、饮酒史、情绪、嗜睡等

诊断要点
- 发生时间
  - 进食后呕吐多见于胃源性呕吐
  - 服药后呕吐多考虑药物反应
  - 餐后 6h 以上呕吐多见于幽门梗阻
- 发生特点
  - 有恶心先兆,呕吐后感轻松者见于胃源性呕吐
  - 喷射状呕吐见于颅内压增高,吐后不感轻松,伴头痛等
  - 无恶心,呕吐不费力,全身状态较好者多见于神经性呕吐
- 呕吐物性质
  - 呕吐物呈咖啡色,见于上消化道出血
  - 呕吐隔日食物并有腐酵气味,见于幽门梗阻
  - 呕吐物含胆汁者,多见于十二指肠或空肠梗阻
  - 呕吐物有粪臭味者,提示低位肠梗阻
  - 呕吐物中有蛔虫者,见于胆道蛔虫或肠道蛔虫
- 伴随症状
  - 伴发热见于全身或中枢神经系统感染
  - 伴剧烈头痛见于颅内压增高
  - 伴眩晕及眼球震颤见于前庭器官疾病
  - 伴腹泻见于急性胃肠炎
  - 伴腹痛见于急性胰腺炎、急性阑尾炎、空腔脏器梗阻等
  - 伴黄疸见于急性肝炎、胆道梗阻等
  - 伴贫血、水肿、蛋白尿见于肾功能不全

评估
- 评估内容 —— 高危因素、疾病情况、检查结果、治疗方案等
- 评估工具
  - MASCC 止吐评价工具
  - 罗德恶心呕吐指数量表
  - 莫洛恶心呕吐评估量表
  - 呕吐生活功能指数量表

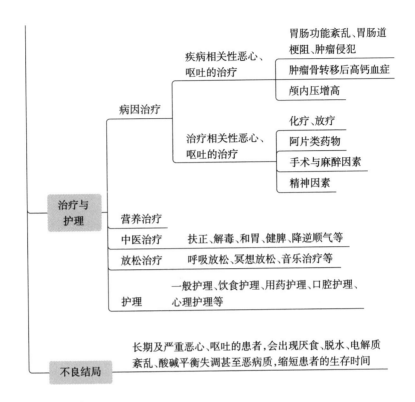

六、以家庭为中心的健康教育

1. 鼓励提问 教育患者及其家属了解恶心、呕吐管理的预期结局,鼓励患者及其家属提问。

2. 疾病指导 向患者及其家属讲解恶心、呕吐的相关知识,如发生机制、不良影响、药物治疗和非药物治疗,使患者及其家属对恶心、呕吐有正确的认知和关注,以合理应对恶心、呕吐带来的不适感。

3. 饮食指导 如果患者居家期间出现恶心、呕吐,指导患者及其家属调整饮食结构及饮食时间,做好饮食管理,出现不适及时就诊。

4. 情绪指导 告知患者及其家属社会支持系统的重要性。积极的家庭和社会支持可帮助缓解患者的不安、紧张及焦虑情绪。指导患者及其家属保持良好的心态,可通过观看电视、听音乐、与人聊天、进行适当的活动锻炼等来分散注意力。

5. 定期随访 向患者及其家属说明定期随访的重要性,并对患者的病情进行持续监测。

（吴燕丽 张海燕）

第七节　呕血、便血

一、概述

（一）概念

呕血（hematemesis）是血液从口腔呕出，多由屈氏韧带以上的消化道，包括食管、胃、十二指肠、肝、胆道和胰腺等病变引起的急性出血，以及胃空肠吻合术后的空肠病变出血，常伴随有黑便。当下消化道的出血量较多或肠内压力高于胃内压力时，血液可反流入胃和食管，引起呕血。在确定呕血之前，必须排除口腔、鼻、咽喉等部位的出血以及咯血。

便血（hematochezia）指血液从肛门排出，粪便颜色呈鲜红、暗红或柏油样（黑便），或便后滴鲜血。便血多见于下消化道出血，特别是结肠与直肠病变的出血。

（二）症状与体征

1. 常见症状

（1）呕血的常见症状：常常取决于出血病变的部位、性质、出血量与出血速度，并与患者的整体身体状况，如有无贫血及心、肝、肾功能有关。常伴有上腹部不适感、恶心，甚至出现上腹剧痛，随后呕出红色或咖啡色并混有食物残渣样的物质。呕吐物的颜色主要取决于是否经过胃酸的作用。出血量小、在胃内停留时间较长时，呕吐物多为棕褐色或呈咖啡渣样；出血量大、出血速度快、在胃内停留时间较短时，呕吐物呈鲜红色或有血凝块；部分血液经肠道排出，因血红蛋白在肠道内与硫化物结合形成硫化亚铁，形成黑便。

（2）便血的常见症状：便血的特征是粪便颜色呈鲜红色、暗红色或柏油样（黑便）或便后滴鲜血。便血的颜色取决于消化道出血部位、出血量、出血速度以及在肠道内停留的时间。通常中、下消化道损伤可出现鲜红、暗红色血便，是导致便血的最常见原因；而上消化道损伤出血多表现为黑便或柏油样便，出血量多且迅速时亦会出现鲜红色、暗红色血便。

2. 重症症状　呕血和便血的症状严重时均伴有周围循环衰竭的征象，如面色苍白、头晕、虚弱乏力、心悸、呼吸困难、出汗、口干、四肢湿冷、晕厥、尿少、血压下降等一系列组织缺血的表现，甚至可出现烦躁不安或神志不清、昏迷等意识改变，并有不同程度的氮质血症、贫血及发热表现。

（三）分类

1. 呕血的分类

（1）根据出血的病因分类：可分为非静脉曲张性出血和静脉曲张性出血两类。临床上 80%~90% 的急性上消化道出血为非静脉曲张性出血，即除食管-胃底静脉曲张破裂出血以外的其他病因所致的上消化道出血,主要见于食管贲门黏膜撕裂综合征、急性胃黏膜病变、消化道溃疡、上消化道恶性肿瘤等。

（2）根据出血速度及病情轻重,急性上消化出血分为两类:一般性急性上消化道出血和危险性急性上消化道出血。一般性急性上消化道出血,出血量少,生命体征平稳;危险性急性上消化道出血,24h内消化道大量出血致血流动力学紊乱、器官功能障碍。

2. 便血的分类

（1）黑便:也称"柏油样便",应排除口、鼻、咽部或呼吸道病变出血后吞入食管以及食物、药物的影响。大便隐血试验为阳性,出血部位主要在上消化道胃部与十二指肠附近。因上消化道或小肠出血后在肠内停留时间较长,红细胞被破坏,血红蛋白在肠道内与硫化物结合形成硫化亚铁,使得粪便呈黑色,有时粪便附有黏液而发亮,类似柏油,故又称"柏油样便"。

（2）暗色便:多为脓血便,粪便颜色暗红,附有脓液、血液,暗色便或含有黏液的血便,往往见于直肠或结肠内的炎症或肿瘤。

（3）红色便:即为鲜血便,多为急性出血,血液从血管内流出并在很短时间内随粪便排出,或便后直接流出。流出的血液类似外伤出血,颜色鲜红或暗红,时间稍久后可以凝固成血块。红色便一般见于肛管直肠疾病。

（四）影响因素

1. 呕血的影响因素　呕血和疾病、饮食、用药、情绪等因素相关,终末期患者发生呕血多为疾病因素。

（1）急性消化性溃疡:当溃疡累及较大血管、血管硬度较高或并发凝血功能障碍时,可在短时间内大量出血,这也是上消化道出血最常见的病因。

（2）食管-胃底静脉曲张:由曲张静脉壁张力过高发生破裂造成的出血,是上消化道出血致死率最高的病因,如肝硬化、门静脉阻塞。

（3）其他上消化道疾病:如反流性食管炎、食管贲门黏膜撕裂综合征、放射性损伤、化学品引起的损伤、急性糜烂性出血性胃炎、慢性胃炎、胃黏膜脱垂、胃扭转、胃手术后病变、胃血管异常等。

（4）胃肠道邻近器官或组织疾病:常见于胆道出血、胰腺疾病等。

（5）恶性肿瘤出血:主要是上消化道肿瘤破裂出血或侵犯大血管所致。

（6）合并凝血功能障碍的出血:影响凝血功能的因素包括药物（抗凝药物、抗血小板药物、非甾体抗炎药等）和血液病（弥散性血管内凝血、血友病、白血病、恶性组织细胞增多症、再生障碍性贫血、血小板减少性紫癜等）,其他可导致凝血机制障碍的疾病（肝功能障碍、肾功能障碍、败血症、流行性出血热等）。

2. 便血的影响因素

（1）疾病因素:痔疮、溃疡性或缺血性结肠炎、结直肠息肉或肿瘤、息肉切除术后出血、炎性肠病、放射性直肠炎、维生素K及维生素C缺乏症、严重的肝脏疾病、白血病和败血症等。

（2）药物因素：服用非甾体抗炎药（阿司匹林）、凝血酶抑制剂（达比加群）和凝血因子Xa抑制剂（利伐沙班、阿哌沙班和依多沙班）有较高的消化道出血风险，可引发便血。

（3）治疗和检查：胃肠镜检查或治疗操作不当造成的出血。

（4）个人习惯：经常有意识地控制排便，使直肠渐渐失去对粪便压力刺激的敏感性，导致排便反射减弱或丧失而引发便秘。干结的粪便在用力排出时可导致肛裂，从而出现便血。

（5）其他因素：年老、活动减少、饮水量少、饮食结构不当等均可导致胃肠蠕动乏力，形成便秘，长久以来引发痔疮、肛裂导致便血。

（五）诊断要点

1. 初步判断 应当排除口、鼻、咽部或呼吸道病变出血后吞入食管引起的呕血，以及食物（如动物血）和服用某些药物（如铁剂、铋剂等）引起的黑便。对可疑患者可做胃液、呕吐物或大便隐血试验。

2. 出血部位判断 上消化道出血以呕血和黑便为主，下消化道出血以血便为主。幽门以下部位出血常以黑便为主，幽门以上病变出血为呕血伴黑便。但是幽门以上病变如食管或胃的病变出血量小或出血速度较慢，常无呕血，仅见黑便；幽门以下病变，如十二指肠病变出血量大、速度快、血液可反流至胃，出现黑便伴呕血。

3. 出血量判断 见附录33，成人每日上消化道出血量5~10mL，大便隐血试验可呈阳性；每日出血量50~100mL，可出现黑便。短时间内上消化道出血量达到250~300mL，可引起呕血。一次出血量超过400~500mL，可出现全身症状，如头昏、心慌、乏力等。

4. 病因诊断

（1）收集患者的病史和体征有助于协助诊断。

（2）实验室检查，测定白细胞计数、血小板计数、红细胞计数、血红蛋白浓度、肝肾功能、大便隐血试验等，有助于估计失血量及动态观察有无活动性出血。

（3）内镜检查是病因诊断中的关键，可以直接观察到出血部位，明确出血原因，所以应在出血后24h内进行。

（4）内镜检查阴性者或不宜、不愿进行内镜检查者，可行小肠镜检查、血管造影、胃肠钡剂造影或放射性核素扫描以协助诊断。

二、评估

针对显性出血患者，初步评估包括病史、体格检查和辅助检查，目的是对出血的严重程度、出血的部位、可能的疾病诊断、有无活动性出血及出血预后做出判断。

（一）疾病史

充分了解患者的现病史、既往史、个人史。现病史包括主要症状的特点、病情的发展与演变，伴随症状及诊治经过，如出血的颜色、出血量、出血先兆、出血的性质、是否有后续症状；加重或缓解因素，频次改变；是否伴随有头晕、冷汗、腹痛、发热、出血倾向等。既往史包括健康状况、传染病史、外伤手术史、长期服药及药物过敏史、输血史等。个人史包括社会经历、职业工作条件、习惯嗜好等。

（二）体格检查和辅助检查

体格检查和辅助检查包括生命体征，意识状态，心肺、腹部检查，直肠指检，实验室检查等相关检查结果，并结合患者的全身症状，寻找出血的来源，估计失血量，判断血流动力学状态是否稳定，以便及时进行紧急处置。

三、治疗与护理

（一）补液治疗

1. 结合患者的病情建立一条或多条静脉通路，遵医嘱尽快补充血容量，纠正水电解质失衡，以防止失血性休克导致各脏器衰竭。根据出血量的变化，及时调整输液速度，有条件者测定中心静脉压。

2. 对于失血性休克患者，应及早进行液体复苏。液体包括生理盐水、乳酸林格液、高渗盐水和血液制品。收缩压 <90mmHg 或较基础收缩压下降 >30mmHg，血红蛋白 <70g/L，血细胞比容 <25%，心率 >120 次/min 可作为输血的指征。在急性失血的情况下，由于血浆平衡时间，血红蛋白值最初可能保持不变，输血不应仅由当前血红蛋白水平决定，还应考虑血红蛋白的预测下降和患者的临床状况。

（二）药物止血治疗

1. 抑酸药物　临床常用的抑酸剂为质子泵抑制剂和组胺受体拮抗剂，抑酸药物能提高胃内 pH，还可促进血小板聚集和纤维蛋白凝块的形成，避免血凝块过早溶解，有利于止血和预防再出血。

2. 止血药物　凝血功能障碍的患者，在输注冰冻血浆的同时，应进行血栓弹力图监测引导下的成分输血，并给予氨甲环酸补充纤维蛋白原。对服用维生素 K 拮抗剂的患者应及时停用，并纠正凝血功能障碍；心血管风险的患者用药时应结合心血管专家的建议；血流动力学不稳定者推荐应用维生素 K，静脉应用凝血酶原复合物或新鲜冰冻血浆。但不推荐止血药物作为消化道出血的常规治疗药物。

3. 血管活性药物　对经过对症、补液治疗但血流动力学仍不稳定的患者，可以适当选用血管活性药物（如多巴胺、特利加压素、垂体后叶素、去甲肾上腺素、生长抑素以及其衍生物奥曲肽等），以改善重要脏器的血液灌注。

4. 冷生理盐水灌肠　下消化道出血者，可在每 200mL 生理盐水中加入去甲肾上腺素 8~16mg,反复灌洗数次。

(三)其他治疗

对于药物治疗效果欠佳或出血原因不明的患者,在采取上述治疗措施后可结合患者的意愿和实际状况,进行综合考虑是否转往相应专科进行进一步诊治。

(四)护理

1. 病情观察　大出血前,患者常有前驱症状,若出现胃部不适、头晕、心悸及恶心等症状是呕血的先兆;出现肠鸣音增强、腹胀、强烈便意感是便血的先兆。一旦发现先兆症状,嘱其绝对卧床,防止呕吐物误吸引起窒息。密切观察患者生命体征的变化,必要时给予心电监测,记录患者的血压、脉搏、出血量、尿量等,观察患者的意识、皮肤色泽、四肢温湿度和出血的颜色、性状等,一旦出现失血性休克的表现,应立即报告医生并协助紧急处理。动态监测白细胞计数、血小板计数、红细胞计数、血红蛋白浓度、肝肾功能、大便隐血试验结果等。

2. 卧位护理　出血量较少的患者应卧床休息,出血量较大的患者应绝对卧床,取平卧位,下肢略抬高,呕吐时协助患者头偏向一侧,同时伴有意识障碍者应及时吸出呕吐物,以免呕吐物误吸而引起窒息或坠积性肺炎;做好安全防护,防止体位性低血压引起晕厥。

3. 饮食护理　活动性出血期应严格禁食水,出血停止后,给予无刺激、易消化、温凉流质饮食,逐步过渡为半流质、软食,注意规律进餐,尽量少食多餐,避免粗糙、生冷、坚硬、刺激性食物,戒除烟酒。

4. 氧疗护理　出血患者常伴有低氧血症,应严密监测呼吸的改变,若发现异常应立即给予鼻导管吸氧或面罩吸氧,同时监测血氧饱和度、皮肤颜色等,以防止低氧血症带来的一系列并发症。

5. 基础护理　出血患者常伴有肢体冷感,应注意肢体保暖,避免受凉,有利于末梢血液循环。及时清除血迹污迹,减少对患者的不良刺激。呕血后及时漱口,不能漱口者行口腔护理;便血患者因排便次数较多,肛门周围经常受到刺激常伴有发红、破损、糜烂,因此排便以后要用软毛巾或温水洗净肛门周围,保持局部清洁干燥,预防感染。

6. 心理护理　出血患者易出现焦虑、恐惧,应及时安慰患者,做好心理疏导,稳定患者情绪,从而积极配合治疗;必要时,可遵医嘱适当给予镇静剂。

四、不良结局

根据出血量的大小、出血部位、出血原因,其临床结局从轻微到危及生命。患者的不良结局可能包括贫血、坠积性肺炎、肝性脑病、窒息、失血性休克等。

五、症状管理思维导图

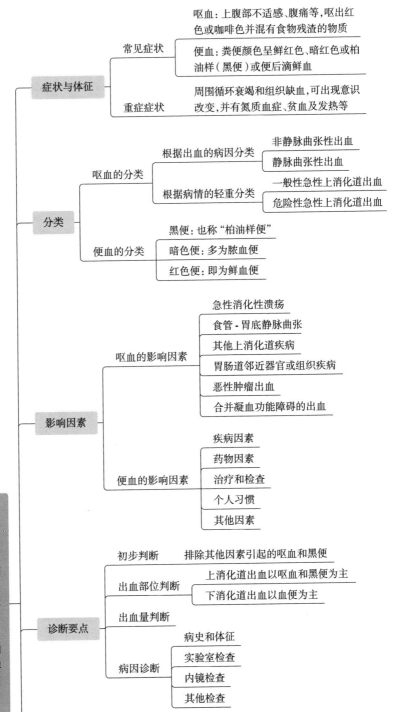

呕血是血液从口腔呕出,多由屈氏韧带以上的消化道,包括食管、胃、十二指肠、肝、胆道和胰腺等病变引起的急性出血,以及胃空肠吻合术后的空肠病变出血,常伴随有黑便
便血指血液从肛门排出,粪便颜色呈鲜红、暗红或柏油样,或便后滴鲜血

症状与体征
　常见症状
　　呕血:上腹部不适感、腹痛等,呕出红色或咖啡色并混有食物残渣的物质
　　便血:粪便颜色呈鲜红色、暗红色或柏油样(黑便)或便后滴鲜血
　重症症状
　　周围循环衰竭和组织缺血,可出现意识改变,并有氮质血症、贫血及发热等

分类
　呕血的分类
　　根据出血的病因分类
　　　非静脉曲张性出血
　　　静脉曲张性出血
　　根据病情的轻重分类
　　　一般性急性上消化道出血
　　　危险性急性上消化道出血
　便血的分类
　　黑便:也称"柏油样便"
　　暗色便:多为脓血便
　　红色便:即为鲜血便

影响因素
　呕血的影响因素
　　急性消化性溃疡
　　食管-胃底静脉曲张
　　其他上消化道疾病
　　胃肠道邻近器官或组织疾病
　　恶性肿瘤出血
　　合并凝血功能障碍的出血
　便血的影响因素
　　疾病因素
　　药物因素
　　治疗和检查
　　个人习惯
　　其他因素

诊断要点
　初步判断
　　排除其他因素引起的呕血和黑便
　出血部位判断
　　上消化道出血以呕血和黑便为主
　　下消化道出血以血便为主
　出血量判断
　病因诊断
　　病史和体征
　　实验室检查
　　内镜检查
　　其他检查

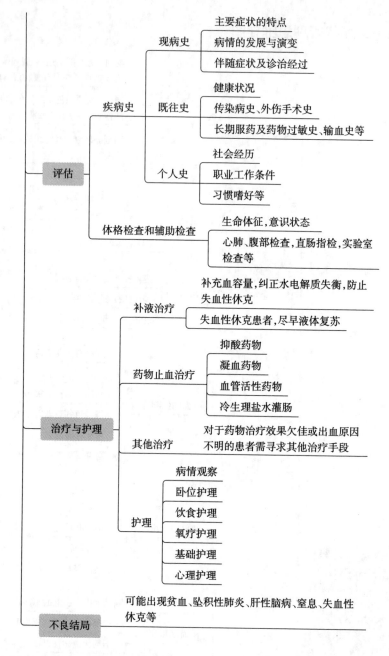

六、以家庭为中心的健康教育

1. 疾病指导   向患者及其家属介绍疾病的相关知识,遵医嘱按时按量服药,定期复诊。

2. 生活指导   指导患者及其家属注意生活起居,饮食规律,保持良好的排便习惯,减少再出血的危险,并且学会早期识别出血征象。

3. 自我护理　向患者及其家属讲解出血发生时的处理措施：呕血发生时，嘱患者安静卧床，避免不必要的搬动，保持呼吸道通畅，呕血时应立即将患者的头偏向一侧，以免血液呛入气管而造成窒息；便血发生时，避免用力排便引发大出血，注意肛周护理，保持肛周清洁，预防肛门感染，并立即送往医院救治。

4. 心理疏导　给予患者及其家属心理疏导，解除恐惧心理，指导其保持愉快的心情，生活有规律，避免过度紧张及劳累。

（吴燕丽　张海燕）

第八节　腹　　胀

一、概述

（一）概念

腹胀（abdominal distention）是终末期患者常见的消化系统症状，尤其是腹部肿瘤患者。由于各种原因导致腹压增高，终末期患者腹胀通常表现为胃肠胀气、嗳气、肠鸣音亢进，伴或不伴腹围增大。引起终末期患者腹胀的原因主要包括恶性肠梗阻、腹水、便秘等。

（二）症状与体征

1. 症状　患者主观上感觉腹部的一部分或全腹部饱胀感，可伴有嗳气、呕吐等症状。

2. 体征　腹部膨隆、肠鸣音亢进，伴或不伴腹围增大等；如有腹水，叩诊腹部有移动性浊音。

（三）分类

1. 按病因分类　器质性腹胀和功能性腹胀。

2. 按部位分类　上腹部腹胀和下腹部腹胀。

3. 按伴随症状发作的时间及程度分类

（1）无症状。

（2）轻度腹胀：感觉不舒服，但可以忍受。

（3）中度腹胀：非常不舒服，但不影响日常活动。

（4）重度腹胀：极其不舒服，难以忍受，并影响日常活动。

（四）影响因素

1. 恶性肠梗阻　又称癌性肠梗阻，指所有由恶性肿瘤（消化道和非消化道）引起的肠梗阻。恶性肠梗阻引起的腹胀大多不可逆，严重影响患者生存质量，不仅加剧痛苦，还会影响整体治疗，进而影响生存期。

2. 腹水　各种原因导致患者腹腔内液体异常积聚，大量腹水导致腹压升高，引起腹胀。根据临床表现、影像学检查和腹水实验室检查进行诊断，从而判断腹水的性质和来源,寻找病因,为治疗提供依据。

3. 便秘 导致肠腔内大便堆积,可引起结肠膨胀,从而导致腹胀。

（五）诊断要点

1. 疾病史 是否有消化道器官病变、腹腔内肿物、脏器包膜牵张或其他系统疾病。

2. 临床症状与体征 患者主观感觉腹部胀满,伴有嗳气、呕吐和食欲减退等,腹部一部分或全腹部膨隆;有腹水时,叩诊腹部有移动性浊音。

3. 辅助检查 腹部超声检查可判定是否有腹水存在。腹部 X 线检查可发现肠梗阻和腹水。消化道造影、胃镜和结肠镜、CT 等有助于确定引起腹胀的原因。

4. 实验室检查 血常规、血生化等检查可初步判断腹胀的原因。

二、评估

1. 疾病史 充分了解患者的现病史和既往史。现病史包括患者目前腹胀程度、持续时间、伴随症状、排便排气情况,以及治疗和药物使用情况。既往史包括患者既往健康状况、是否有消化系统疾病或肿瘤史、传染病史、外伤手术史、输血史等。

2. 饮食习惯 是否食用易产气、易胀气的食物,如豆制品、奶制品、高淀粉类食物等。

3. 心理状态 患者是否受到精神心理因素刺激。

4. 体格检查 通过视、触、叩、听检查是否存在肠梗阻、腹水、腹部包块等情况。

三、治疗与护理

腹胀病因不同,治疗方法也不同,终末期患者腹胀主要针对引起腹胀的可逆性因素进行治疗。

（一）非药物治疗

1. 肠梗阻导致的腹胀 实行胃肠减压、禁食、灌肠、营养支持等对症治疗。

2. 便秘导致的腹胀 予以腹部按摩,促进患者排便、排气。

3. 腹水导致的腹胀 腹腔穿刺引流是治疗恶性腹水的重要手段,可短期内缓解患者症状,改善疼痛和呼吸困难,提升患者的活动能力和总体舒适度。腹腔穿刺引流的频率要根据患者的症状（腹部膨隆、呼吸困难和进食少量食物就觉得饱胀感等）、电解质浓度、人血清白蛋白水平综合考虑。若需频繁穿刺或患者不能耐受,可留置腹腔引流管。

（二）药物治疗

1. 肠梗阻导致的腹胀 主要通过使用止痛药（主要为阿片类镇痛药）、止吐药、抗胆碱药及生长抑素来控制恶性肠梗阻导致的恶心、呕吐、腹痛和腹胀等症状。完全性肠梗阻不推荐使用甲氧氯普胺等促胃肠动力药。

2. 便秘导致的腹胀 可使用乳果糖、番泻叶等促进大便排出。

3. 腹水导致的腹胀 当患者因恶性腹水导致腹胀时,需要联合应用多种治疗方案以控制症状。

（1）利尿剂:对于治疗肝硬化和肿瘤肝转移性腹水有一定效果,临床上常用药为螺内酯和呋塞米。

（2）腹腔灌注化疗:癌症腹膜转移引起的腹水,可以进行腹腔灌注化疗以抑制腹水形成,从而缓解腹胀症状。常用化疗药物包括顺铂、氟尿嘧啶、丝裂霉素等。

（三）中医治疗

针灸、中药外敷或口服对减轻腹胀症状有效果。

（四）护理

1. 病情观察与记录 有腹水的患者,建立护理流程表。表中包含对患者的身体评估和各项指标的测量,如生命体征、体重、出入量、腹围、营养状况、疼痛控制、皮肤完整性,以及腹水引流的频次、量和性质等。

2. 药物护理 应用利尿剂期间,准确记录出入量,观察患者用药后的反应,防止水电解质紊乱。对于腹腔灌注化疗的患者,灌注完毕后经常更换体位,以助于药物全面吸收。灌注结束后,应注意观察患者有无腹痛、恶心、呕吐等不适症状。

3. 腹腔穿刺引流护理 穿刺前应嘱患者排空膀胱以免误伤,穿刺中及穿刺后监测其生命体征,观察有无不良反应。保持穿刺点敷料的清洁、干燥;记录引流腹水的量、性质和颜色。若置管引流,要做好引流管的护理,保持引流的通畅,预防管道脱落、堵塞。

4. 饮食护理 便秘患者鼓励多进食蔬菜、菌类、糙米等富含高纤维素的食物,限制食用易产气食物,如豆类、牛奶等。有腹水的患者应进食高蛋白、高热量、高纤维素饮食。除肝转移伴门静脉高压、低蛋白血症等利尿效果显著的患者可予以低钠饮食,否则不建议限制钠和水的摄入。肠梗阻患者应禁食禁水。

四、不良结局

腹胀会对生活质量产生负面影响,导致腹胀并发症的发生,如毒素吸收、水电解质紊乱、影响呼吸等,甚至危及生命。

1. 毒素吸收 肠腔内潴留的食糜在细菌的作用下发酵腐败,产生毒素,被机体吸收,加重病情。

2. 水电解质紊乱 严重腹胀时,肠腔内容物潴留,肠壁受到压迫,不仅影响肠内营养吸收,还使肠壁血浆渗入肠腔,引起水电解质紊乱。

3. 呼吸困难 腹腔胀气,横膈升高,胸腔变小,肺呼吸功能受到限制,可引起呼吸困难。

4. 影响血液循环 腹部胀气,横膈上提,压缩胸腔,心脏的收缩和舒张功能受到影响。肠腔胀气,肠内压升高,影响肠壁血液循环。腹腔内压升高,下腔静脉回流受阻。

五、症状管理思维导图

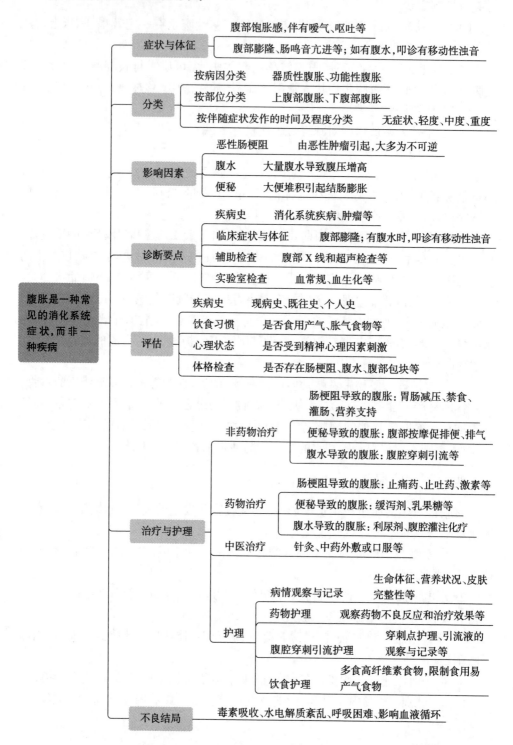

症状与体征
　腹部饱胀感,伴有嗳气、呕吐等
　腹部膨隆、肠鸣音亢进等;如有腹水,叩诊有移动性浊音

分类
　按病因分类　器质性腹胀、功能性腹胀
　按部位分类　上腹部腹胀、下腹部腹胀
　按伴随症状发作的时间及程度分类　无症状、轻度、中度、重度

影响因素
　恶性肠梗阻　由恶性肿瘤引起,大多为不可逆
　腹水　大量腹水导致腹压增高
　便秘　大便堆积引起结肠膨胀

诊断要点
　疾病史　消化系统疾病、肿瘤等
　临床症状与体征　腹部膨隆;有腹水时,叩诊有移动性浊音
　辅助检查　腹部 X 线和超声检查等
　实验室检查　血常规、血生化等

评估
　疾病史　现病史、既往史、个人史
　饮食习惯　是否食用产气、胀气食物等
　心理状态　是否受到精神心理因素刺激
　体格检查　是否存在肠梗阻、腹水、腹部包块等

治疗与护理
　非药物治疗
　　肠梗阻导致的腹胀:胃肠减压、禁食、灌肠、营养支持
　　便秘导致的腹胀:腹部按摩促排便、排气
　　腹水导致的腹胀:腹腔穿刺引流等
　药物治疗
　　肠梗阻导致的腹胀:止痛药、止吐药、激素等
　　便秘导致的腹胀:缓泻剂、乳果糖等
　　腹水导致的腹胀:利尿剂、腹腔灌注化疗
　中医治疗　针灸、中药外敷或口服等
　护理
　　病情观察与记录　生命体征、营养状况、皮肤完整性等
　　药物护理　观察药物不良反应和治疗效果等
　　腹腔穿刺引流护理　穿刺点护理、引流液的观察与记录等
　　饮食护理　多食高纤维素食物,限制食用易产气食物

不良结局
　毒素吸收、水电解质紊乱、呼吸困难、影响血液循环

腹胀是一种常见的消化系统症状,而非一种疾病

六、以家庭为中心的健康教育

1. 自我护理　指导患者及其家属了解腹胀的原因和预期结局,宣教防治腹胀的策略,如活动、热敷及按摩等。鼓励患者及其家属提问。

2. 注意事项　告知患者及其家属当出现持续性腹胀,伴或不伴有呕吐、腹痛、水电解质紊乱,呼吸受到限制,出现心慌胸闷等不适症状立即报告医生。

3. 饮食指导　指导患者少食多餐,避免食用易产气食物,如牛奶、豆类等,和易引起便秘的食品。有腹水的患者应食用高蛋白、高热量、高纤维素、低钠饮食(钠摄入 <2g/d)。

4. 配合随访　说明定期随访的重要性,以对患者的病情持续监测。

(徐　丽　张海燕)

第九节　便秘、腹泻

一、概述

(一)概念

便秘(constipation)是干燥和坚硬的粪便排出困难且排便次数减少(如少于 3 次 / 周),伴排便不适或排便困难。原因常涉及经口进食差、使用镇痛或止吐药物、化疗、疼痛、排便时过度紧张等因素。

腹泻(diarrhea)指排便次数明显超过平日的频率,粪质稀薄,水分增加,每日排便量超过 200g,或含未消化食物或脓血、黏液等。

正常情况下成人的粪便为成形软便,不粘连,颜色为黄褐色或棕黄色,每天排便 1~3 次或者每 2~3d 排便一次。当大便的便次、形状及颜色等方面异于平常,则称为大便异常。便秘和腹泻是大便异常最常见的两种情况。

(二)症状与体征

便秘患者主要表现为大便次数减少,间隔时间延长,或间隔正常但粪质干燥,排便困难;或粪质不干,排出不畅。常伴有腹胀、腹痛、食欲减退、乏力、大便带血等症状。其体征主要为粪便干硬,触诊腹部较硬实且紧张,有时可触及包块。

腹泻患者主要表现为排便次数增加,稀硬或水样便,大于 3 次 /d,常伴有腹痛、排便急迫感、肛门不适、失禁、脱水等症状。因病因不同还可伴有发热、消瘦、腹部包块等症状。腹部听诊常有肠鸣音亢进。

(三)分类

1. 便秘按病程可分为急性便秘和慢性便秘。

(1)急性便秘:较多见,由饮食种类、精神因素、肠道运动障碍、机械性阻塞(急性肠梗阻)、肛门疾病(痔核、肛周炎)和药物(过多应用抗胆碱制剂)等原因引起的便秘。

（2）慢性便秘：又称习惯性便秘，多由器质性疾病，如结肠缺乏蠕动和功能低下（巨结肠症、结肠过长症）、肠梗阻（结肠癌、直肠癌）以及子宫、卵巢肿瘤压迫等引起的便秘，老年、临终患者多见。

2. 腹泻按病程可分为急性腹泻和慢性腹泻。

（1）急性腹泻：起病急，病程在 2~3 周，可分为水样泻和痢疾样泻，前者粪便不含血或脓，可不伴里急后重，腹痛较轻；后者有脓血便，常伴里急后重和腹部绞痛。

（2）慢性腹泻：大便次数增多，便稀或不成形，粪便含水量大于 85%，有时伴黏液、脓血，持续 2 个月以上，或间歇期在 2~4 周的复发性腹泻。

（四）影响因素

1. 疾病因素　消化系统疾病（如肠梗阻、胰腺癌、肠癌、结肠炎、痔疮等）、肿瘤压迫（如子宫、卵巢肿瘤等），以及其他系统疾病（如脊髓损伤、脑卒中等）均会影响正常排便。

2. 药物因素　长期使用缓泻剂可降低肠道感受器的敏感性，导致慢性便秘。镇静剂可减慢肠蠕动、减弱肠活动，从而导致便秘。某些化疗药物，如氟尿嘧啶、卡培他滨、伊立替康等容易引起化疗相关性腹泻。长期、联合、预防应用广谱抗生素，可导致肠道菌群失调，引起抗生素相关性腹泻。

3. 治疗和检查　某些治疗和检查可影响个体的排便活动。如腹部和肛门手术会导致肠道肌肉的暂时麻痹或伤口痛而造成排便困难。腹部放疗的患者可因放射性直肠炎导致腹泻。肠道的诊断性检查常需灌肠或服用钡剂，这些都可影响正常排便。

4. 年龄因素　老年人随着年龄增加，腹壁肌肉张力下降，胃肠蠕动减慢，盆底肌和肛门括约肌松弛，导致肠道排泄控制力减弱而易出现排便功能异常。

5. 饮食因素　每天均衡的饮食和足量的水分是维持正常排便的重要因素。如果摄食量过少、食物中缺乏纤维素或摄入液体量不足等均会引起排便困难或便秘。如果饮食不洁或食用寒凉食物可能导致腹泻发生。在输注肠内营养液时，若患者对一些乳糖、蛋白质、脂肪等营养物质不耐受，各营养物质的构成比例不当，营养液温度过低或剂量速度不适宜等情况下，患者也有可能出现腹泻。

6. 活动因素　终末期患者因长期卧床、缺乏活动，腹部或盆底肌肉张力减退，导致排便困难引起便秘。

7. 心理因素　是影响排便的重要因素。抑郁可导致身体活动减少，自主神经系统冲动减慢，肠蠕动减少，从而引起便秘。

8. 环境因素　许多人都有自己习惯的排便姿势、固定的排便时间、使用某种固定的便具、排便时从事某种活动如阅读等。当这些习惯由于环境改变而无法维持时，正常排便就会受到影响。

9. 社会文化因素　大多数的社会文化都接受排便是个人隐私这一观念。当个体因健康问题需要他人协助排便因而丧失隐私时,就可能压抑排便的需要而造成便秘。

（五）诊断要点

1. 便秘的诊断要点　附录34列举了针对功能性便秘的罗马Ⅲ诊断标准。

2. 腹泻的诊断要点

（1）大便次数增多,每日3~5次,甚至10次以上;可呈淡黄色,如蛋花汤样;或呈褐色带有黏液或脓血;可伴有恶心、呕吐、腹痛、发热、口渴等症状。

（2）有饮食不洁或胃肠内营养不耐受的病史。

（3）输注过氟尿嘧啶、卡培他滨、伊立替康等化疗药物;做过腹部放疗。

（4）腹泻较严重者,可有尿少或无尿、皮肤干瘪、眼周皮肤下陷、神志不清等症状。

二、评估

评估患者的疾病史、生活习惯、排便症状及大便性状等,结合相关检查结果进行诊断和干预。

1. 疾病史　评估患者是否有消化道疾病史,有无下腹部放疗史和可能造成便秘或腹泻的用药史。询问之前的治疗方法及效果,是否有胃肠内营养输注史,患者目前有无脱水、消瘦、电解质紊乱、代谢性酸中毒及肛周皮肤破损等。

2. 生活习惯　包括患者每天饮食和水分的摄入、排便习惯、卫生习惯等。

3. 排便症状及大便性状　包括肠道蠕动的频率、每次排便的时间、粪便的特性、量等。评估患者排便症状及大便性状的10个常用问题:①最近肠道蠕动的特性如何;②目前排便的频率如何;③最后一次排便是何时;④最后一次排便的性质如何;⑤排便时是否有不适症状;⑥排便时是否有腹痛或肛门痛;⑦是否有便意却无法顺利排便（粪便较硬或直肠阻塞）;⑧排便时是否有里急后重的情形;⑨是否在极度用力后,粪便才会快速通过肛门;⑩粪便中是否带有血或黏液。

4. 相关检查　体格检查如腹部触诊、直肠指检等;实验室检查如大便常规、大便潜血试验、电解质、肝肾功能检查等;其他检查如钡剂灌肠、腹部放射线及超声检查等。

三、治疗与护理

（一）便秘与腹泻的治疗

1. 便秘的治疗

（1）常用药物

1）泻药:①容积性泻药是通过滞留粪便中的水分,增加粪便含水量和粪便体积起到通便作用,使干硬的粪便变得松软易于排出,常用药物包括植物纤维素、甲基纤维素等。②渗透性泻药口服后可在肠内形成高渗状态吸收水分,促进肠蠕动,引起排便。常用药物包括聚乙二醇、不被吸收的糖类(如乳果糖)等。过量应用渗透性泻药可引起电解质紊乱,老年人和肾功能减退者应慎用。③刺激性泻药主要通过刺激结肠黏膜中的感觉神经末梢,增强结肠动力,并刺激肠道分泌,从而促进排便。其作用强而迅速,可引起腹痛。常用药物包括比沙可啶、酚酞、蒽醌类药物、蓖麻油等。④润滑性泻药具有软化粪便、润滑肠壁的作用。常用药物包括液体石蜡、甘油、多库酯钠及其他植物油等。

2)促胃肠动力药:作用于肠神经末梢,释放运动性神经递质,拮抗抑制性神经递质或直接作用于平滑肌,增加肠道动力,对慢性传输型便秘有较好的疗效。常用药物包括伊托必利、莫沙必利、西沙必利等。

3)促分泌药:鸟甘酸环化酶C激动剂(利那洛肽)可以改善慢性便秘患者的腹痛、便秘等症状;氯离子通道活化剂(鲁比前列酮)可以促进肠上皮分泌,增加患者自发排便次数。

4)灌肠药和栓剂:灌肠适用于有严重动力问题的老年便秘患者,常用的栓剂为甘油制剂(如开塞露)。

5)微生态制剂:此类药虽不是治疗慢性便秘的一线药物,但可通过增加肠道有益菌数量,竞争抑制肠道致病微生物,发挥生物拮抗作用,达到恢复生理平衡、调节肠道功能的作用。常用药物包括双歧杆菌三联活菌散、复合乳酸菌等。要注意的是,抗生素与此类药物合用时会降低疗效,需间隔3h服用。

6)中药:中成药制剂和汤剂能有效缓解慢性便秘的症状,但其疗效的评估尚需更多循证医学证据。

(2)用药注意事项

1)便秘治疗前需要评估患者是否存在脱水、梗阻等因素。

2)首选口服泻药,并视患者病情单独或联合使用不同类型的泻药治疗。

3)渗透性泻药最为常用,如聚乙二醇和乳果糖,安全性好。一般不建议单纯使用容积性泻药。

4)如果患者出现粪便嵌塞或持续性便秘,可酌情使用润滑性泻药,如甘油栓剂。

5)应用阿片类药物时,应注意在药物使用期间预防性给予泻药。

6)化疗患者有血细胞减少的风险,应慎用栓剂和灌肠疗法。

2. 腹泻的治疗

(1)化疗前预防应用谷氨酰胺有助于维护肠道的完整性,减少化疗相关性腹泻的发生,或降低腹泻的严重程度。合理使用抗生素,感染得到控制后及时停用。预防性应用益生菌以恢复肠道菌群,促进肠道功能的恢复。

(2)腹泻症状较轻时,可给予蒙脱石散剂、洛哌丁胺,同时对症治疗,用口服补液盐(ORS)预防和纠正脱水、补充电解质,口服维生素。

（3）若腹泻严重或伴呕吐、消化道出血、少尿、无尿甚至休克时,应禁食,立即静脉滴注大量液体维持水和电解质平衡,静脉滴注多种维生素;低钾血症时还需按补钾原则进行补钾。

（4）化疗患者常发生白细胞和血小板数量下降,在应用止泻药的同时,应考虑有无合并感染,必要时服用抗生素,如诺氟沙星、庆大霉素等。

（二）便秘与腹泻的护理

1. 便秘的护理

（1）饮食护理:在评估患者当前的饮食状况后,护士可以与营养师合作,制订提高患者膳食纤维和液体摄入量的干预措施。①对于能够保证适当液体摄入量的患者,逐渐增加膳食纤维,可从每天摄入 3~4g 逐渐增至每天 6~10g。②鼓励患者多进食蔬菜,特别是膳食纤维和维生素含量高的绿叶蔬菜。③适量水果,每天 250g,最好是西瓜、梨子、猕猴桃等凉性水果。④清淡饮食,少吃热性食物,如油炸、烧烤类食品。⑤对于有便意、腹部胀气,但胃肠蠕动慢、排便困难的患者,可选择含有低聚糖、能够促进肠蠕动的食物,如香蕉、蜂蜜、麦芽糖等食品。⑥适当食用含活性乳酸杆菌、双歧杆菌的酸奶有益于平衡肠道菌群。⑦用粗粮来代替部分主食,刺激胃肠蠕动。⑧多饮水,每天至少 2 000mL。早晨喝杯冷开水或凉牛奶有利于排便。

（2）活动与锻炼:便秘患者在个人可以承受的程度内适当进行体育锻炼,有助于保持肠道功能。每周散步次数不少于 3 次,每次不少于 30min。便秘患者可以进行腹部按摩来刺激肠蠕动,减少结肠转运时间,增加大肠的蠕动频率。

（3）辅助排便:便秘患者可用 35%~50% 甘油 60mL,或用温水、2% 肥皂水或生理盐水 300~500mL 灌肠。需要注意的是:灌肠对清洁肠道有益,但对于长期肠道管理是无效的。灌肠液的组成决定了其作用机制:蒸馏水和生理盐水增加结肠内液体容积;植物油和润滑油可以润滑和软化粪便;肥皂水可刺激肠蠕动。灌肠剂的缺点是清洗远端结肠,并不能防止复发性便秘。灌肠剂和栓剂对中性粒细胞减少或血小板减少患者绝对禁用,因其会增加患者受伤、出血和发生直肠周围脓肿的风险。当患者便秘较重,患者无法自行解出大便时,护士或家属可戴乳胶手套,用手指协助其排便,注意掏取大便前要充分润滑肛门,过程中要观察患者有无不适。

（4）建立良好的排便习惯:建议在晨起及餐后 2h 内尝试排便,采用蹲位排便可缩短排便时间,改善排便费力。此方法可根据患者实际情况酌情使用。

2. 腹泻的护理

（1）饮食护理:腹泻发生多与饮食相关,改变饮食习惯有助于控制或者避免腹泻。培养患者良好的卫生习惯,禁食不洁食物,选择易消化食物,少吃多餐,鼓励多饮水,吃流质或半流质等少渣食物。少吃或不吃含纤维素多的食物,以防刺激肠蠕动使腹泻加重。适量补充含钾丰富的食物,如土豆、橘子等。

（2）肠内营养性腹泻患者的护理：可选择合适的营养液，尤其是针对一些乳糖、蛋白质、脂肪等营养物质不耐受的患者，控制好各营养物质的构成比；在对营养液进行配制时，严格进行无菌操作，确保合适的输入剂量、稀释浓度、滴注速度、营养液输入温度等。通常情况下，剂量由少到多，速度由慢到快且匀速滴注。腹泻严重者应禁食，可从静脉补充水分及营养。

（3）一般护理：腹泻患者应尽量卧床休息。由于腹泻排便次数多，患者肛门周围皮肤常因粪便刺激发生炎症，故每次便后应用软纸擦拭，温水洗净。

四、不良结局

1. 便秘可对患者生存质量产生严重不良影响，并可能导致恶心、呕吐、痔疮、肛裂、肠梗阻和尿潴留，甚至可因便秘用力排便而增加腹压，屏气使劲排便造成心、脑血管疾病发作导致死亡。

2. 腹泻严重时，患者可出现肛周皮肤红肿、瘙痒、糜烂，增加患者痛苦，长期腹泻可造成机体血容量降低、电解质紊乱，导致虚脱、休克、心律失常、全身感染，甚至死亡。

五、症状管理思维导图

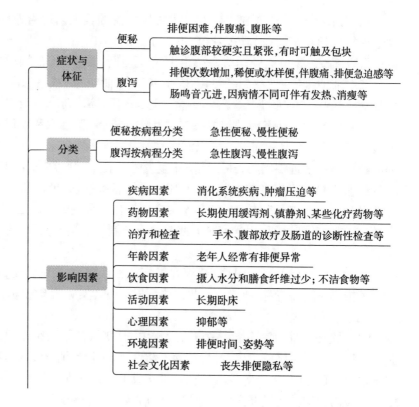

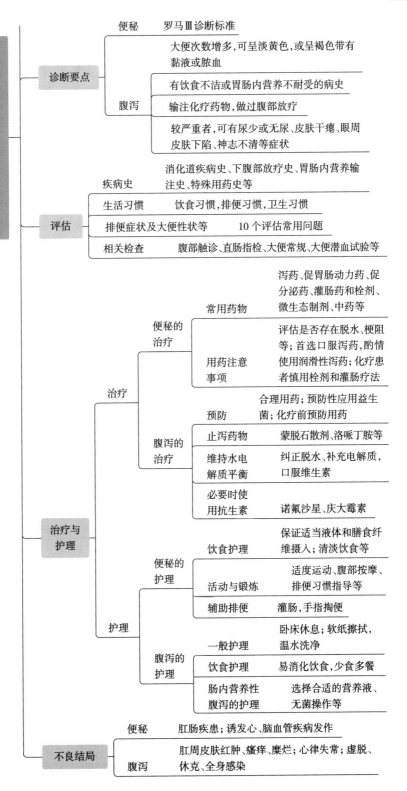

便秘是干燥和坚硬的粪便排出困难且排便次数减少,伴排便不适或排便困难

腹泻指排便次数明显超过平日的频率,粪质稀薄,水分增加,每日排便量超过200g,或含未消化食物或脓血、黏液等

诊断要点
便秘 罗马Ⅲ诊断标准

腹泻
大便次数增多,可呈淡黄色,或呈褐色带有黏液或脓血
有饮食不洁或胃肠内营养不耐受的病史
输注化疗药物,做过腹部放疗
较严重者,可有尿少或无尿、皮肤干瘪、眼周皮肤下陷、神志不清等症状

评估
疾病史 消化道疾病史、下腹部放疗史、胃肠内营养输注史、特殊用药史等
生活习惯 饮食习惯,排便习惯,卫生习惯
排便症状及大便性状等 10个评估常用问题
相关检查 腹部触诊、直肠指检、大便常规、大便潜血试验等

治疗与护理

治疗
便秘的治疗
常用药物 泻药、促胃肠动力药、促分泌药、灌肠药和栓剂、微生态制剂、中药等
用药注意事项 评估是否存在脱水、梗阻等;首选口服泻药,酌情使用润滑性泻药;化疗患者慎用栓剂和灌肠疗法

腹泻的治疗
预防 合理用药;预防性应用益生菌;化疗前预防用药
止泻药物 蒙脱石散剂、洛哌丁胺等
维持水电解质平衡 纠正脱水、补充电解质,口服维生素
必要时使用抗生素 诺氟沙星、庆大霉素

护理
便秘的护理
饮食护理 保证适当液体和膳食纤维摄入;清淡饮食等
活动与锻炼 适度运动、腹部按摩、排便习惯指导等
辅助排便 灌肠,手指掏便

腹泻的护理
一般护理 卧床休息;软纸擦拭,温水洗净
饮食护理 易消化饮食,少食多餐
肠内营养性腹泻的护理 选择合适的营养液、无菌操作等

不良结局
便秘 肛肠疾患;诱发心、脑血管疾病发作
腹泻 肛周皮肤红肿、瘙痒、糜烂;心律失常;虚脱、休克、全身感染

六、以家庭为中心的健康教育

1. 自我护理　向患者及其家属宣教预防便秘或腹泻的策略,如便秘患者需进食富含膳食纤维的饮食、增加饮水量、适当活动;腹泻患者需卧床休息、注意饮食卫生、吃流质或半流质等少渣食物。指导患者及其家属做好肛周皮肤护理,避免肛周皮肤破溃。

2. 维持或重建正常排便习惯　向患者及其家属宣教所要达到的目标是维持或重建患者的正常排便习惯(每天正常排便时间、一致性、颜色和数量),鼓励患者及其家属记排便日记。

3. 及时复诊　告知患者及其家属学会识别便秘或腹泻并发症发生的症状和体征,发生便秘或腹泻严重时应及时联系医生就诊。

4. 配合随访　说明定期随访的重要性,以便对患者的病情进行持续的医疗监测。

（徐　丽　张海燕）

第十节　恶性肠梗阻

一、概述

（一）概念

恶性肠梗阻(malignant bowel obstruction, MBO)指原发性或转移性恶性肿瘤造成的肠道梗阻。广泛概念包括恶性肿瘤占位直接引起的机械性肠梗阻和肿瘤相关功能性肠梗阻。恶性肠梗阻是晚期恶性肿瘤尤其是结直肠癌、卵巢癌和胃癌患者的常见并发症。研究显示,晚期原发或转移肿瘤合并恶性肠梗阻的发生率为5%~43%。

（二）症状与体征

恶性肠梗阻导致肠道扩张,水电解质吸收障碍,肠液分泌进一步增加及肠道异常不协调蠕动。常见症状包括恶心、呕吐、腹痛、腹胀、排便排气消失等。梗阻可局限一处,也可为多处、多节段、多平面。每一个节段的梗阻都可能是功能性的或器质性的,或二者兼有,可发生在从胃十二指肠结合部到直肠肛门的肠道的任何一个节段。梗阻可能是部分的,也有可能是完全性的,可能是一过性的,也可能是永久性的。症状和强度与梗阻的部位及程度有关,症状随病情进展而变化。

1. 因肿瘤压迫导致干结粪便堆积而引发肠梗阻时,可出现间歇性腹痛、腹胀、恶心、呕吐等症状,伴或不伴有肛门排气或排便。

2. 因肠道局部肿瘤引起肠套叠时,腹部体格检查可见肠型、腹部压痛、肠鸣音亢进或消失。

3. 当合并有小肠麻痹时,主要表现是腹胀、呕吐和消化液丢失,而不是剧烈腹痛。

4. 胃出口(如胃窦癌)和小肠梗阻时,恶心呕吐出现较早,呕吐量大且频繁;结肠部位的梗阻呕吐发生较晚。

(三)分类

1. **按病因分类**

(1)机械性肠梗阻:临床上最常见,是由于肠内、肠壁和肠外的各种不同的机械性因素引起肠内容物通过障碍。

(2)动力性肠梗阻:由于肠壁肌肉运动功能失调所致,并无肠腔狭窄,又可分为麻痹性和痉挛性两种。前者因交感神经反射性兴奋或毒素刺激肠管而失去蠕动能力,以致肠内容物不能运行;后者系肠管副交感神经过度兴奋,肠壁肌肉过度收缩所致。有时麻痹性和痉挛性可在不同肠段中并存,称为混合型动力性肠梗阻。

(3)血运性肠梗阻:由于肠系膜血管栓塞或血栓形成,引起肠管血运障碍,肠道失去蠕动能力,肠内容物停止运行。

2. **按肠壁血循环分类**

(1)单纯性肠梗阻:有肠梗阻存在而无肠管血循环障碍。

(2)绞窄性肠梗阻:有肠梗阻存在同时发生肠壁血循环障碍甚至肠管缺血坏死。

3. **按肠梗阻程度分类**

(1)完全性肠梗阻:肠内容物不能通过梗阻点,梗阻远端肠道吸收了梗阻前肠腔内的气体及液体,因此梗阻远端肠腔内无明显积气及液平面,结肠内无积气。

(2)不完全性或部分性肠梗阻:肠内容物可部分通过梗阻点,因此梗阻远端肠腔内可见少量积气及积液,梗阻点以上肠管轻度扩张,结肠内有较多的气体影。

4. **按梗阻部位分类** 可分为高位小肠梗阻、低位小肠梗阻和结肠梗阻。

5. **按发病轻重缓急分类** 可分为急性肠梗阻和慢性肠梗阻。

(四)影响因素

引起恶性肠梗阻的因素主要为疾病因素,通常分为非癌性病因和癌性病因。

1. **非癌性病因** 主要由于手术等非癌性因素引起的肠道粘连、狭窄,低钾血症、体弱衰竭所致粪便嵌顿,腹内疝等。

2. **癌性病因** 主要由于肿瘤的侵犯所引起,如转移或原发肿瘤所致肠腔内占位、肠腔外压迫,或肿瘤浸润肠系膜、肌肉或神经导致的动力障碍等。

(五)诊断要点

临床上,根据患者既往史,结合腹痛、腹胀、恶心、呕吐、无法进食等表现,腹部CT或平片结果,可相对容易诊断恶性肠梗阻。

1. 明确的恶性肿瘤诊断。

2. 既往未行或曾行腹部手术、放疗或腹腔内灌注治疗。

3. 有间歇性腹痛、腹胀、恶心、呕吐等症状,伴或不伴肛门排气或排便。

4. 腹部体检可见肠型、腹部压痛、肠鸣音亢进或消失。

5. 腹部 CT 或平片可见肠腔明显扩张和多个气液平面。

二、评估

评估应包括患者恶心、呕吐、腹胀、腹痛症状的程度,排便、排气情况,治疗情况,心理反应,既往史及个人史,并了解患者相关检查及评估量表结果来进行综合分析。

1. 恶心、呕吐评估　详见本章第六节。

2. 腹部评估　评估腹痛、腹胀的诱因、性质、范围、持续时间等;有无压痛、反跳痛及腹膜刺激征;肛门排气、排便情况及肠鸣音变化情况等;腹部是否对称、饱胀,是否见肠形等;对于诉腹痛缓解、肛门排气排便者也要判断梗阻是否完全缓解。

3. 全身症状评估　评估患者的意识、面色、皮肤温湿度、末梢循环及是否有口渴等情况;监测体温、脉搏、呼吸、血压、血氧饱和度及尿量的变化,发现异常及时记录并报告医生处理;观察呕吐物或胃肠减压液的性质、颜色和量,并准确记录,警惕应激性溃疡出血、吸入性肺炎等并发症的发生。

4. 辅助检查评估　结合实验室检查及影像学检查结果进行评估。监测血常规、电解质、肝肾功能、血尿淀粉酶等变化,结合腹部 CT 或平片判断肠梗阻部位、程度和肠腔积气、积液情况。

三、治疗与护理

(一)药物治疗

药物治疗是晚期恶性肠梗阻最基础和最主要的治疗方式。良好的药物治疗可以保证患者在相对长时期禁食的情况下,获得病情的基本控制和较长时间的生存。

1. 补液治疗　适用于所有恶性肠梗阻的患者。以 5% 葡萄糖和 0.9% 氯化钠为常用补液制剂,并注意其他电解质的补充。研究显示每日肠外补液超过1 000mL 者,恶心症状可明显减轻,但补液过多可能导致胃肠道分泌增加,加重症状,因此建议每日补液量控制在 1 000~1 500mL。

2. 抗分泌药　包括抗胆碱能药物和生长抑素类似物。前者包括氢溴酸东莨菪碱、山莨菪碱等,可抑制胃肠道腺体的分泌,但与其抑制平滑肌蠕动的作用比较相对较弱,可引起口干、口渴、镇静等不适;后者包括奥曲肽及长效奥曲肽,可抑制胰腺与胃肠道的内、外分泌,抑制胃肠道激素的释放,减少胃肠道液体分泌,调节胃肠道功能,同时减少胆道分泌,降低内脏血流量,增加肠壁对水和电解质的吸收,能够更好地控制恶心、呕吐症状,是抑制分泌的首选。奥曲肽间断皮下给药及持续静脉泵入给药均能较好地减缓胃肠液分泌,控制临床症状。

3. 止痛药　除选择抗胆碱能药物外,临床常需要中枢性镇痛药,应遵循 WHO 肿瘤疼痛治疗指南,规范化、个性化给药。阿片类镇痛药物是控制恶性肠梗阻腹痛最有效的药物,对中重度持续性疼痛和绞痛均有效。根据病情选择吗啡、芬太尼、美沙酮等强阿片类镇痛药物,无法口服用药者首选芬太尼透皮贴。强阿片类药物治疗时,应个体化滴定用药剂量,防止不良反应。应避免阿片类药物导致的便秘引起粪便嵌塞,加重肠梗阻。对于病因不明的肠梗阻患者,应注意阿片类药物对病情观察和手术决策可能造成的影响。使用吗啡时,如果绞痛持续存在,则应联合应用抗胆碱能药物。

4. 止吐药　不同作用机制的止吐药联合应用比单一使用任何一种止吐药效果更好。促胃肠动力药,常用药物为甲氧氯普胺(胃复安),适用于不完全性肠梗阻,完全性机械性肠梗阻禁止使用;中枢性止吐药,常用的是氟哌啶醇;抗组胺药,常用的是赛克利嗪、苯海拉明等。

5. 其他药物　抗炎是恶性肠梗阻治疗的重要措施,常用药物为糖皮质激素和非甾体抗炎药。糖皮质激素为临床常用抗炎药物,兼有止吐作用,代表药物为甲强龙、地塞米松,一般推荐小剂量短期使用。

（二）肠外营养治疗

禁食期间可通过肠外营养给予营养补充。肠外营养(parenteral nutrition, PN)主要是从周围静脉或者中心静脉给予维生素、葡萄糖、脂肪乳、复方氨基酸等,以补充患者所需的热量和营养,改善患者的营养状态,纠正或者防止因不能进食导致的营养不良及全身代谢紊乱状况,也为进一步的治疗提供保证。

肠外营养的通路分为经外周静脉及经中心静脉途径。应对患者的病情、肠营养溶液的渗透压、预计使用时间、血管条件和护理环境等因素进行充分考虑,选择合适的通路。当 PN 超过 1 周或营养液渗透压高于 900mmol/L 时,推荐经中心静脉途径。恶性肠梗阻患者可能进行过多次化疗,一次甚至多次的手术治疗和放射治疗,加之营养通道受阻,而进展为重度营养不良和恶病质,需要长期肠外营养,推荐经中心静脉进行肠外营养。

（三）其他治疗

其他治疗手段包括手术,介入,化疗、放疗、靶向、免疫及代谢调节等姑息性治疗等,包括自张性金属支架、鼻胃管引流、胃造瘘及结肠减压管等。但对于终末期患者的治疗方式应根据患者的具体情况谨慎选择。

（四）护理

1. 病情观察　应准确识别恶性肠梗阻的常见症状,密切观察患者的生命体征,动态监测血常规、电解质、肝肾功能等变化,准确记录 24h 出入水量,维持水电解质和酸碱平衡。

2. 饮食护理　详细向患者讲解饮食对疾病转归的影响,取得患者的密切配合。指导患者禁食水,待肠蠕动恢复正常、肛门排气 12h 后,方可进少量流食,但忌甜食和牛奶,以免引起肠胀气。48h后可尝试进半流食,逐步过渡到普食。食物应清淡、易消化,富含高热量、高蛋白、高维生素,宜少量多餐。进食后注意观察有无恶心、呕吐、腹痛、腹泻等不适。禁止辛辣等刺激性食物,严禁烟酒。

3. 胃肠减压护理　胃肠减压是治疗恶性肠梗阻的主要措施之一。可迅速降低胃肠压力,缓解症状。为增加患者的舒适度,应选用柔软、材质较好的胃管,保持管道通畅,同时注意观察胃肠减压的效果,引流物的颜色、性状和量。若发现有血性引流液,应考虑有绞窄性肠梗阻的可能,及时报告医生给予对症处置。长时间留置鼻胃管的患者,应做好鼻腔、口腔和咽部的护理,避免压迫鼻腔黏膜和软骨,防止鼻孔黏膜溃疡坏死。

4. 用药护理　为缓解梗阻症状,除禁食和胃肠减压外,对症用药也非常重要,应严格遵医嘱用药,并严密观察药物的疗效及不良反应。

5. 并发症护理　恶性肠梗阻的处理复杂且容易产生各种并发症,如长期禁食加抗生素治疗导致的二重感染;长期卧床导致的肺部并发症、尿路感染、压力性损伤等。因此并发症的观察、预防及处理尤为重要。

6. 心理护理　晚期恶性肠梗阻患者饱受疾病折磨,常常产生消极情绪。在与患者沟通的过程中,应尊重患者的权利、情感、隐私和人格,积极倾听患者的主诉,主动耐心地回答患者的疑问,适当满足患者的各种人性化需求,关心、爱护患者,体现护理服务的人性化。在帮助患者减轻身体疼痛的同时,也给患者带来心灵上的慰藉,使患者能够以客观、超然的态度对待自身的病情。

四、不良结局

患者不良结局可能包括营养不良、水电解质紊乱、酸碱失衡、循环血量减少等全身表现,或是出现肠穿孔及坏死、肠源性感染、全身炎性反应综合征,甚至多器官功能衰竭。

五、症状管理思维导图

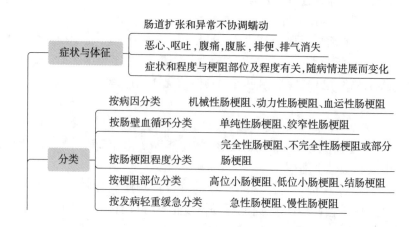

```
                        ┌─ 非癌性病因      肠道粘连、狭窄；粪便嵌顿；腹内疝
        ┌─ 影响因素 ──┤
        │             └─ 癌性病因        肿瘤肠腔内占位,肠腔外压迫以及肿瘤导致的
        │                                动力障碍
        │
        │             ┌─ 明确的恶性肿瘤诊断
        │             ├─ 既往手术或治疗史   腹部手术、放疗、腹腔内灌注治疗等
        ├─ 诊断要点 ──┤─ 临床症状        腹痛、腹胀、恶心、呕吐、肛门排便排气等
        │             ├─ 腹部体检        肠型、腹部压痛、肠鸣音亢进或消失等
        │             └─ 腹部 CT 或平片结果  肠腔扩张、多个气液平面
        │
        │             ┌─ 恶心、呕吐评估
        │             ├─ 腹部评估        诱因、性质、范围、持续时间、腹部体征等
        ├─ 评估 ──────┤─ 全身症状评估     意识、生命体征、尿量,呕吐物性质、颜色和量等
        │             └─ 辅助检查评估     血常规、电解质、肝肾功能、血尿淀粉酶等;
        │                                腹部 CT 或平片
```

恶性肠梗阻指原发性或转移性恶性肿瘤造成的肠道梗阻

```
                   ┌─ 药物治疗 ──┬─ 补液治疗:5% 葡萄糖、0.9% 氯化钠、电解
                   │             │              质溶液
                   │             ├─ 抗分泌药:抗胆碱药物和生长抑素类似物
                   │             ├─ 止痛药:中枢性镇痛药
                   │             ├─ 止吐药:促胃肠动力药、中枢性止吐药、抗
                   │             │              组胺药
                   │             └─ 其他药物:糖皮质激素和非甾体抗炎药
                   │
   ┌─ 治疗与护理 ──┤─ 肠外营养治疗 ─┬─ 肠外营养的通路分为经外周静脉及经
                   │                │              中心静脉途径
                   │                └─ 给予维生素、葡萄糖、脂肪乳、复方氨
                   │                               基酸等
                   │
                   ├─ 其他治疗     手术,介入、化疗、放疗、靶向、免疫及代谢
                   │              调节等姑息性治疗等
                   │
                   └─ 护理        病情观察、饮食护理、胃肠减压护理、用药护理、
                                  并发症护理、心理护理
```

```
   └─ 不良结局    营养不良、水电解质紊乱、酸碱失衡、循环血量减少;肠穿孔
                  及坏死、肠源性感染、全身炎性反应综合征,甚至多器官功
                  能衰竭
```

六、以家庭为中心的健康教育

1. **鼓励提问** 指导患者及其家属了解恶性肠梗阻的原因和预期结局,鼓励患者及其家属提问。

2. **疾病指导** 对患者及其家属行健康教育,包括恶性肠梗阻的临床症状和体征,加强自我监测,如出现腹痛、腹胀、呕吐、肛门停止排气、排便等情况时,及时联系医生,及时就诊。

3. **饮食指导** 嘱患者及其家属养成良好的饮食习惯,饮食宜清淡易消化,含维生素丰富,少食刺激性、辛辣的食物,避免暴饮暴食,餐后忌剧烈运动。

4. **预防便秘** 向患者及其家属宣教预防便秘的策略,养成良好的排练习惯,保持大便通畅。

5. **定期随访** 向患者及其家属说明定期随访的重要性,通过随访对患者的病情进行持续监测。

(吴燕丽　张海燕)

第十一节　营养不良与恶病质

一、概述

(一)概念

营养不良(malnutrition)是由于摄入不足、吸收不良或过度损耗营养素所造成的营养不足。如果不能长期摄取由适当数量、种类或质量的营养素所构成的健康饮食,个体将营养不良。长期的营养不良可能导致饥饿、死亡。

恶病质(cachexia)是人体因某些消耗性疾病而产生的一种进行性消瘦、衰竭的状态,以进行性发展的骨骼肌量减少,常规营养治疗无法完全逆转,最终导致进行性功能障碍为特点的一种多因素作用的综合征。可能由于出血、感染或肿瘤坏死所产生的毒性产物引起机体的代谢紊乱所致,是终末期患者常见的一种并发症,也是常见的致死因素之一,直接增加并发症发生率,降低患者的生活质量,影响预后。

(二)症状与体征

肿瘤患者营养不良的主要表现包括:精神萎靡、乏力、疲倦;食欲减退、消瘦,体重减轻低于正常值的 20%;皮肤干燥、水肿、肌肉松弛,肌肉组织和皮下脂肪减少,皮肤缺乏弹性;血清白蛋白、血红蛋白、血清铁均低于正常值。患者诊断为恶病质状态前,常出现明显的营养不良,随着疾病的进展加重,还可表现为食欲减退甚至厌食,进行性体重下降,贫血和低蛋白血症等,晚期还会出现肌肉萎缩、疼痛、呼吸困难和器官衰竭等临床表现。

（三）分类

1. 肿瘤患者营养不良分为以下 3 种类型：

（1）消瘦型营养不良：此类患者主要由热量摄入不足引起肌肉组织和皮下脂肪消耗，特征为患者的体重、皮褶厚度、上臂围、腰围及臀围等下降，而血清白蛋白维持正常。

（2）蛋白质型营养不良：此类患者一般食量摄入正常或较多，主要由蛋白摄入不足或丢失引起，以内脏蛋白质储存消耗为特征。主要表现为患者血清白蛋白、转铁蛋白、前白蛋白等降低，免疫功能受损，而其他各项人体测量指标正常甚至高于正常值。

（3）混合型营养不良：此类患者由于蛋白质和热量均摄入不足造成，表现为低蛋白血症，各项人体测量指标均低于正常值。此型是最为严重的一类营养不良，患者骨骼肌与内脏蛋白质均下降，自身体内的脂肪和蛋白质储备空虚，多种器官功能受损，感染与其他并发症的发生率高，预后不良。

2. 恶病质的分期　根据严重程度分为以下三期：

（1）恶病质前期：在恶病质前期，患者体重下降不超过 5%，并且伴有厌食症及代谢改变。

（2）恶病质期：一般患者 6 个月内体重下降超过 5% 或者 BMI<18.5kg/m^2 的患者体重下降超过 2%，或者四肢骨骼肌指数与肌肉减少症相符的患者出现体重下降超过 2%，即可认为患者进入恶病质期。

（3）恶病质难治期：当晚期患者出现分解代谢活跃，对抗肿瘤治疗无反应，体能状态评分低，预计生存期不足 3 个月的患者，可认为已经进入了恶病质难治期。

（四）影响因素

营养不良的发生，一般与患者摄食不足、消化吸收困难、需求量增加有关，同时患者存在抑郁、焦虑等精神心理因素也会导致患者发生营养不良。恶病质是一种复杂的代谢紊乱综合征，是由复杂的多因素共同作用的结果，病理生理学机制上是蛋白和能量出现负平衡，这种负平衡主要是由食物摄入量的减少和代谢异常共同引起的。恶病质的发生发展与患者疾病本身相关，也与患者自身机体代谢特点相关，同时受到患者治疗、营养摄入等外在因素的影响。

（五）诊断要点

营养不良的诊断需要结合患者的饮食情况及具体表现进行分型和分级，一般营养不良的患者有较长时间的膳食摄入不足；消瘦型营养不良者以消瘦为特征；蛋白质型营养不良者以水肿为特征；既有体重明显下降又有水肿者为混合型营养不良。根据体检结果可把营养不良分为 3 度：Ⅰ度体重减低 15%~25%，腹部皮褶厚度为 0.4~0.8cm；Ⅱ度体重减低 25%~40%，腹部皮褶厚度 <0.4cm；Ⅲ度体重减低 >40%，腹部皮褶消失。

恶病质作为一个涉及多器官损害的系统综合征，其诊断及严重程度的评估非常困难。2011年欧洲姑息治疗研究协作组发布的国际专家共识对癌症恶病质的诊断标准指出,满足以下3点中任何一点,即可诊断为癌症恶病质:

1. 无节食的情况下,6个月内体重下降超过5%。

2. 对于BMI<20kg/m²的人发生任何程度的体重下降超过2%。

3. 四肢骨骼肌指数符合肌肉减少症的标准,即男性<7.26kg/m²,女性<5.45kg/m²,这类人同时发生任何程度的体重下降超过2%。

二、评估

对患者营养不良的评估,应详细询问患者病史,并结合体格检查、实验室检查及评估量表来综合分析患者的营养状况。目前已经有常用的成熟评估量表在临床进行使用。对于患者恶病质状态的评估,尚缺乏特定统一的专门评估工具。对患者进行全面的评估应该包括主观症状、既往史、体格检查、实验室检查、活动能力、身体成分测定。

(一)病史评估

了解肿瘤患者的疾病史、进食量及规律的改变、消化道症状、活动能力的改变、用药史、社会生活习惯、生活方式、经济状况等信息,有助于综合评价患者的营养状况及影响因素。

(二)体格检查

体格检查主要观察患者脂肪组织和肌肉组织消耗程度,水肿及腹水情况,头发和指甲的质量,皮肤和口腔黏膜情况等,有助于评价能量和蛋白质缺乏的严重程度。

通常测量的指标包括体重、体重指数(body mass index, BMI)、三头肌皮褶厚度(triceps skinfold thickness, TSF)、上臂围(mid-upper arm circumference, MUAC)、上臂肌围(mid-arm muscle circumference, MAMC)等指标。其中体重是最方便、最直接的临床指标。因短期内体重变化可能受水钠潴留或脱水因素影响,最好根据患者近3~6个月的体重变化或实际体重占理想体重的百分比来判断患者营养不良的情况。当患者出现以下任意一种情况时,均被视为体重显著下降:①1个月内体重下降率>5%;②3个月内体重下降率>7.5%;③6个月内体重下降率>10%;④实际体重/理想体重<90%。当体重下降>20%时,即可视为蛋白质-能量营养不良。BMI正常值为18.5~23kg/m²,BMI<18.5kg/m²视为低体重(营养不良)。

(三)实验室检查

主要检测血浆蛋白、血尿素、肌酐、血浆C反应蛋白及免疫功能等,有助于评价患者的脏器功能。

(四)机体功能及机体组成测定

机体功能及组成变化可为营养状况评价提供参考,包括测定静息能量消耗(resting energy expenditure, REE)、基础能量消耗(basal energy expenditure, BEE),

计算 REE/BEE 比值。比值在 90%~110%,则视为正常能量消耗(正常代谢);若比值 <90% 或 >110% 分别视为低能量消耗(低代谢)或高能量消耗(高代谢)。

(五)患者主观整体评估

美国的 Ottery FD 在 1994 年最先提出,专门针对肿瘤患者设计,以主观全面评价法(subjective global assessment, SGA)为基础发展起来的一种营养评估方法,是一种针对肿瘤患者的特异性营养状况有效的评估工具,见附录 35。评分越高,表明患者的营养状况越差,需要进行营养干预。

(六)SIPP 评估法

欧洲姑息治疗研究合作组推出的恶病质指南中推荐了一种四维度的评估方法(SIPP),包括储备(storage)、摄入(intake)、潜力(potential)及体能(performance)四个维度。储备维度评估患者目前体重与平常体重的差值、体重丢失的速度、体重丢失量(液体潴留、肥胖校正)、特殊营养素缺乏。摄入维度评估患者厌食、早饱、恶心呕吐、味觉及嗅觉异常、其他胃肠道症状、目前摄食量占平常摄食量的比例、近 1~2d 的饮食记录。潜力维度主要评估肿瘤分解代谢的情况以及客观检验结果的 C 反应蛋白值。体能维度主要评估患者的体能状况、恶病质相关痛苦以及预后预测。SIPP 评价法的具体内容见附录 36。

(七)厌食 / 恶病质治疗功能评估(FAACT)

主观症状的评估也可通过厌食 / 恶病质治疗功能评估(FAACT)问卷进行,该问卷包括 15 个问题,其中 10 个是营养方面的问题,回顾患者过去 7d 的恶病质临床表现及营养饮食方面的情况。采用 0~4 分的评分法,0 代表一点也不,4 代表大多数情况下如此。

三、治疗与护理

在临床工作中,对营养不良及恶病质患者的干预手段多采用个体化、多样化、多学科的综合治疗模式,治疗目的主要是延缓恶病质的疾病进程,减轻症状及疾病负担,提高患者的生活质量。常见的治疗手段主要包括营养支持治疗、药物治疗、运动疗法。

(一)营养支持治疗

1. 根据评估结果给予营养治疗 经过专业的营养状况评估后,对于已经存在的营养不良患者推荐给予营养治疗。①PG-SGA≥9 分,为重度营养不良,是营养治疗的绝对指征。②PG-SGA 评分在 4~8 分,为中度营养不良,是营养治疗的相对指征。③PG-SGA 评分≤3 分,不推荐常规营养支持治疗。

2. 肿瘤营养支持治疗应遵循五阶梯原则 营养支持治疗的五阶梯原则,即首先选择营养教育,然后依次向上晋级选择口服营养补充(ONS)、全肠内营养(TEN)、部分肠外营养(PPN)、全肠外营养(TPN)。参照欧洲肠内肠外营养协会指南建议,当下一阶梯不能满足 60% 目标能量需求 3~5d 时,应该选择上一阶梯。

3. 恶病质患者尽早给予营养治疗 恶病质的病理生理学特征是蛋白和能量的负平衡，而负平衡主要是由于食物摄入减少和代谢异常所致。因此，尽早给予恶病质患者营养支持治疗，是一种重要的治疗手段。各种营养素的补充原则如下：①肠外营养时用 20~25kcal/（kg·d）的标准计算非蛋白质热量，肠内营养时用 25~30kcal/（kg·d）的标准计算总热量。②碳水化合物和脂肪各占非蛋白能量来源 50%。蛋白质的摄入量应高于 1g/（kg·d）。③存在胰岛素抵抗的患者可选择甘油、果糖替代葡萄糖，应用葡萄糖时需联合使用适量胰岛素并补钾。④中长链脂肪乳指中链和长链甘油三酯各占 50% 的脂肪乳剂，更易为人体摄取吸收，安全性也较好，推荐使用。⑤维生素与微量元素的摄入与普通人大致相同，如果不存在明确的微量元素缺乏，则不推荐大剂量增加微量营养素供给。⑥营养支持治疗容易引起矿物质血清水平出现较大幅度波动，应加强监测，及时处理。

尽管单纯的营养支持治疗难以完全逆转恶病质的疾病进展，也不能延长生存时间，但是通过增加营养物质的摄入可以在一定程度上延缓恶病质的进程，提高患者的生活质量。尤其是在给予充足的营养支持的同时，补充某些特殊的营养成分可能有助于延缓恶病质的发展。

4. 肠内营养支持 对于不能自主进食的晚期癌症患者，可给予肠内营养，帮助患者维护正常的胃肠防御功能以及纠正负氮平衡，肠内营养的给予途径一般包括鼻饲和胃肠造瘘。

5. 肠外营养支持 对于不能经口进食的患者以及存在肠瘘等情况的晚期癌症患者，可通过肠外营养给予营养补充。肠外营养主要是从周围静脉或者中心静脉给予维生素、葡萄糖、脂肪乳、复方氨基酸等，以补充患者所需的热量和营养。

6. 持续营养评估与咨询教育 营养支持治疗除营养补充以外，还应该包括对患者进行持续、定期、全面的营养评估，提供营养咨询和教育，制订营养补充方案，进行营养随访。个体化的营养咨询可以改善患者的营养摄入情况并增加体重，减少厌食情况的发生。对于能经口进食满足能量需求的患者，推荐患者进食高蛋白饮食，尤其要保证必需氨基酸的摄入。有条件的情况下，应该有专门的营养师结合患者自身及家庭饮食习惯、特点等条件，给患者量身定制适合患者并能保证充足能量摄入的饮食方案。对于食物不能满足营养需求的患者，建议口服营养补充，若经饮食调整及口服营养补充所摄入的总能量仍不能达到标准推荐量的 60% 且持续 7d 以上时，建议对患者采用肠内营养的方式进行营养补充，但注意避免增加进食相关的痛苦。

（二）药物治疗

针对肿瘤恶病质的药物干预手段，可以根据用药目的分为以下几类：

1. 促进食欲类 激发患者的食欲，促进主动进食，是这一类药物治疗的主要目的。

（1）孕激素：是临床上应用最广泛的食欲促进类药物，甲地孕酮是用于治疗肿瘤恶病质的一线药物，可有效缓解肿瘤恶病质的进展，但是由于其存在潜在副作用（水肿、血栓等），用药需要谨慎。

（2）胃饥饿素类药物：阿拉莫林可以通过与生长激素促分泌素受体结合，促进生长激素的释放而提高食欲，在临床试验中证实可持续增加恶病质患者的体重，改善症状负荷，且患者耐受性较好。

（3）糖皮质激素：短期内使用，以增加患者食欲、减轻疲乏症状。由于长期使用可能导致严重的用药副作用及毒性，临床中适用于期望短期受益的患者，或者预计生存期较短的患者。

2. 抑制炎症类　免疫调节剂可通过抑制促炎因子和趋化因子的合成来达到抑制或减轻炎症反应的目的。沙利度胺是一种有免疫调节作用的药物，可缓解恶病质患者体重下降。但目前使用证据尚不明确。

3. 抗肌萎缩类药　这类药物直接作用于肌肉组织，目前还在开展临床试验阶段，尚未广泛用于临床治疗。其主要治疗机制是促进肌肉蛋白合成、抑制肌肉蛋白降解、抑制肌肉细胞凋亡而达到改善肌肉质量和力量、提高日常生活能力的治疗目标。

4. 其他治疗　还有一些药物可用于可能导致患者发生恶病质的一些病因症状的治疗，如对于恶心呕吐的患者可使用甲氧氯普胺或西沙必利，具有止吐和促进肠动力的作用，改善患者恶心呕吐的症状，同时可有效减轻饱腹感，增加患者进食的欲望。通过使用止痛药物缓解疼痛，使用缓泻药物缓解便秘，均是针对恶病质的病因治疗，是通过去除影响患者营养摄入与吸收的因素来达到改善恶病质的目的。代谢调节剂指可以减少机体代谢分解，促进营养素吸收合成、为细胞生长提供必需营养素的化学药物、生物类激素和具有药理作用的营养素等。补充益生菌、膳食纤维、谷氨酰胺等可促进患者食欲和胃肠动力的恢复，修复与维持肠道屏障。

（三）运动疗法

营养不良及恶病质患者可能会由于多种原因导致活动能力严重下降，出现运动不足的情况进而导致骨骼肌萎缩。通过运动，可以减轻机体的炎症反应，增加机体对胰岛素的敏感性，同时还能促进蛋白质的合成。因此，通过持续、有目的、有计划的运动锻炼，可减轻患者的疲乏等症状，进而改善恶病质患者的生活质量。但是运动锻炼能否延缓恶病质的疾病进程，尚缺乏临床证据。由于恶病质患者常存在体力状况较差的情况，因此根据患者体能状况及肿瘤分期来制订个体化可实施的体力活动计划，才是运动治疗最关键的环节。原则上对患者实施运动疗法，运动强度需由低到高、运动持续时间由短到长、由间断到持续逐渐过渡，同时患者具备较好的依从性，良好的社会家庭支持是增强依从性的有利条件。

（四）护理

1. **鼻饲管路护理** 对于不能自主进食的晚期癌症患者,可给予鼻饲等肠内营养,帮助患者维持正常的胃肠防御功能以及纠正负氮平衡,需注意妥善固定管路,避免意外脱管,注意口腔清洁,防止逆行性感染。

2. **胃肠造瘘护理** 主要用于不能经口进食但胃肠功能正常的晚期癌症患者。使用经胃肠造瘘管给予营养物质时,要求该饮食的营养成分可显著增加患者的氨基酸、能量等的有效摄入。要注意造瘘管的妥善固定以及造瘘口的清洁与消毒,避免局部感染或脱管,观察是否存在感染、漏液等情况发生。

3. **管饲喂养注意事项** 管饲喂养遵循六度原则,即角度、温度、清洁度、速度、浓度与适应度。①卧床患者抬高床头 30°~45°,鼻饲完成后 30min 后保持半卧位。②营养输注温度保持在 38~40℃,以滴在手腕上不烫为宜。③营养液现配现用,避免污染、变质,24h 内用完。④应根据肠道耐受性从低流速开始(20~30mL/h),如果耐受情况良好则逐渐增量,同时应密切监测患者的胃肠道功能及管饲耐受性。耐受良好的患者喂养量应在 72h 内达到目标需要量,以优化营养支持的效果。对胃肠道耐受性较差的患者,喂养量应在 7d 内谨慎地达到目标需要量。⑤营养液的输注浓度从低浓度开始,逐渐增加浓度。⑥输注时要密切观察患者的耐受性,关注有无呛咳、误吸、恶心、呕吐、腹胀、腹泻等并发症。另外,进食后要使用温开水或者生理盐水冲洗进食管,避免发生堵管。

4. **肠外营养护理** 对需要通过静脉补充营养的患者,尤其需要长期通过静脉提供营养支持的患者,建议使用中心静脉输注,避免发生药物性静脉炎或者药物外渗,增加患者痛苦。同时,根据药物输注要求严格控制输注速度,减少不良反应,增强患者对静脉营养输注的耐受性。

5. **心理护理** 绝大部分的疾病晚期患者都伴有心理负担或精神症状,对于恶病质的患者,精神性厌食症的存在加重了恶病质的发生发展进程,可导致体重进一步下降。厌食 - 恶病质综合征与患者体重下降互相影响并且形成恶性循环。早期心理评估与心理干预作为多模式综合治疗手段之一,可结合其他治疗方法,在患者家属的配合下开展行为认知治疗。例如健康教育、放松疗法、冥想等方式,帮助患者疏解心理压力,尽可能多地获取家庭社会支持,最终目标是减轻患者的身心症状,增加积极的适应性行为,保持情绪的稳定平和,提高生活质量,改善个人主观体验。

四、不良结局

营养不良会增加患者感染的概率,削弱免疫系统功能,导致器官功能下降、衰竭。恶病质是大多数疾病晚期患者会出现的一种状态,直接影响预后,降低生活质量,甚至加速患者的死亡。

五、症状管理思维导图

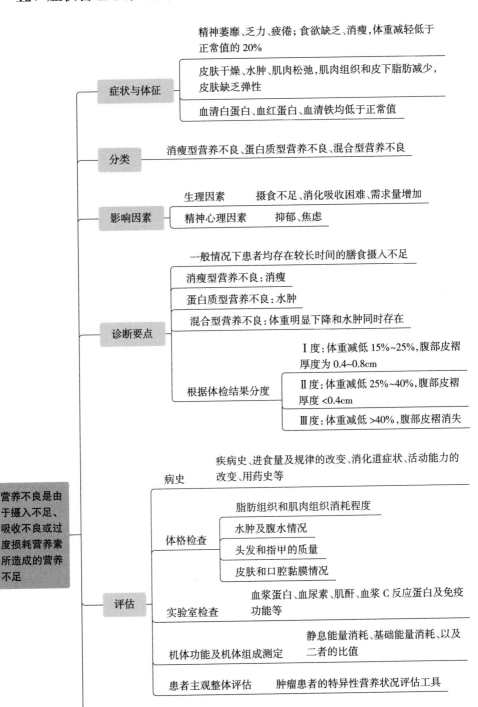

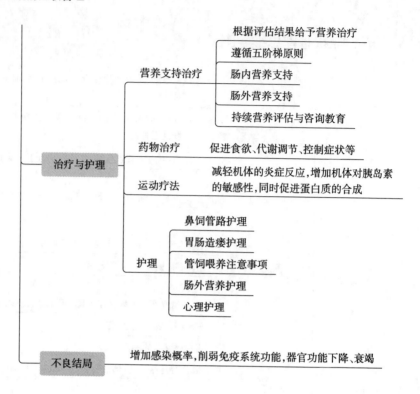

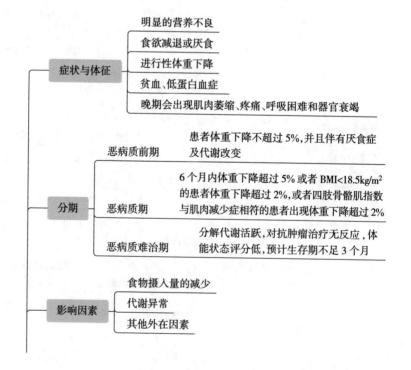

恶病质是人体因某些消耗性疾病而产生的一种进行性消瘦、衰竭的状态,以进行性发展的骨骼肌量减少,常规营养治疗无法完全逆转,最终导致进行性功能障碍为特点的一种多因素作用的综合征

- 诊断要点
  - 满足以下 3 点中的任何一点即可诊断为癌症恶病质
    - 无节食的情况下,6 个月内体重下降超过 5%
    - 对于 BMI<20kg/m² 的人发生任何程度的体重下降超过 2%
    - 四肢骨骼肌指数符合肌肉减少症的标准,这类人同时发生任何程度的体重下降超过 2%

- 评估
  - 疾病史　进食量及规律的改变、消化道症状、活动能力的改变、用药史等
  - 体格检查
    - 体重
    - 体重指数
    - 三头肌皮褶厚度
    - 上臂围
    - 上臂肌围
  - 实验室检查　血浆蛋白、血尿素、肌酐、血浆 C 反应蛋白及免疫功能等
  - 机体功能及机体组成测定　静息能量消耗、基础能量消耗、以及二者的比值
  - SIPP 评估法　一种四维度的评估方法(SIPP),包括储备、摄入、潜力及体能四个维度
  - 厌食/恶病质治疗功能评估　通过厌食/恶液质治疗功能评估(FAACT)问卷进行

- 治疗与护理
  - 营养支持治疗
    - 根据评估结果给予营养治疗
    - 遵循五阶梯原则
    - 恶病质患者尽早给予营养支持
    - 肠内营养支持
    - 肠外营养支持
    - 持续营养评估与咨询教育
  - 药物治疗　促进食欲类药物、抑制炎症类药物、抗肌萎缩类药物等
  - 运动疗法　减轻机体的炎症反应,增加机体对胰岛素的敏感性,同时促进蛋白质的合成
  - 患者护理
    - 鼻饲管路护理
    - 胃肠造瘘护理
    - 管饲喂养注意事项
    - 肠外营养护理
    - 心理护理

- 不良结局　降低生活质量,加速患者死亡

六、以家庭为中心的健康教育

对于营养不良及恶病质患者的治疗与护理,主要是通过营养干预预防恶病质的发生,改善患者的营养供给,增加舒适度,减少其他并发症,提高生活质量。一旦恶病质发生,患者的家庭照顾及护理非常重要,这也是安宁疗护实践的重要内容。

1. 营养照顾与营养咨询　对恶病质患者的照顾中,最重要的是给予个体化的饮食咨询,根据患者本身的营养状况以及家庭实际情况,制订出适合患者的营养摄入方案,改善患者的营养摄入、增加体重,并提高生活质量。

(1)纠正营养认知误区:除濒死期的患者以外,大多数患者都能够从补充蛋白质和能量中受益。因此,需要告知患者及其家属蛋白质补充对于恶病质患者的重要性,避免进入营养认知误区。

(2)制订营养摄入方案:专业人员需和患者的主要照顾者一起,评估并确定患者日常营养的摄入模式以及摄入食物的营养品质,并针对评估结果,制订患者的营养摄入方案。一般情况下,患者比较衰弱的情况下,主张患者少吃多餐,进食易消化、高蛋白、高能量饮食,提倡患者通过进食乳制品、豆类、鱼虾等补充蛋白质。在食物的烹饪上,尽可能选择比较温和的烹饪方式,如炒、蒸、煮、炖,避免选择油炸、煎烤的烹饪方式。在饮食上注意饮食种类与颜色的搭配,可以通过色调刺激患者食欲,同时改善就餐环境,保证进餐环境的舒适无异味,以增加患者营养摄入的量。对于一些有特殊消化道症状的患者,则应考虑到患者的特殊情况制订营养与进食方案。例如,对于过早有饱腹感的患者,应指导其先吃最有营养的部分,同时减少摄入产气类的食物或饮料,以减少饱腹感。对于便秘的患者,应该适当增加膳食纤维如水果蔬菜的摄入,并结合其他方法促进规律排便,也能改善进食欲望。其他影响进食的并发症状,如恶心呕吐、腹痛腹胀等,也容易影响进食状态,需要在给患者进行营养咨询时,同时给予针对性的处理。

(3)其他营养支持:对于单纯经口进食不能满足能量或营养需求的患者,应该给予营养补充剂。通过管饲饮食给患者补充肠内营养是一种常见的治疗方式,很多患者可能长时间带管居家生活,需要医护人员进行正确的指导和帮助,并定期随访。对于采用鼻胃管、空肠造瘘管或胃造瘘管给予管饲饮食的患者,护士需要在住院期间完成对患者及其家属有关管饲饮食具体方法与注意事项的实践指导。指导家属如何正确判断管路的位置,检查管路的固定情况,保证喂养管的位置正确,并预防堵管和脱管,减少并发症的发生。把管饲饮食的浓度、角度、温度、清洁度和速度清晰地告知家属。若家庭制作匀浆饮食,可计算患者需求量并制订营养摄入计划;对于静脉输注营养的患者,需注意做好静脉管路的管理与观察,避免发生脱管及输液外渗引起局部坏死的情况。

2. 患者的皮肤护理与压力性损伤预防　恶病质的患者由于显著消瘦、活动能力降低、自理能力降低,容易出现长期卧床的情况,可能因为护理不当而发生皮肤压力性损伤。因此,压力性损伤的预防是恶病质患者照护工作中很重要的一项内容。对于活动能力尚可的患者,应该鼓励其在家属的协助下增加下床活动的频次和时间,减少卧床;对于长期卧床的患者,尽可能准备可调整角度的卧具,使用透气柔软的床上用品。常规做好皮肤护理,保持皮肤的清洁干燥,对于受压部位可使用液体敷料预防压力性损伤的发生。建立翻身卡,定时检查患者体位并协助翻身,避免长时间一个体位。床上避免放置坚硬的其他物品,挪动时避免拖拉拽,床单保持平整。还需指导家属学会对皮肤的观察,知晓压力性损伤出现时皮肤的表现,以帮助其做出及时有效的干预。恶病质患者一旦发生压力性损伤,便很难逆转,因此,压力性损伤的管理应以预防为主。

3. 口腔护理　恶病质患者因为整体身体功能较差,也容易发生口腔菌群失调而导致口腔问题。因此,需注意口腔卫生习惯,并落实对患者口腔卫生的管理。根据口腔的情况,指导患者及其家属选择合适的口腔护理溶液,达到清除口腔致病菌、清洁口腔的目的。

4. 心理护理　恶病质患者一般病程较长,可能在治疗过程中会出现一系列复杂的心理问题,其中抑郁是最常见的心理问题之一。在心理治疗过程中,家属是患者最重要的社会支持力量,扮演着非常重要的角色,家属的态度和行为是患者治疗的重要影响因素。因此,在心理治疗的过程中,需要充分发挥患者家庭、朋友、同事的积极作用,给予情感上的支持鼓励与照顾,鼓励患者参加一些社交活动。这些措施都有利于缓解患者焦虑及紧张的情绪,在心理治疗中起着重要作用。

恶病质是大多数疾病晚期患者会面临的一个严重问题。但在临床实践中,对恶病质的管理,仍面临着很多障碍。目前仍缺乏清晰的定义和指导原则,尚无统一明确的评估和管理策略,专业人员和家属对这一领域的认知仍然不足。在肿瘤患者姑息照顾领域,护士是一个非常重要的角色,不仅是患者照护的直接提供者,患者家属的健康教育的提供者,也是患者的跟踪随访人员。因此,护理人员应深入学习和探索患者恶病质管理中的重点与难点,不断为患者提供支持和帮助,更新知识系统,并发展新的临床证据来指导自身的行为。

(张凤玲　徐　丽　张海燕)

第四章　呼吸系统的症状管理

第一节　咳嗽、咳痰

一、概述

（一）概念

咳嗽（cough）是呼吸系统疾病常见的症状，指空气突然通过声门爆炸性地迫出，原先关闭的声门立即打开。咳嗽是一种保护性反射动作，能将呼吸道内异物或分泌物排出体外。

咳痰（expectoration）是借助支气管黏膜上皮的纤毛运动、支气管平滑肌的收缩以及咳嗽反射，将呼吸道分泌物从口腔排出的动作。

（二）症状与体征

咳嗽因原发疾病不同，表现亦有差异，可有发热、胸痛、咳痰、咯血、气促等症状。终末期患者可出现与上呼吸道或下呼吸道感染有关的急性咳嗽，极度衰弱者咳嗽声音细微无声，痰液不易咳出，喉头痰鸣音，有窒息的风险。患者咳嗽的时间与规律往往与疾病类型相关，如果咳嗽在仰卧位时加剧，多见于肺水肿、支气管内肿瘤、胃食管反流等；晚上发生慢性咳嗽多见于充血性心力衰竭。咳嗽的音色也提示咳嗽原因的不同，如咳嗽声音嘶哑多见于声带炎、喉炎、喉返神经麻痹等；咳嗽呈金属音调，见于纵隔肿瘤、主动脉瘤或支气管压迫；犬吠样咳嗽多见于会厌、喉部疾病或气管受压等。咳嗽可致肌肉疲劳、尿失禁、呕吐、疼痛、入睡困难等躯体症状，还会诱发焦虑、恐惧等精神心理症状，严重影响生活质量。

咳痰是机体对呼吸道的保护性行为，将异物以痰液的形式通过咳嗽咳出。痰液颜色、性状、量及气味等往往也与疾病相关。大量浆液痰是肺泡细胞癌的特点，透明黏液痰多见于病毒感染、支气管哮喘；黄绿色脓痰多合并感染，大量脓痰多见于肺化脓症、支气管扩张症等。痰液伴恶臭气味，提示厌氧菌感染。

（三）分类

1. 按病程分类

（1）急性咳嗽：3周以内的咳嗽，一般常见原因为呼吸道感染等病因。

（2）亚急性咳嗽：持续 3~8 周的咳嗽。

（3）慢性咳嗽：咳嗽持续发生,超过 8 周仍未治愈,并且经过各种检查后原因不明的咳嗽。

2. 按有无痰液分类

（1）咳嗽伴咳痰：一般认为是驱逐痰液的生理性咳嗽。

（2）无痰干咳：多属于病理性咳嗽。

（四）影响因素

1. 疾病因素　生命末期患者咳嗽常与终末期疾病有关,特别是肺癌、慢性阻塞性肺疾病（慢阻肺）和心脏疾病。呼吸系统疾病是患者咳嗽的主要原因,如支气管肺炎、支气管扩张以及慢性阻塞性肺疾病。肿瘤如原发性支气管肺癌、转移性肺肿瘤、纵隔肿瘤、淋巴管转移癌等会直接导致患者咳嗽。而疾病进展,与肿瘤相关的症状如胸腔积液、上腔静脉综合征等也是导致及加重患者咳嗽的因素。此外,心血管疾病患者在生命末期出现急性症状如急性肺水肿、肺梗死也会表现出咳嗽症状。

2. 感染因素　咳嗽的形成和发作与反复呼吸道感染有关。细菌、病毒、支原体等可直接损害呼吸道上皮,致使呼吸道反应性增高,引起咳嗽。

3. 治疗因素　放疗、化疗引起的间质性肺炎、放射性肺炎,以及免疫治疗引起的免疫相关性肺炎会导致患者咳嗽。

4. 心理因素　患者处于激动、紧张不安、怨怒等不良情绪时,会促发咳嗽发作。

5. 气候和过敏因素　咳嗽的发生有季节特征,多集中在春、秋两季。支气管哮喘、过敏性鼻炎患者的咳嗽症状常与过敏原相关,花草或宠物可导致患者咳嗽发作。

6. 其他因素　如吸入刺激性气体、被动吸烟、肺部吸入异物、胃食管反流、膈肌受刺激、气管食管瘘、鼻后滴漏综合征等可造成患者咳嗽。

二、评估

（一）病史和体格检查

1. 病史采集　由于咳嗽是多种疾病的非特异性症状,临床上进行确诊时必须详细询问病史、全面查体,包括患者的检查、治疗经过、用药情况等。

2. 咳嗽情况　注意咳嗽的性质、音色、节律和咳嗽时间、诱发或加重因素、体位影响、伴随状态等。

3. 咳痰情况　了解痰液的量、颜色、气味及性状对诊断具有重要的价值。评估咳痰的难易程度,痰量较多、咳脓性痰者应首先考虑呼吸道感染性疾病。

4. 体格检查　查体闻及呼气期哮鸣音时提示哮喘的诊断,如闻及吸气性哮鸣音,要警惕中心性肺癌或支气管内膜结核。除了要注意呼吸系统,还要注意消化系统和心血管系统。同时评估患者生命体征、意识形态、胸部情况以及营养状况。

5. 心理社会反应　评估患者精神、心理因素,社会关系、职业状况等。

（二）常用评估工具

1. 视觉模拟评分法（visual analogue scale, VAS）　由患者根据自己的感受在标记 0~10cm 的直线上标记相应刻度以表示咳嗽程度，也可采用 0~100mm 标记。0 表示从不咳嗽，10cm 表示最严重的咳嗽。测出直线起点至标记点的距离即为评分数值。VAS 的评分等级划分细致，有助于治疗前后的纵向比较。患者使用此量表时不受语言措辞影响，但要求患者有一定的抽象理解能力。

2. 咳嗽症状积分（cough score）　采用咳嗽症状积分表进行相对量化的症状评分，用于咳嗽症状和疗效的临床评定。咳嗽症状积分表（中文简版）分为日间积分和夜间积分两部分（附录 37），简单易懂，可由患者或医生完成，但要求患者具有一定的语言描述能力。该工具的缺点是症状严重程度不易划分。

3. 咳嗽特异性生活质量量表（cough-specific quality-of-life questionnaire, CQLQ）该量表涵盖了躯体症状、社会心理、功能能力、情绪状态、极端躯体症状以及个人安全恐惧度 6 个方面，用于评估慢性咳嗽患者生活质量改变，重复性和实用性好，对治疗前后的变化十分敏感。

4. 莱赛斯特咳嗽量表（Leicester cough questionnaire, LCQ）　由躯体、心理和社会三大方面组成。

5. 慢性咳嗽影响量表（chronic cough impact questionnaire, CCIQ）　包括日常活动、社交活动、心境和睡眠 / 注意力 4 个方面，反映患者近 2 周的咳嗽严重程度。

（三）常用的辅助检查

常用的辅助检查包括痰液检查、影像学检查、肺功能检查以及外周血检查等。对于生命末期的患者，是否需要进行诊断性检查要根据患者具体情况，只有能够找出影响治疗的因素才需要进行诊断性检查。

三、治疗与护理

（一）治疗

1. 药物治疗　是目前临床上治疗生命末期患者咳嗽症状的主要方式。相关指南均推荐依据咳嗽的严重程度和影响程度进行阶梯药物镇咳治疗。可能有效的药物包括咳嗽抑制剂、支气管扩张剂、皮质醇、局部麻醉药等。

（1）咳嗽抑制剂：治疗咳嗽的主要药物，包括舒缓松弛剂、右美沙芬、局部麻醉药以及阿片类药物。

1）舒缓松弛剂：作为一线治疗咳嗽药物，舒适且无不良反应。此类药物的治疗作用主要在于对咽部的感觉受体形成保护性屏障，从而抑制咳嗽。对于糖尿病患者，由于血糖水平高，使用舒缓松弛剂需慎重。

2）右美沙芬：为非处方药。其药物作用主要是提高咳嗽的阈值，从而减轻咳嗽。右美沙芬常与抗组胺药、减充血剂、祛痰药合用，以满足患者不同的需求。

3）阿片类药物：为中枢性镇咳药物，通过直接抑制中枢发挥镇咳作用，主要药物包括吗啡、可待因。需要注意的是,阿片类药物存在诸多不良反应,如呼吸抑制、低钾性麻痹、药物中毒和依赖综合征等,故使用剂量应谨慎。同时,当患者气道有大量黏液分泌物而出现咳痰困难时,咳嗽抑制剂可使痰液难以咳出而出现窒息的风险。

（2）支气管扩张剂和皮质醇

1）支气管痉挛有关的咳嗽,可以使用支气管扩张剂,包括吸入性支气管扩张剂和口服的支气管扩张剂。吸入性支气管扩张剂的代表药物有沙丁胺醇或异丙托溴铵,可通过雾化吸入或喷雾用药。口服的支气管扩张剂包括甲基黄嘌呤和口服的 β 肾上腺素能制剂。

2）由于肿瘤压迫支气管引起的咳嗽,可以通过口服糖皮质激素缓解肿瘤水肿从而减轻对支气管的压迫,进而减轻咳嗽。对于哮喘、支气管扩张、慢性支气管炎、放射性肺炎或其他因素引起的气道炎症,口服或吸入糖皮质激素可以缓解患者咳嗽。在这些情况下,首先应用口服皮质醇,然后逐渐递增剂量达到有效控制咳嗽,或换成吸入的糖皮质激素。

（3）局部麻醉药:上述药物依然无法镇咳时,选择雾化利多卡因、布比卡因或苯佐那酯等局部麻醉药进行试验。雾化吸入局部麻醉药可快速阻滞气道黏膜上皮内感受器,从而减少气管收缩,切断咳嗽反射以达到镇咳效果。此种方法有支气管痉挛的风险,在使用过程中要严密监测患者情况。同时,在治疗后约 1h 内,应避免进食食物和浓饮料,以减少误吸的风险。

（4）抗生素:应用镇咳药的同时,要注意控制感染,对合并气管炎、支气管炎、肺炎、支气管哮喘,应同时使用抗生素,消除炎症。

（5）祛痰药:适用于痰液黏稠且患者能够液化的痰液。愈创木酚甘油醚是强祛痰药,内服后能刺激胃黏膜,反射性地引起支气管腺体分泌增加,从而起到祛痰止咳作用。雾化吸入生理盐水可协助黏稠的分泌物咳出,特别是当患者咳嗽力量太弱,不能独立将痰液咳出时。

（6）抗组胺药及减充血剂:这两种药的单独或联合使用,能有效地治疗患者因季节性过敏或过敏性鼻炎引起的鼻后滴漏。

（7）其他药物:对于有胃食管反流的患者,可以使用 H_2 受体拮抗剂或质子泵抑制剂、促胃肠动力药,并尽量避免任何导致胃食管反流的药物或食物。

2. 近距离放射治疗（brachytherapy）　也称内照射放疗,指将封装有放射性核素 ^{125}I 粒子的装置放置于癌灶的内部或距离癌灶最近的部位,进行持续性的癌灶放射治疗,杀死癌细胞并尽量避免损伤患者体内的正常组织。美国胸科杂志 *CHEST* 发表的《成年肺癌患者咳嗽的对症治疗:胸部指南和专家小组报告》指出,对于因局部支气管疾病引起咳嗽的成人患者,且未手术、化疗或外照射放疗时,建议使用支气管内近距离放疗,尤其是肿瘤限制在支气管或肿瘤已扩展到大气管的患者。但目前尚未有近距离放射治疗的剂量标准。系统综述发现,各种剂量的支气管内近距离放疗对咳嗽的效果都相似,故有学者认为应使用最低的有效剂量,以尽量减少不良反应。近距离放射治疗可控制肿瘤的生长,打通、维持气道通畅,对缓解肺癌患者咳嗽、胸闷、呼吸困难等症状的近期效果明显,可大大改善患者生活质量。

3. 替代疗法

（1）咳嗽抑制训练（cough suppression therapy, CST）：又称为行为改良疗法、咳嗽抑制理疗、言语病理学管理,包括患者教育、喉部卫生和水合作用、咳嗽控制及心理教育咨询4个部分,适用于顽固性慢性咳嗽患者。其中,教育的目的是使患者意识到咳嗽的负面影响,并认同抑制咳嗽是无害的;喉部卫生和水合作用通过避免喉部干燥、吸入刺激物等,减少咳嗽的频率;咳嗽控制部分,最常见的咳嗽替代行为有咽喉清除、屏气和吞咽等;心理教育咨询是通过减轻压力、焦虑,并鼓励练习促进咳嗽抑制的实施。CST可有效缓解顽固性慢性咳嗽患者的咳嗽,改善上呼吸道症状,提高生活质量。美国胸科杂志 CHEST 发表的《成年肺癌患者咳嗽的对症治疗：胸部指南和专家小组报告》指出,成人肺癌患者经过抗癌治疗后仍有咳嗽,建议将咳嗽抑制练习作为药物的替代或辅助治疗。

（2）中药治疗：临床实践表明,中医药治疗肺癌咳嗽有一定疗效,已逐渐成为咳嗽治疗的补充、替代疗法。有研究表明,选择合适的中成药口服、中成药注射剂、穴位敷贴、穴位埋线、中药汤剂及中医食疗方等可以不同程度缓解肺癌患者的咳嗽症状。

4. 心理治疗　心因性咳嗽是由于患者严重心理问题或有意清喉引起,一般小儿相对常见。可选用暗示疗法、心理疏导等心理治疗措施,也可短期应用止咳药物辅助治疗,还可辅以抗焦虑或抗抑郁等精神药物治疗。

（二）护理

1. 体位引流　保持一定体位可以改善患者咳出分泌物的能力,一般取坐姿。对于有胸腔积液的患者,尽量采取患侧卧位,防止纵隔移位,并且避免刺激性咳嗽。体位引流指利用重力作用,将气道中的分泌物由一个或多个肺段引流至中央气道,进而通过咳嗽或机械吸痰将其清除的一种疗法。体表的拍打、振动,可以增加体位引流的效果。对于终末期的患者,由于可能存在骨质疏松症或骨转移有关的病理骨折倾向,故胸部的拍打和振动不建议用于此类患者。

2. 指导有效咳嗽咳痰　患者在清醒状态下,取坐位,双脚着地,身体稍前倾,双手环抱一个枕头,进行数次深而慢的腹式呼吸。深吸气并屏气,然后缩唇,缓慢呼吸,在深吸一口气后屏气3~5s,身体前倾,从胸腔进行2~3次短促有力的咳嗽,张口咳出痰液,咳嗽时收缩腹肌,或用自己的手按压上腹部,帮助咳嗽,必要时给予机械吸痰。

3. 改善环境　空气湿度太低会导致咽部干燥,刺激咳嗽反射。使用加湿器增加空气湿度,有助于减少咳嗽。

4. 饮食护理 对于慢性咳嗽者,给予高蛋白、高维生素、高热量的饮食,并少量多次饮水。

5. 记录 记录痰液的颜色、性质、量等。

四、不良结局

患者的不良结局可能包括咽部声带损伤、声嘶、尿失禁、大便失禁、呕吐、失眠、头晕/晕厥、骨骼肌肉疼痛、切口疝、气胸、肋骨骨折、气体栓塞等。

五、症状管理思维导图

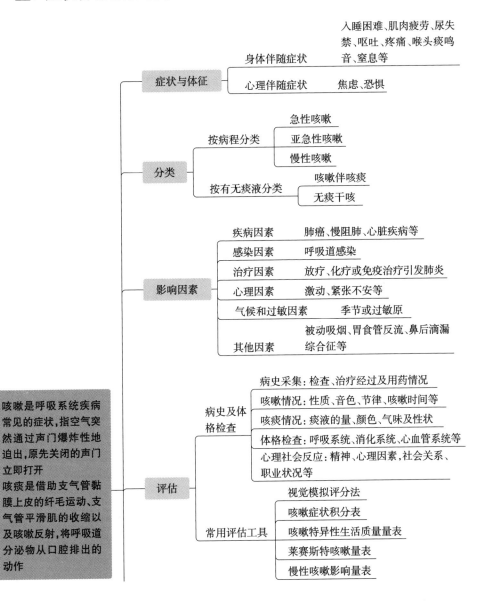

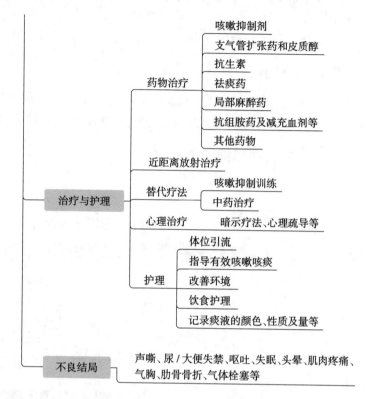

六、以家庭为中心的健康教育

1. 疾病知识指导 对患者及其家属开展咳嗽发生机制和影响因素等知识的健康宣教,共同制订关于咳嗽管理的目标,鼓励患者及其家属提问。

2. 环境 指导患者及其家属保持环境的安静与清洁,避免引起过敏性咳嗽的外源物,如花粉、灰尘、动物毛发等。

3. 休息与活动 指导患者及其家属开展各种放松活动,以缓解患者紧张焦虑的情绪,如意向引导、冥想打坐、音乐疗法、按摩疗法、触摸治疗等。与患者/家属共同制订户外运动计划,加强锻炼,以增强体质、改善肺功能。

4. 预防感冒 指导患者及其家属注意天气变化,及时增减衣物,注意保暖。

5. 饮食指导 指导患者及其家属注意饮食调节,多吃梨和萝卜,对咳嗽有一定的预防效果。忌食过甜、过油及辛辣等对呼吸道有刺激的食物,多饮水以稀释痰液。

6. 就医指导 出院时告知患者及其家属病情变化时应及时就诊。

(李　荣　曾　凡)

第二节　呼　吸　困　难

一、概述

（一）概念

呼吸困难（dyspnea）是一种主观感觉不舒服的、费力的呼吸，个体存在不同强度、不同性质的呼吸不畅、呼吸费力等不适感。

（二）症状与体征

呼吸困难的患者通常表现为气短、胸闷、不能深呼吸或者有窒息感，伴或不伴呼吸费力的表现，如张口呼吸、鼻翼扇动、辅助呼吸肌（如胸锁乳突肌、背部肌群、胸部肌群、腹肌等）参与呼吸运动等。患者还可以出现呼吸频率、节律、深度的改变，口唇及甲床发绀等表现。

（三）分类

1. 根据呼吸困难的病程

（1）急性呼吸困难：病程3周以内的呼吸困难。

（2）慢性呼吸困难：持续3周以上的呼吸困难。

2. 根据呼吸困难的类型

（1）吸气性呼吸困难：多见于喉、气管、大支气管管腔狭窄或不全性阻塞，常由炎症、水肿、痉挛、异物及肿瘤等引起。特点为吸气显著费力，吸气时间延长，伴有干咳及高调哮鸣音，重者吸气时出现胸骨上窝、锁骨上窝、肋间隙凹陷，称为"三凹征"。

（2）呼气性呼吸困难：由肺组织弹性减退、小支气管痉挛或狭窄所致。常见于气管哮喘、慢性阻塞性肺气肿等。特点是呼气费力，呼气时间延长，常伴有哮鸣音。

（3）混合性呼吸困难：由于广泛肺部病变或肺组织受压，呼吸面积减少，影响换气功能所致，常见于重症肺炎、肺结核、大量胸腔积液或气胸等。特点是吸气与呼气均感费力，呼吸频率增快、变浅，常伴有呼吸音减弱或消失。

（四）影响因素

1. 呼吸系统因素　呼吸系统疾病一般由于气道阻塞、胸廓与膈肌运动障碍、呼吸肌力减弱、活动受限等造成肺通气量下降，肺实质疾病造成肺通气/血流比值失调，肺水肿、肺间质病变造成肺弥散功能障碍，从而导致动脉氧分压降低，引起呼吸困难。

2. 心血管系统因素　心源性呼吸困难的主要原因是左心衰竭和右心衰竭。左心衰竭的特征性表现是夜间阵发性呼吸困难，表现为夜间睡眠突感胸闷气急，被迫坐起，惊恐不安，严重者可出现端坐呼吸、面色发绀、大汗、咳粉红色泡沫痰，两肺底有较多湿性啰音，此种呼吸困难称心源性哮喘（cardiac asthma）。右心衰竭及体循环淤血的呼吸困难程度较左心衰竭轻，主要见于慢性肺源性心脏病、急性或慢性心包积液等。

3. 神经肌肉因素　颅内压增高以及供血减少会刺激呼吸中枢，患者会出现

陈 - 施呼吸,即呼吸过速与呼吸过慢交替的现象,甚至呼吸暂停。常见于重症颅脑疾病,如外伤、出血、感染以及肿瘤等。神经肌肉病变累及呼吸肌时,如腺体瘤重症肌无力也可引起呼吸困难。

4. 精神心理因素　主要表现为呼吸频率快而浅,伴有叹息样呼吸或手足搐搦。常见于癔症患者,患者可突然发生呼吸困难,导致过度通气而发生呼吸性碱中毒,严重时可出现意识障碍。此外,焦虑、抑郁等不良心理,也会引起呼吸困难。

5. 血液及全身因素　血源性呼吸困难是由于红细胞携氧减少、血氧含量降低导致呼吸浅快、心率增快的症状,常见于重度贫血、异常血红蛋白血症、大出血或休克时,此时缺氧与血压下降同时刺激呼吸中枢,使呼吸加快。此外,极度衰弱及重度恶病质的患者也会出现呼吸困难。

6. 中毒因素　主要分为代谢性酸中毒、药物中毒及化学毒物中毒。代谢性酸中毒是由于血液中 H^+ 升高,强烈刺激颈动脉窦、主动脉体及呼吸中枢,常见于尿毒症及糖尿病酮症酸中毒,患者可表现为深长、规则的呼吸,可伴有鼾音、库斯莫尔呼吸。药物中毒是由于药物抑制呼吸中枢,常见于吗啡、巴比妥类药物、有机磷中毒,表现为呼吸缓慢、变浅,伴有呼吸节律改变。化学毒物中毒是由于毒物使血红蛋白变性,细胞酶活性受抑制,常见于一氧化碳中毒、亚硝酸盐、苯胺、氰化物中毒,患者可表现为脑细胞缺氧症状。

（五）诊断要点

呼吸困难是一种特殊的主观感受,在诊断时应以患者主诉为主。

二、评估

（一）疾病史

对于可以自诉症状的患者,最简单的评估方法是询问患者“您是否觉得气短？”或“您觉得呼吸困难吗？”终末期的患者,如突然发生呼吸困难,应考虑临床急症,如肺栓塞、急性冠脉综合征、充血性心律失常或心力衰竭。几小时或几天内出现的呼吸困难可能与胸腔积液或肺炎有关。逐渐出现的呼吸困难可能提示贫血、衰弱状态以及肿瘤增长等。

（二）体格检查

观察呼吸困难患者的面部表情(恐惧面容、鼻翼扇动、缩唇呼吸),连续说话的时长,有无口周或甲床的发绀,是否应用辅助呼吸肌;评估患者呼吸频率和呼吸困难的类型;采用听诊和叩诊判断是否出现异常呼吸音(附录 38);观察患者的心率、心律、血压及神志变化。体检中应同时注意患者有无腹水、贫血,颈部、面部和身体上部有无颈静脉怒张(上腔静脉综合征),下肢有无深静脉血栓形成等表现。

（三）实验室及其他检查

胸部 X 线、CT、超声检查,外周血检查、动脉血气分析等。动脉血气分析是了解患者血氧情况、诊断呼吸衰竭类型的主要手段,但对于生命末期的患者,动脉血气采集会给患者带来巨大的痛苦,并且价值不高。对于生命末期的患者,应避免过多的检查,尽量避免侵入性检查。

(四)常用的评估方法

1. 呼吸困难视觉模拟评分法(visual analogue scale,VAS)　采用 100mm 长的直线,将呼吸困难分为 4 级:0 表示没有呼吸困难,1~30mm 表示轻度呼吸困难,31~70mm 表示中度呼吸困难,71~100mm 表示重度呼吸困难。患者根据呼吸困难程度,在相应的部位做标记。VAS 量表侧重于对当前情况的评估,能快速反映当前呼吸困难的程度,方便判断病情并及时调整治疗措施。

2. 改良版英国医学研究委员会呼吸困难问卷(modified British medical research council dyspnea scale)　根据呼吸困难对日常生活的影响,将呼吸困难分为 5 级,评分越高,表示患者呼吸困难症状越重。该问卷侧重反映患者生存质量,动态评估能更好地反映生存质量的改善程度(附录 39)。

3. 呼吸窘迫观察量表(respiratory distress observation scale,RDOS)　可适用于所有不能提供可靠主诉的呼吸困难患者,包括使用有创呼吸机或无创呼吸机、处于昏迷状态、病情严重、处于紧急情况以及终末期的患者。RDOS 可以评估患者呼吸困难的症状、强度,并反映治疗的有效性。RDOS 包含 8 个条目,包括心率、呼吸频率、副呼吸肌、矛盾呼吸、烦躁不安、呼吸嘎嘎声、鼻翼张开、面部表情受惊。每个条目 0~2 分,得分相加后得到最后得分,得分越高表示呼吸困难的程度越高。

4. 修订版 Borg 评分法(modified Borg scale,MBS)　修订版 Borg 评分法可用于评估休息和活动两种状态下呼吸困难的程度,包含数字评分和文字描述评分两种形式。其中数字评分以 12 点计分,即 0 分、0.5 分、1~10 分,分数越高说明患者呼吸困难越严重。文字描述评分将呼吸困难的程度分为"无、非常非常轻微、非常轻微、轻微、中等程度、有点严重、严重、非常严重、非常非常严重、能够想象的最严重"。患者可以选择数字和文字描述两种形式的任何一种,标记出符合自己状况的呼吸困难强度(附录 40)。

三、治疗与护理

(一)非药物治疗

1. 氧气治疗(氧疗)/无创呼吸机通气　氧气治疗是纠正低氧血症最有效的治疗方法。对于呼吸困难的患者,氧气可用于缓解因低氧血症、肺水肿、肺心病、肺动脉高压所致的呼吸困难。然而,对于其他原因引起的呼吸困难,氧气吸入并未被证实有效。尽管血氧饱和度没有改善,但氧气治疗能缓和呼吸困难的原因可能是氧气流通过鼻导管刺激呼吸中枢,从而降低呼吸困难的感觉。对进行了标准补充氧气治疗仍有明显呼吸困难和低氧血症的患者,可提供高流量鼻导管的限时氧气治疗,在没有禁忌证情况下也可给予无创通气的限时治疗。对于慢性阻塞性肺疾病的患者,应低流量持续给氧,以防止高流量吸氧导致的呼吸性酸中毒。氧气治疗对患者和家属具有积极的心理作用,可以安慰患者及家属的情绪。对于终末期患者,其治疗目的是缓解呼吸困难的症状,保证患者在人生最后阶段的生存质量。

2. 肺康复　在呼吸系统慢性病患者中被广泛推荐,终末期患者同样也可以从中获益。肺康复必须在专业呼吸治疗师或康复治疗师的指导和监督下进行。湿化空气、风扇吹面、开阔视野等改善呼吸的方法也可以为终末期的患者及照顾者提供一些帮助。

3. 恶性胸腔积液的治疗　恶性胸腔积液指过多的液体积聚在胸膜间隙,导致生命末期患者进行性呼吸困难,给患者的生命质量造成了严重的影响。在疾病终末期,胸腔积液可以是癌性、炎性或两者同时存在。引起恶性胸腔积液的常见恶性肿瘤有肺癌、乳腺癌和淋巴瘤。而充血性心力衰竭、肝硬化和肾衰竭是引起胸腔积液常见的非恶性原因。胸腔穿刺术是治疗恶性胸腔积液的最基本方法,尤其对已出现因胸腔积液压迫产生呼吸困难症状的患者,可有效缓解患者症状。胸腔穿刺术可以分为单纯胸腔积液抽液及胸腔闭式引流术或导管引流术。胸腔闭式引流术或导管引流术是目前引流胸腔积液最常用的方法。对于预期生存时间很短的患者,可以选择留置小口径的胸腔导管,在成功排出胸腔积液的同时,降低气胸发生率。对于预期寿命较长的患者,通常推荐胸腔闭式引流术和硬化剂治疗。传统的胸腔闭式引流术选用大口径的胸导管,患者需要住院治疗,并且活动受限,不仅费用昂贵,还会导致患者不适,因此小口径的胸腔导管连接引流袋是安全、有效、对患者更方便的替代方法。

4. 恶性心包积液的治疗　恶性心包积液也是生命末期患者出现呼吸困难的常见原因。大多数患者无明显症状,尤其是发展较慢者,但严重者可发生急性心脏压塞,导致患者迅速死亡。恶性心包积液的治疗应该采取多学科综合治疗的原则,并根据患者临床症状、行为状态、原发肿瘤的类型、预后等因素采取个体化的治疗方案,治疗时应首先缓解患者症状。心脏超声引导下心包穿刺抽液术可缓解症状,但应注意抽液要缓慢,第一次抽液不宜超过 300mL,以后抽液不宜超过 500~800mL,尽量在 3~5d 将积液引流干净,以便行心包腔内注药治疗。心包穿刺术的主要并发症包括心脏损伤、肋间血管损伤、气胸、室性心动过速以及感染。与胸腔积液相似,可以尝试用强力霉素或博来霉素行心包内硬化治疗,控制复发。对于有血流动力学损伤、整体体能状态尚可、预期寿命超过 3~4 个月的患者,心包穿刺术后行剑突下心包切开术是一个更持久的姑息性治疗方法。然而,对于预后时间较长、所患肿瘤对放射敏感、之前未做过胸部和纵隔放疗的患者,也可以考虑放射治疗。

5. 其他治疗　大量研究表明按摩疗法、芳香疗法可以减少患者的焦虑情绪并缓解病痛。除此之外,有研究报道称针灸,刺激听觉以分散患者注意力(如播放音乐),电刺激呼吸肌等方式可部分缓解肺癌患者的呼吸困难。

（二）药物治疗

1. 阿片类药物　阿片类药物可以减轻运动诱导的呼吸困难,增加慢性阻塞性肺疾病或老年患者的运动耐量,还可以减少延髓呼吸中枢对二氧化碳的敏感性,减少颈动脉体对缺氧的反应。同时,阿片类药物具有抗焦虑的作用,能缓解疼痛。研究显示,吗啡治疗晚期肿瘤呼吸困难的有效率可达86%,而且安全有效,不会加速患者死亡。

2. 皮质类固醇　皮质类固醇通过降低炎症、减轻支气管或血管的阻塞,使呼吸困难得到缓解,在慢性阻塞性肺疾病恶化、淋巴管转移癌或上腔静脉综合征导致呼吸困难的患者中应用广泛。用药途径有口服、雾化吸入及静脉注射,雾化吸入可充分发挥皮质激素对气道的抗炎作用,同时可以避免全身不良反应。

3. 支气管扩张剂　吸入性的支气管扩张剂有β肾上腺素能制剂如硫酸沙丁胺醇及抗胆碱能制剂如异丙托溴铵。这些制剂主要用于慢性阻塞性肺疾病患者,可单独使用,也可联合使用。口服的支气管扩张剂包括甲基黄嘌呤如茶碱、氨茶碱和口服的β肾上腺素能制剂。

4. 抗焦虑、抗抑郁药物　焦虑可加重呼吸困难,导致恶性循环。抗焦虑药物如苯二氮䓬类,对于呼吸困难伴焦虑的患者效果较好。该类药物需从小剂量开始治疗,根据疗效及不良反应逐渐增加剂量。

5. 呼吸兴奋剂　通过刺激呼吸中枢或周围化学感受器,增强呼吸中枢的兴奋性,增加呼吸频率和潮气量以改善通气。呼吸兴奋剂主要用于各种原因所致的中枢性呼吸抑制。对于压迫性或阻塞性呼吸困难,使用呼吸兴奋剂会进一步增加呼吸做功,加重症状。在使用呼吸兴奋剂时,要严密观察药物不良反应,当患者出现肌肉抽搐等严重不良反应时,应立即停药,改用其他方式进行治疗。

6. 其他药物　利尿剂可用于晚期充血性心力衰竭引发的急性呼吸困难,也可用于严重腹水引发的呼吸困难。

(三)病因治疗

终末期患者的呼吸困难多不可逆,治疗方法应根据患者目前的状况,治疗的目标、预后以及治疗带来的负担确定,可针对可逆性的病因进行治疗。对因治疗方法见附录41。

(四)护理

1. 氧气治疗护理　在氧气治疗过程中,应注意观察氧气治疗的副作用,若患者出现呼吸幅度和频率减少、神志淡漠、嗜睡等呼吸抑制现象,应适当降低吸氧浓度,必要时使用呼吸兴奋剂,以增加二氧化碳的排出。若患者表现出恶心、烦躁不安、面色苍白、进行性呼吸困难,则可能为氧中毒,应减少和控制吸氧浓度。

2. 吸痰护理　保持呼吸道通畅是进行各种治疗的基础和必要条件,因此必须清除患者口鼻分泌物,勤翻身,促进排痰。对于呼吸困难伴痰多不易咳出者,应给予吸痰。吸痰过程中要密切观察患者生命体征、意识、呼吸及痰液堵塞情况。有明显血氧饱和度下降时,应在吸痰前的30~60s给予患者100%氧气。吸痰时由深部左右旋转向上提出吸痰,动作轻柔,每次吸痰时间不超过10~15s。

3. 体位护理　保证患者有充足的休息,尽量给予舒适体位,如胸腔积液、心包积液、慢性心肺疾病的患者需要抬高床头,取半卧位或端卧位,提供枕头或床边桌椅作为支撑物,帮助患者找到舒适的体位,增加舒适感。

4. 环境管理　保持安静的环境,保持凉爽的空气,湿度可以尽量降低。对于有哮喘的患者,病房内应避免任何可能的变应原,如花粉、尘螨等。研究表明,对于终末期患者,在出现呼吸困难时给予电风扇吹面部约 5min(强度根据患者的感受而定,感到舒适即可),可有效改善患者的呼吸困难症状。

5. 呼吸训练　综合呼吸训练对于患者来说是简单、易行的,尤其是腹式呼吸和深呼吸,被认为是帮助肺功能恢复、缓解呼吸困难症状最有效的方法。

6. 活动与营养　通过护理人员正确的引导、患者积极的配合,进行积极有效的活动,减少患者的能量消耗,减少呼吸困难的发作次数。例如,在患者房间适当的地方放置椅子,使患者可以在短暂活动后得到充分的休息;避免上楼、爬坡或者携带重物;最好坐着或者卧床进行日常生活,如洗漱、吃饭等。指导患者每日摄入足够的热量,避免刺激性强、易于产气的食物。做好患者的口腔护理,避免感染。

7. 胸腔、心包引流管护理　观察患者的生命体征,有无疼痛以及皮下气肿、气胸等穿刺相关并发症,如患者有不适主诉,及时通知医生对症处理。观察穿刺点有无红肿、疼痛等炎性反应以及渗液,常规每 7d 更换一次透明敷料,如有渗液、松脱随时更换,渗液者局部用棉球或纱布并加压包扎;更换敷料时严格无菌操作,穿刺点消毒面积大于敷料覆盖面积。为保证引流管通畅,每次引流前后均应以生理盐水充分冲洗管道,引流完毕后正压封管。管路妥善固定于胸壁皮肤上,并经常更换粘贴的位置,避免由于管路固定不当导致医疗器械相关性压力性损伤,每日交接班查看管路固定情况。

8. 心理护理　呼吸困难可以引起患者烦躁不安、焦虑、恐惧等,而负性情绪又会进一步加重患者呼吸困难的程度。因此,在护理工作中要尽量陪伴和安慰患者,积极与患者及家属分析发生呼吸困难的原因,向患者及家属详细讲解各种治疗方案和护理要点,减轻患者焦虑和恐惧的情绪。鼓励患者适时表达自己的内心感受,随时表达身体的不适和痛苦。如患者存在心理问题,请心理科医生给予心理辅导。

四、不良结局

患者的不良结局包括严重缺氧、循环衰竭、肺性脑病、电解质紊乱及酸碱失衡、呼吸衰竭、肺源性心脏病、自发性气胸、心律失常、休克等。

五、症状管理思维导图

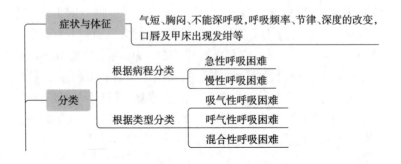

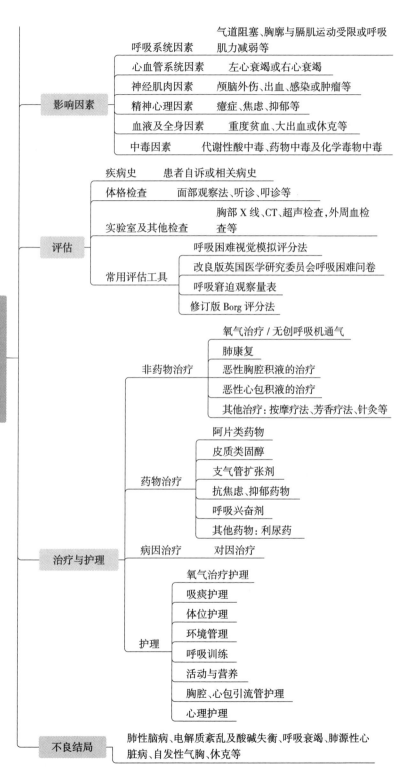

呼吸困难是一种主观感觉不舒服的、费力的呼吸，个体存在不同强度、不同性质的呼吸不畅、呼吸费力等不适感

影响因素
- 呼吸系统因素 —— 气道阻塞、胸廓与膈肌运动受限或呼吸肌力减弱等
- 心血管系统因素 —— 左心衰竭或右心衰竭
- 神经肌肉因素 —— 颅脑外伤、出血、感染或肿瘤等
- 精神心理因素 —— 癔症、焦虑、抑郁等
- 血液及全身因素 —— 重度贫血、大出血或休克等
- 中毒因素 —— 代谢性酸中毒、药物中毒及化学毒物中毒

评估
- 疾病史 —— 患者自诉或相关病史
- 体格检查 —— 面部观察法、听诊、叩诊等
- 实验室及其他检查 —— 胸部X线、CT、超声检查，外周血检查等
- 常用评估工具
  - 呼吸困难视觉模拟评分法
  - 改良版英国医学研究委员会呼吸困难问卷
  - 呼吸窘迫观察量表
  - 修订版Borg评分法

治疗与护理
- 非药物治疗
  - 氧气治疗/无创呼吸机通气
  - 肺康复
  - 恶性胸腔积液的治疗
  - 恶性心包积液的治疗
  - 其他治疗：按摩疗法、芳香疗法、针灸等
- 药物治疗
  - 阿片类药物
  - 皮质类固醇
  - 支气管扩张剂
  - 抗焦虑、抑郁药物
  - 呼吸兴奋剂
  - 其他药物：利尿药
- 病因治疗 —— 对因治疗
- 护理
  - 氧气治疗护理
  - 吸痰护理
  - 体位护理
  - 环境管理
  - 呼吸训练
  - 活动与营养
  - 胸腔、心包引流管护理
  - 心理护理

不良结局 —— 肺性脑病、电解质紊乱及酸碱失衡、呼吸衰竭、肺源性心脏病、自发性气胸、休克等

六、以家庭为中心的健康教育

1. 疾病知识指导 对患者及其家属开展呼吸困难机制和影响因素等的健康宣教,共同制订关于呼吸困难管理的目标,并鼓励患者及其家属提问。

2. 用氧护理 向患者及其家属介绍用氧的重要性、注意事项、缺氧的不良后果,同时介绍家庭氧疗的注意事项。

3. 引流管护理 开展胸腔、心包引流管的健康宣教,包括避免管路扭曲打折,禁止淋浴,清洁皮肤可使用温毛巾擦拭,睡眠时避免管路及局部皮肤受压,更换衣物及行动时需注意避免牵拉造成脱管等。

4. 休息与活动 指导患者及其家属掌握正确的活动方法,进行有计划性的活动,以节约体力。必要时为患者提供拐杖、助行器,协助患者在床边进行适当走动,提高活动耐力。将日常生活用品放置于患者易取的地方,减少耗氧量。

5. 体位管理 指导患者及其家属选择合适的卧位,同时利用枕头等物品的帮助,提高患者的舒适感。

6. 环境指导 指导家属为患者提供安静舒适的环境,保持空气的凉爽,为患者准备轻便的衣物及被服,同时减少环境中花粉、灰尘、动物毛发等。

7. 饮食指导 指导家属为患者准备高营养、高蛋白、清淡易消化的饮食,少食多餐,避免便秘。

8. 心理护理 积极的家庭和社会支持可缓解患者的不安、紧张及焦虑情绪。指导患者及其家属开展各种放松活动,如意向引导、冥想打坐、音乐疗法、按摩疗法、触摸治疗等。

9. 就医指导 出院时告知患者及其家属如果病情变化应及时就诊。

(曾　凡)

第三节　咯　　血

一、概述

(一)概念

咯血(hemoptysis)指由喉部以下的呼吸器官即气管、支气管或肺组织出血所引起的一种症状,多伴有咽痒、咳嗽,可由呼吸系统、循环系统、外伤或全身其他疾病引起。

(二)症状与体征

1. 咯血的表现 咯血的先兆表现一般为喉痒、胸闷、咳嗽。当发生大咯血时,患者表现为咯出满口血液或短时间内咯血不止,并伴有呛咳、脉速、血压下降、出冷汗、呼吸急促、面色苍白、紧张不安和恐惧心理。

2. 颜色和性状　铁锈色痰一般为肺炎链球菌大叶性肺炎、肺吸虫病和肺泡出血；砖红色胶冻样血痰一般为肺炎克雷伯菌肺炎；咯血为暗红色一般为二尖瓣狭窄肺淤血，咯血为黏稠暗红色一般为肺梗死；粉红色泡沫痰一般为急性左心衰竭肺水肿。

3. 伴随症状　咯血伴发热、咳嗽、脓痰时，考虑流行性出血热、肺结核、肺脓肿、支气管扩张等；伴呛咳应考虑气道异物、气道肿瘤、支气管肺癌；伴胸痛、呼吸困难，常见于肺血栓栓塞、肺癌和肺炎；伴关节痛、肌肉痛常见于狼疮性肺炎；伴皮肤瘀斑或口腔出血，考虑血液系统疾病；伴血尿或尿量明显减少，应考虑抗中性粒细胞胞浆抗体相关性血管炎、肺出血肾炎综合征及系统性红斑狼疮等。

（三）分类

1. 根据出血量分类

（1）痰中带血。

（2）小量咯血：24h 咯血量 <100mL。

（3）中量咯血：24h 咯血量 100~500mL。

（4）大咯血：24h 咯血量 >500mL 或一次咯血量 >100mL。

2. 根据出血部位及发病机制分类

（1）渗出性出血：血液从毛细血管渗出，可能与结核杆菌产生的毒素及结核病变产生的组织胺使毛细血管扩张有关，也可能与肺内压的改变，维生素缺乏或凝血功能不全有关，有的也可因长期服用异烟肼而致毛细血管通透性增加而出血。此类咯血量少，多为痰中带血。

（2）肺血管出血：肺结核病变侵蚀血管壁而引起的出血，出血量可因损伤血管的大小及深浅程度而不等。当空洞壁上血管瘤（小动脉瘤）破裂时，可出现大量的咯血，甚至发生窒息休克或死亡。

（3）支气管出血：结核性支气管扩张及支气管内膜充血糜烂型和肉芽溃疡型。由于溃疡面血液渗出或溃疡侵蚀血管壁导致出血，出血量不等。

（四）影响因素

1. 疾病因素

（1）支气管疾病：支气管扩张、支气管肺癌、支气管结核、慢性支气管炎等。

（2）肺部疾病：肺结核、肺炎、肺脓肿、寄生虫、肺淤血、肺梗死、肺真菌病、肺出血等。

（3）心血管疾病：二尖瓣狭窄、急性肺水肿、动静脉瘘、肺动脉高压、房间隔缺损、动脉导管未闭等。

（4）全身性疾病：①血液病，如血小板减少性紫癜、白血病、再生障碍性贫血、血小板减少症、凝血功能障碍、弥散性血管内凝血等；②急性传染病，流行性出血热、肺出血型钩端螺旋体病等；③风湿性疾病，结节性多动脉炎、系统性红斑狼疮等。

2. 创伤因素　支气管镜检或继发肺活检、肺挫伤。

3. 药物因素　抗凝治疗,如使用阿司匹林等。

4. 年龄因素　青壮年咯血多见于肺结核、支气管扩张、二尖瓣狭窄等。40 岁以上特别是有长期吸烟史者,高度警惕支气管肺癌。

（五）诊断要点

咯血的诊断需要与呕血或其他部位出血相鉴别,鉴别时需检查口腔与咽部,观察局部有无出血灶。鼻出血多自鼻孔流出,常在鼻中隔前下方发现出血灶;鼻腔后部出血沿咽后壁下流,用鼻咽镜检查即可确定,另外鼻咽部出血患者多有后吸和吞咽动作。咯血与呕血的鉴别见附录 42。

二、评估

1. 疾病史　详细询问病史,是否为首次出血,如果为再次出血,与以往有无不同。有无结核病接触史、多年吸烟史、职业性粉尘接触史等。既往的检查、治疗经过、用药情况。

2. 体格检查

（1）一般状况:评估患者的血压、脉搏、呼吸、心率、神志及皮肤颜色与温度。

（2）口咽部和鼻咽部检查:应细致检查口咽部和鼻咽部,可排除声门以上部位出血。

（3）胸部检查:可用听诊法尽早明确咯血部位。

（4）浅表淋巴结检查:锁骨上及前斜角肌淋巴结肿大多见于肺癌淋巴结转移。

（5）全身其他部位:贫血与咯血量不成比例应考虑尿毒症性肺炎或合并尿毒症;杵状指多见于支气管扩张、肺脓肿及肺癌。

3. 咯血量　评估患者咯血量时需评估咯血的次数、频率、量、颜色、性状、夹杂物、咯血前后情况等。当患者出现大咯血时,咯出血液的定量往往不能准确估计,因此大咯血也可被定义为任何危及生命的咯血量以及可能导致气管阻塞或窒息的任何咯血量,如 24h 内咯血 >500mL 或一次咯血量 >100mL。另外,长时间累积出血量较大需要引起重视,短时间内快速、大量咯血危及生命时也需要紧急处理。

4. 心理 - 社会因素　评估患者精神、心理以及社会支持系统。

5. 影像学检查　首选胸部 X 线检查,CT、MRI、支气管镜等检查也较为常用。

三、治疗与护理

（一）治疗

1. 治疗原则

（1）小中量咯血:一般原则以对症治疗为主,咯血时治疗的关键是保持呼吸道通畅,取合适卧位,头偏向一侧,鼓励患者轻轻将血咯出,防止窒息的发生。

（2）大咯血：首先应明确出血部位，及时控制出血，防止窒息，其次应结合病因对症治疗。对于内科药物无效者，考虑介入栓塞或手术治疗。必要时输血、输液。

2. 病因治疗　病因明确引起的咯血，如肺癌、支气管扩张、肺结核等，积极给予药物抗炎抗感染治疗，放疗、化疗、外科介入或个体化免疫治疗等。

3. 药物治疗

（1）血管收缩剂：代表药物有垂体后叶素，对于中度以上咯血的患者，临床上应考虑使用血管收缩剂，首选垂体后叶素。垂体后叶素具有较强的收缩血管的作用，高血压、冠心病、妊娠患者慎用。

（2）血管扩张剂：代表药物有酚妥拉明，为 α- 受体阻断剂，可直接舒张血管平滑肌，降低肺动静脉血管压力，达到止血目的，主要用于垂体后叶素禁忌或无效时。低血压、冠心病患者禁用。

（3）抗纤维蛋白溶解剂：代表药物有氨基己酸、氨甲苯酸、氨甲环酸等。其作用为抑制纤维原激活因子，使纤维蛋白酶原不能被激活为纤维蛋白溶酶，减少纤维蛋白溶解，促进血液凝固。另外，巴曲亭等药物具有类凝血酶样作用和类凝血激酶样作用，可达到止血的目的，而在正常血管内不会形成血栓。

（4）作用于血小板的药物：代表药物有酚磺乙胺，其作用为促进出血部位血小板凝集，增强其黏附性。

4. 非药物治疗

（1）输血：大咯血或者长时间反复咯血可造成血液循环不足，甚至引发失血性休克，需要加强补液治疗，必要时输注成分血。

（2）纤维支气管镜气囊阻塞法：可应用于不能手术治疗的肿瘤所致的大咯血治疗，能在气管插管或硬质气管镜（硬镜）下快速清理气道内积血，保持气道通畅，隔离出血源，防止溢入健侧的血液形成血凝块阻塞气道，影响肺泡气体交换。

（3）支气管动脉栓塞术：主要适用于晚期肿瘤患者、肺功能不良合并咯血的患者、首次出现大咯血不适宜手术治疗的患者、反复咯血或者经过积极的药物等治疗无效的患者、已经进行肺叶切除术后的再次咯血患者。对于反复大咯血经过积极保守治疗无效，24h 内咯血量超过 1 500mL 或一次咯血量达到 500mL，有引起窒息先兆而出血部位明确且没有手术禁忌证者，可考虑急诊手术止血。

（4）手术治疗：外科手术适用于经过多学科止血治疗、确定出血原因且没有手术禁忌证的患者，对于生命末期患者，应进行多学科讨论以及家庭会议评估后考虑是否进行手术治疗。

（二）护理

1. 病情观察　密切观察患者咯血量、颜色、性质以及出血的速度，发生大咯血时要做好补血补液的准备，记录 24h 出入量，以便纠正电解质失衡。咯血时轻叩患者背部,嘱患者不要屏气,以免诱发喉头痉挛,使血液引流不畅形成血块,造成窒息。

2. 密切观察有无"窒息征兆" 患者咯血突然停止,同时伴有胸闷、呼吸急促、烦躁不安、瞠目张口、大汗淋漓或者神志不清。对于发生上述症状的患者,应当果断采取有效的抢救措施。判断病情严重程度时,不能仅凭咯血量的多少,应因人而异,综合分析;对极度虚弱或者年老咳嗽无力者,少量咯血也能导致窒息死亡,故应按大咯血处理。

3. 用药护理 垂体后叶素在使用时,建议进行心电监护,观察患者有无头痛、面色苍白、出虚汗、心悸、胸闷、便意、血压升高等不良反应,如有应及时减慢输液速度,并给予相应处理。密切观察用药后效果及不良反应,及时报告医生并予以相应处理。酚妥拉明使用时患者需要卧床休息,注意观察患者的血压、心率和心律的变化,并随时酌情调整药物的剂量和滴速。

4. 心理护理 安排专人护理并安慰患者,根据患者情绪状态,进行有针对性的心理疏导,调整患者心理状态。对精神极度紧张的患者,可建议给予小剂量镇静剂,避免因精神过度紧张导致血压升高而加重病情。

5. 休息与卧位 小量咯血患者以静卧休息为主,大咯血患者应绝对卧床休息,尽量避免移动患者。若已明确出血部位,一般应采取患侧卧位,避免血液流向健侧,影响健侧肺的功能;若不明确出血部位,则应采取仰卧位,头偏向一侧,使患者可以在不变换体位的情况下立即将血咯出,避免因反复变换体位而再次出现咯血。年老体弱者应给予健侧卧位,以利于引流出血液。

6. 环境护理 保持病室安静,维持合适的温湿度,确保空气流通。及时清理血迹,咯血污染的床单和衣物及时更换,以免刺激患者,加重咯血。

7. 饮食护理 大咯血患者应禁食,小量咯血患者宜进食温、凉流质饮食,过冷或过热均易诱发或加重咯血。多饮水,多进食富含纤维素食物,以保持大便通畅,避免因用力排便导致腹压增加再度引起咯血,必要时使用缓泻剂辅助通便。

8. 口腔护理 保持口腔卫生,预防感染。尤其是咯血患者,咯血易引起口臭,影响食欲,待咯血停止后应指导并协助患者用漱口液漱口,保持口腔清洁,促进食欲,减少并发感染。

9. 预防并发症 严密观察患者体温、脉搏、呼吸、血压及咯血先兆,保持呼吸道通畅。咯血时,患者可能会因血块堵塞支气管而出现呼吸困难、胸闷、气急、发绀、呼吸音减弱或消失的表现。患者呼吸恢复后可能会有相关的并发症,如胃黏膜糜烂、溃疡甚至消化道出血等消化系统症状,少尿、尿中出现蛋白和红细胞等泌尿系统症状,心率增快、血压上升或呼吸衰竭时并发心力衰竭等循环系统症状,应密切观察患者病情,遵医嘱用药。

（三）大咯血的抢救

1. 救治原则　大咯血的抢救原则是控制出血,防止气道阻塞,防止窒息,维持生命体征,兼顾病因诊治。窒息是大咯血的主要致死性原因,必须密切观察有无窒息征兆。

2. 大咯血的急救流程

（1）保持呼吸道通畅：及时清除呼吸道的积血或者血块。

（2）安慰患者,消除恐惧：告知患者精神紧张、恐惧不安会加重出血,增加咯血窒息的风险。

（3）吸氧：给予高浓度高流量的氧气吸入。

（4）迅速建立静脉通道：遵医嘱予以镇静及止血药物;当出现呼吸抑制时,禁用吗啡、哌替啶等镇静剂。

（5）密切监测：监测心率、呼吸、血压、血氧饱和度等。

（6）镇咳：剧烈咳嗽导致咯血时可口服可待因片。

（7）输血：观察生命体征,评估出血量,根据病情给予输血。

3. 咯血窒息的抢救流程

（1）快速检查和确认患者的意识、脉搏、心跳、呼吸、瞳孔,患者有无呛咳、发绀。

（2）评估窒息程度

1）气道不完全阻塞：表现为张口瞠目、有咳嗽或咳嗽微弱无力,呼吸困难、烦躁不安。

2）气道完全阻塞：表现为面色灰暗青紫、不能说话及呼吸,很快失去知觉,陷入呼吸停止状态。

（3）立即清除呼吸道阻塞：因误吸所致的窒息,必须尽快设法使呼吸道恢复通畅,使患者尽早脱离缺氧状态,这是提高抢救成功率的关键。清除呼吸道阻塞可采取以下措施：

1）掏取：咽喉部被血块等阻塞,迅速撑开口腔用手指掏出。

2）冲击：患者呈仰卧位,以双手在剑突下向上用力加压,若为坐位或立位,抢救者在患者身后用双手或其他硬物顶于剑突下,向上猛然冲击,利用胸腔里的气流压力把堵在咽喉气管的异物冲出。

3）引流：立即把患者置于头低足高位使吸入物顺体位流出。

4）拍背：做体位引流时,自下向上轻拍双侧肩胛间区,促使气管内异物排出。

5）吸痰：用纱布将口鼻内积血清除,并立即将舌拉出。经口、鼻腔机械吸痰,清除口腔异物,同时刺激咽部咳嗽反射,使异物清除。紧急气管插管时,将有侧孔的吸痰管插入气管内,边进边吸。

6）穿刺：如患者呼吸突然停止,应用环甲膜穿刺以建立紧急人工气道。

7）气管插管或切开：必要时行气管插管、气管切开或纤支镜，有利于阻塞物得到迅速彻底的清除，建立起有效的呼吸通道。

（4）给氧：抢救时应充分给予高流量氧气吸入，缺氧状态缓解后可酌情调节氧流量。气道阻塞解除后，若患者自主呼吸未恢复，应立即行人工通气及氧气吸入，同时给予呼吸兴奋剂，快速改善组织缺氧状况。

（5）呼吸兴奋剂应用：患者呼吸功能恢复，呼吸减慢时可应用呼吸兴奋剂。

（6）避免刺激：安慰患者，消除患者恐惧心理，做好心理护理。保持病室安静，密切观察病情变化，防止再次咯血。

四、不良结局

患者的不良结局可能包括窒息、肺不张、继发感染、失血性休克等。

五、症状管理思维导图

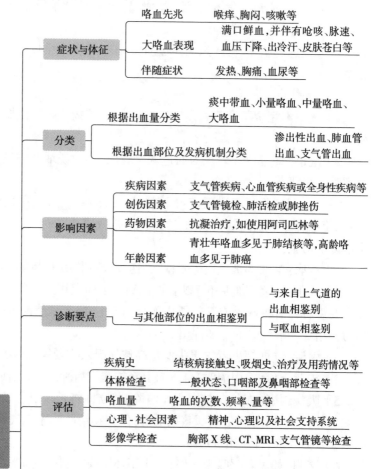

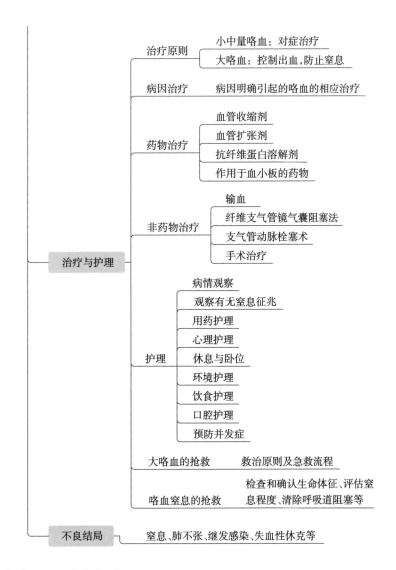

六、以家庭为中心的健康教育

1. 疾病知识指导　向患者及其家属介绍疾病的相关知识,鼓励患者及其家属提问。

2. 饮食指导　指导患者及其家属营养与饮食的相关知识。大咯血患者应禁食,静脉补充营养物质。咯血停止后,给予足够的营养和热量,如高蛋白、高维生素、高热量及低脂肪饮食,尽量食用易消化、营养丰富的流质或半流质饮食。禁食过热、过冷、刺激性强的食物,如咖啡、浓茶等,咯血停止 3d 后方可进食普通饮食。

3. 预防便秘　向患者及其家属讲解保持大便通畅的重要性。应补充富含纤维素较多的水果蔬菜,保持大便通畅,以避免用力排便诱发咯血。

4. 口腔护理 向患者及其家属讲解保持口腔卫生的重要性。患者因咯血,容易产生口腔异味,影响食欲。咯血停止后指导并协助患者用漱口液漱口,保持口腔清洁,减少感染。

5. 心理护理 建立积极的家庭社会支持系统,使患者保持平和愉快的心情,缓解忧伤等情绪。

6. 休息与活动 指导患者进行适当的锻炼,不要过度劳累,避免剧烈咳嗽。

7. 就医指导 指导患者及其家属咯血一经发生,无论多少,均应立即报告医生或前往就医,尽早处理。

（李　荣　曾　凡）

第五章　血液和循环系统的症状管理

第一节　发　　热

一、概述

（一）概念

发热（fever）指机体在致热原或非致热原作用下，引起的体温调节中枢功能紊乱，致使产热增加、散热不能相应地随之增加或散热减少，体温超过正常范围，≥37.3℃。发热一般分为三个阶段：体温上升期、高热持续期和体温下降期。

（二）症状与体征

1. **体温上升期**　特点是产热大于散热；主要表现为面色苍白、畏寒、寒战、皮肤干燥。

2. **高热持续期**　特点是产热和散热在较高水平上趋于平衡；主要表现为皮肤潮红、皮疹、灼热，口唇、皮肤干燥，呼吸深快，心率加快，头痛、头晕、食欲减退、全身不适、软弱无力等。

3. **退热期**　特点是散热大于产热，体温恢复至正常水平，主要表现为皮肤潮湿、大量出汗。

（三）分类

1. **根据发热的程度**　分为低热：37.3~38℃；中度热：38.1~39℃；高热：39.1~41℃；超高热：41℃以上。

2. **根据发热期的长短**　分为短期发热和长期发热。短期发热病程少于2周，常见于急性感染，长期发热持续2周以上，常见于淋巴瘤、结缔组织疾病等。

3. **根据发热的病因**

（1）感染性发热：热型表现比较复杂，发热体温可高可低，多伴随局部感染的相关症状，如咳嗽、咳痰、腹痛、腹泻、尿频、尿急等。

（2）肿瘤热：多数情况下体温不超过38.5℃，每天中至少有一次体温>37.5℃，发热一般超过 2 周,血细胞检查无病原微生物感染,经验性使用抗生素治疗 7d 后发热仍不消退。

（3）放疗、化疗相关性发热：放疗、化疗后容易造成机体免疫力急剧下降,容易合并感染,引起白细胞计数低下,进而诱发病原微生物感染性发热。

（4）中枢性发热：突然发生的持续性高热,体温可直线上升,达 40~41℃,高热却无颜面潮红等表现,皮肤干燥、四肢发凉。抗生素解热疗效欠佳。往往有明确的大脑转移性病灶。

（5）输血相关性发热：与输血或者药物有关的发热,多数情况下持续时间短、发热常在治疗后 24h 内自行消退。

（四）影响因素

1. 感染性因素　主要是由于各种病原体,如病毒、细菌、支原体、立克次体、螺旋体、真菌、寄生虫等引起的急性或慢性、局部性或全身性感染而导致的体温升高。

2. 非感染性因素

（1）无菌性坏死物质吸收：包括机械性、物理性或化学性因素所致组织损伤,如大面积烧伤、内出血或大手术,血管栓塞或血栓形成所致的心、肺、脾等内脏梗死或肢体坏死,恶性肿瘤、溶血反应所致的组织坏死与细胞破坏等。

（2）抗原抗体反应：如血清病、药物热、结缔组织病等。

（3）内分泌与代谢障碍：如甲状腺功能亢进、严重脱水等。

（4）皮肤散热障碍：见于广泛性皮炎及慢性心力衰竭等,多为低热。

（5）体温调节中枢功能障碍：常见于脑出血、颅脑外伤、安眠药中毒等。其产生与体温调节中枢直接受损有关,以高热、无汗为临床表现特点。

（五）诊断要点

当腋下温度超过 37℃,口腔温度超过 37.3℃,一昼夜体温波动超过 1℃,可诊断为发热。发热有不同的热型：

1. 稽留热　39~40℃以上,24h 体温波动在 1℃以内,可持续数日或数周。见于大叶性肺炎及伤寒高热期。

2. 弛张热　39℃以上,24h 体温波动可达 2℃以上,不易恢复到正常体温。见于败血症、风湿热、重症肺结核、化脓性炎症等。

3. 间歇热　体温骤升达高峰后持续数小时,又迅速降至正常水平,高热期与无热期反复交替出现,见于疟疾、急性肾盂肾炎等。

4. 回归热　体温升至 39℃以上,持续高热数日后降至正常,经过数日可再次发热,如此反复出现,见于霍奇金病、周期热等。

5. 不规则热　体温曲线无规律可循,可见于结核、风湿热、胸膜炎、感染性心内膜炎等。

二、评估

1. 发热的基本情况　评估起病缓急、持续时间、发热程度及诱因、热型、伴随症状，以及患者意识状态、生命体征的变化。

2. 实验室及其他检查结果　了解患者血常规、尿常规、X线检查有无异常；血培养加药物敏感试验的结果有无异常；相应感染部位分泌物、渗出物、排泄物试验结果有无异常等。

3. 发热相关的疾病史或诱发因素　既往有无结核病、疟疾、结缔组织疾病等可引起发热的病史；有无传染病接触史及药物过敏史；有无感染的诱因，如过度疲劳、受凉、皮肤黏膜损伤、肛裂等；有无相关感染灶的临床表现，如咽部不适或咽痛、咳嗽（痰）及痰液的性质改变、胸痛、呼吸困难、尿路刺激征、腹痛、腹泻、局部皮肤红肿与疼痛等。

4. 与发热相关的治疗因素　近期是否有放疗、化疗、介入治疗、靶向治疗等。

5. 发热对患者的影响　有无食欲减退、恶心、呕吐；持续发热者有无体重下降；高热者有无谵妄、幻觉等意识改变；体温下降期大量出汗者有无脱水等。

6. 既往治疗史　既往诊断、治疗与护理过程，用药情况、药物种类、剂量及疗效，有无采取降温措施，所采取具体措施及效果。

三、治疗与护理

（一）对因治疗

发热是疾病发生的重要信号，对诊断疾病、评价疗效和评估预后均有重要参考价值，同时发热也是机体抵抗疾病的一种防御机制。针对发热的病因进行积极处理是解决发热的根本办法。

1. 感染性发热　根据感染源不同，选择有效的抗生素进行治疗。

2. 脱水　积极进行补液治疗。

3. 发生药物反应　立即停用药物并进行抗过敏治疗等。

4. 肿瘤等因素引起的发热　抗肿瘤治疗等可能有效，其他以对症治疗为主。

5. 其他　中暑、甲亢等因素引起的发热，应寻找发热原因，去除致病因素。

（二）对症治疗

首选物理降温，终末期患者谨慎使用退热药物。

1. 物理降温

（1）温水擦浴法：温水擦浴后体表毛细血管扩张，提前发挥解热药的作用，达到出汗散热的目的。同时，皮肤接受冷刺激后，毛细血管先收缩，继而又扩张，达到降温效果。采用温水擦浴，水温应略低于患者皮肤温度（32~34℃）。使用温湿毛巾擦拭颈部、腋下、后背、腹股沟处，并要避开心前区、腹部。擦至腋窝、腹股沟等血管丰富处停留时间可稍长，以助散热，四肢及背部各擦拭 3~5min，擦浴时间约为

20min。擦拭时用力要均匀,可用按摩手法刺激血管被动扩张,促进热的发散。温水擦浴后需用柔软大毛巾将身体包好,并要特别注意足部保暖,舒适卧位,30min后复测患者体温,并做好记录。

（2）酒精擦浴法：将 75% 乙醇溶液（医用酒精）兑温开水（32~34℃），稀释至浓度为 25%~30% 乙醇溶液再进行擦浴降温。以离心方向擦拭四肢及背部。上肢擦拭时,取仰卧位,顺序为颈外侧、上肢外侧、手背、侧胸、腋窝、上肢内侧、手掌,同法擦拭另一侧上肢。背腰部擦拭时,患者侧卧,顺序为颈下、肩部、臀部。下肢擦拭时,取仰卧位,顺序为外侧（髂骨、下肢外侧、足背）、内侧（腹股沟、下肢内侧、内踝）后侧（股下、腘窝、足跟）,同法擦拭另一侧。每个肢体擦拭 3min,全身擦浴时间不宜超过 20min。注意腋窝、肘窝、手心、腹股沟、腘窝处等血管丰富处稍用力并延长擦拭时间,以促进散热。禁擦拭心前区（可引起心率减慢或心律失常）、腹部（可引起腹泻）、足心部位（可引起一过性冠状动脉收缩）,以免引起不良反应。

（3）冰袋降温法：可在颈部、腋下、肘窝、腹股沟等处放置冰袋,但枕后、耳郭、心前区、腹部、阴囊、足底部位禁用。应用柔软薄毛巾包裹冰袋,避免直接接触皮肤,每次放置时间不超过 20min,在取下冰袋后 30~60min 后复测体温。冰袋可通过融化吸热以吸收机体热量,导致体温下降,同时由于冰袋重量轻、不易破裂、易操作等优点,易被患者和家属接受。

（4）医用冰毯降温法：当患者体温升到 39.0℃以上,其他方法降温效果差时,可使用医用冰毯全身降温仪,其降温效果稳定,安全可靠,同时终末期患者易于耐受,不良事件发生较少。

2. 药物降温　常用降温药物包括非甾体抗炎药和糖皮质激素。非甾体抗炎药,代表药物为吲哚美辛、布洛芬、双氯芬酸、阿司匹林等;糖皮质激素药物,代表药物主要有泼尼松、地塞米松等。

（三）护理

1. 病情观察和记录

（1）观察生命体征,定时测体温变化。一般每天测量 4 次,高热时每 4h 测量一次,降温措施实施 30min 后,要监测降温效果,做好记录,待体温恢复正常 3d 后,改为每天测量 1~2 次。注意观察发热类型、程度及过程,密切观察呼吸、脉搏和血压的变化。

（2）观察是否出现寒战、淋巴结肿大、出血、肝大、脾大、结膜充血、单纯疱疹、关节肿痛及意识障碍等伴随症状。

（3）观察发热原因及诱因是否消除。

（4）观察治疗效果,比较治疗前后全身症状及实验室检查结果。

（5）观察饮水量、饮食摄取量、尿量及体重变化。

（6）做好护理记录和体温单绘制。

2. 水分及电解质补充　高热可使机体丧失大量水分,应鼓励患者多饮水,必要时经静脉补充液体、营养物质和电解质等。供给充足液体,有利于体内毒素的稀释和排出,还可以补充由于体温增高丧失的水分,可饮开水、鲜果汁、菜汁、米汤和其他汤类等。对不能经口进食者,可给予静脉输液或鼻饲,以补充水、电解质等营养物质。

3. 皮肤护理　高热患者由于新陈代谢加快,消耗大而进食少,体质虚弱,应卧床休息减少活动。退热过程中往往会大量出汗,应协助患者及时擦干汗液并更衣以防感冒。加强皮肤护理,保持皮肤清洁干燥,保持患者衣物、床铺的清洁、干燥。协助患者活动、翻身,受压骨突处贴减压贴等,预防发生压力性损伤。

4. 饮食护理　患者需卧床休息,多饮水,给予高热量、高蛋白质、富含维生素和无机盐以及口味清淡、易于消化的饮食。根据病情可予流质、半流质饮食或软食。发热期间选用营养含量高且易消化的流食,如牛奶、豆浆、蛋花汤、米汤、绿豆汤、藕粉、鲜果汁、去油鸡汤等;体温下降、病情好转时可改为半流质,如大米粥、菜末粥、面片汤、碎面条、豆腐脑、银耳羹等,可配以高蛋白、高热量菜肴,如豆制品、鱼类、蛋黄以及各种新鲜蔬菜;发热后的恢复期可改为普通饮食,如馒头、面包、软米饭、包子、瓜茄类、嫩菜叶和水果等。食欲较好者可适当给予鸡肉、鸭肉、鱼肉、牛肉、蛋制品、牛奶和豆类等。嘱患者少食多餐,这样既可补充营养物质,又可减轻胃肠负担,有利于疾病的恢复,流质饮食每天进食 6~7 次,半流质每天进食 5~6 次,普通饮食每天 3~4 次。

5. 口腔护理　长期发热者,唾液分泌减少,口腔黏膜干燥,食物残渣易发酵引起病原体生长繁殖,同时由于机体抵抗力低下及维生素缺乏,较易引起口腔溃疡。因此,应加强患者口腔护理,保持口腔清洁,减少并发症的发生。宜使用软质牙刷,每天刷牙 3~4 次,分别在晨起、三餐后、睡前。漱口液可根据患者情况选用,主要为 2%~4% 碳酸氢钠溶液、复方氯己定漱口液,每 4h 一次,每次 20~30mL,要求患者头稍后仰,可使漱口液接触到口腔黏膜各个部位,停留 3~5min 后吐出。对于乏力不能配合者,用棉球擦拭法行口腔护理,时间及次数同前。操作前核对患者身份信息,向患者解释口腔护理的目的、配合要点、注意事项,观察患者口唇、口腔黏膜、牙龈、舌苔有无异常,口腔有无异味,牙齿有无松动,有无活动性义齿。协助患者取舒适体位,颌下垫治疗巾,放置弯盘。清洗牙齿表面、颊部、舌面,温水漱口。对于昏迷或意识模糊的患者,棉球不能过湿,禁止漱口,操作中注意避免棉球遗留在口腔内。

6. 环境管理　温湿度适宜,室温维持在 20~24℃,湿度在 55%~60%,保持空气清新,光线适宜,室内物体表面清洁,地面避免湿滑,安全标识醒目。

7. 心理护理　疾病终末期的发热患者常有心理恐惧、紧张、不安、烦躁等情绪,高热时患者还可能出现谵妄,因此应加强心理护理。

（1）做好指导解释工作,让患者充分了解病情。

（2）在保障安全的情况下，尽量满足患者的需求。

（3）及时解除患者的不适，如患者感到口干、口渴，应提供糖盐水，并鼓励多饮水，补充水分与电解质，防止虚脱，并解除患者的烦渴。

（4）时常看望患者，随时排除引起患者不适的因素，增加患者的舒适度。

（5）对于躁动、产生幻觉的患者，应全程陪护，防止发生意外，并使患者获得安全感。

四、不良结局

发热是肿瘤患者的常见症状之一，与疾病本身、抗肿瘤治疗、药物不良反应、继发感染等多种因素有关。高热不仅给患者带来不适，还可能引发抽搐、意识模糊、脱水等并发症。如患者因放疗、化疗或分子靶向治疗等引起白细胞数量下降后出现持续高热，应该警惕粒缺性感染，此种疾病预后凶险，如得不到及时有效的治疗及护理，可能因感染性休克导致死亡。

五、症状管理思维导图

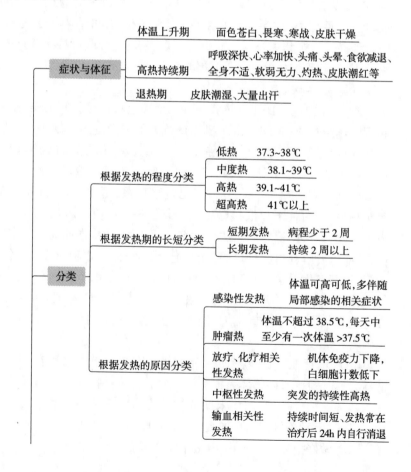

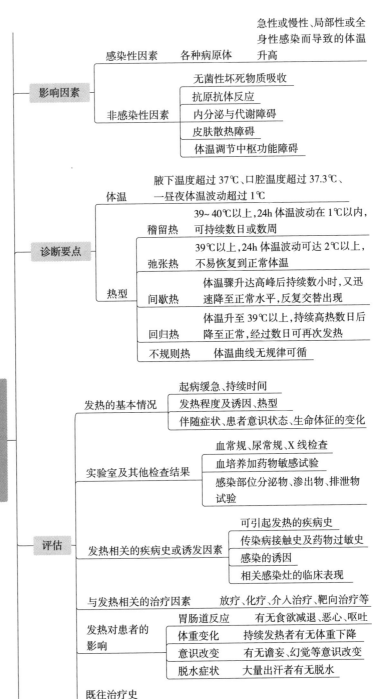

发热指机体在致热原或非致热原作用下，引起的体温调节中枢功能紊乱，致使产热增加、散热不能相应地随之增加或散热减少，体温超过正常范围

影响因素
- 感染性因素　各种病原体　急性或慢性、局部性或全身性感染而导致的体温升高
- 非感染性因素
  - 无菌性坏死物质吸收
  - 抗原抗体反应
  - 内分泌与代谢障碍
  - 皮肤散热障碍
  - 体温调节中枢功能障碍

诊断要点
- 体温　腋下温度超过 37℃、口腔温度超过 37.3℃、一昼夜体温波动超过 1℃
- 热型
  - 稽留热　39~40℃以上，24h 体温波动在 1℃以内，可持续数日或数周
  - 弛张热　39℃以上，24h 体温波动可达 2℃以上，不易恢复到正常体温
  - 间歇热　体温骤升达高峰后持续数小时，又迅速降至正常水平，反复交替出现
  - 回归热　体温升至 39℃以上，持续高热数日后降至正常，经过数日可再次发热
  - 不规则热　体温曲线无规律可循

评估
- 发热的基本情况
  - 起病缓急、持续时间
  - 发热程度及诱因、热型
  - 伴随症状、患者意识状态、生命体征的变化
- 实验室及其他检查结果
  - 血常规、尿常规、X 线检查
  - 血培养加药物敏感试验
  - 感染部位分泌物、渗出物、排泄物试验
- 发热相关的疾病史或诱发因素
  - 可引起发热的疾病史
  - 传染病接触史及药物过敏史
  - 感染的诱因
  - 相关感染灶的临床表现
- 与发热相关的治疗因素　放疗、化疗、介入治疗、靶向治疗等
- 发热对患者的影响
  - 胃肠道反应　有无食欲减退、恶心、呕吐
  - 体重变化　持续发热者有无体重下降
  - 意识改变　有无谵妄、幻觉等意识改变
  - 脱水症状　大量出汗者有无脱水
- 既往治疗史

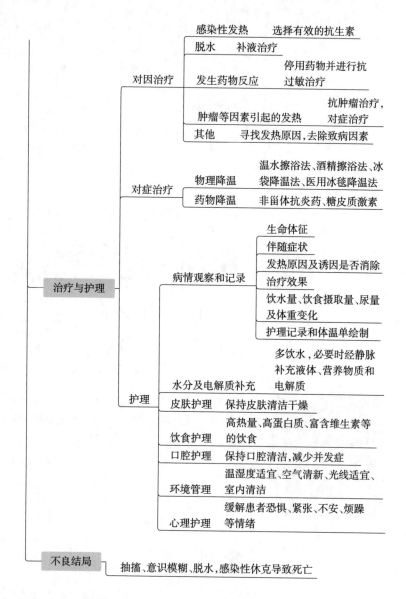

六、以家庭为中心的健康教育

1. 体温监测及用药　教会患者及其家属体温的测量方法，监测患者体温变化。指导合理用药，告知患者及其家属药物的名称、用法、用量及使用时的注意事项等。

2. 病情观察　若出现以下情况，应及时就医：留置中心静脉导管患者，穿刺点周围有发红或异常分泌物；术后患者伤口未愈合，出现红肿、脓性分泌物、引流管内液体混浊等情况；发热伴有咳嗽、咽痛、流涕等症状，且症状逐渐加重；化疗间歇期定期监测血常规,发现白细胞及中性粒细胞降低。此外,肝动脉灌注化疗栓塞术后患者可出现数天的体温升高,通常为低热或中等热,属于治疗后正常反应,如7~10d 后体温仍未恢复正常,也应及时就医。

3. 预防感染　放疗、化疗期间避免去人员聚集的公共场所,防止交叉感染。长期留置导尿管的患者应多喝水、多排尿,以冲洗尿路,预防感染。伴有尿频、尿急、尿痛等症状时,应考虑尿路感染,及时就医。

4. 饮食护理　发热期间以清淡、易消化饮食为主。长期发热的患者,应在晨起、餐后、睡前漱口,防止口腔黏膜炎的发生。

5. 皮肤护理　患者出汗时,应及时擦干汗液,更换衣物与被服,防止受凉。应经常给予温水擦洗,保持皮肤的清洁、干爽,使患者感觉舒适。卧床患者应经常更换体位,防止发生压力性损伤。

6. 居家安全　高热者需卧床休息,并加用床挡,中低热者可酌情活动,重视患者跌倒风险,活动时注意安全,适当休息。

(郭　娟)

第二节　贫　　血

一、概述

(一)概念

贫血(anemia)指人体外周血红细胞容量减少,低于正常范围下限的一种常见的临床症状。由于红细胞容量测定较复杂,临床上常以血红蛋白(Hb)浓度来代替。绝大多数肿瘤患者会在病程的某个时期经历不同程度的贫血,称为肿瘤相关性贫血,多为正细胞正色素性贫血。据统计,肿瘤初诊病例伴贫血者占 38%~88%,胃肠道肿瘤患者尤其多见,晚期肿瘤患者几乎 100% 伴有贫血。

(二)症状与体征

1. 一般情况　皮肤苍白,面色无华。上腔静脉综合征伴贫血的患者,由于面部充血,贫血程度可能被低估。因此,对于上腔静脉综合征伴贫血的患者,观察甲床、口唇、黏膜、睑结膜的血管充盈情况往往比单纯观察面色及皮肤可靠。

2. 呼吸及循环系统　活动后气促,呼吸及心率加快,可能出现肺动脉瓣区及心尖区收缩期杂音,心电图呈缺血性改变。

3. 消化系统　食欲减退、恶心、呕吐、腹胀甚至腹泻。

4. 神经精神症状　易疲倦、乏力、头晕、耳鸣、记忆力减退、注意力不集中,不少患者有较严重的焦虑、抑郁、心理和行为异常,经常被误诊为肿瘤脑转移或反应性神经症。

5. 泌尿系统　可有肾功能损害,可能出现多尿、尿比重低、蛋白尿等。

6. 其他　出血患者可能伴有皮肤瘀点或瘀斑；溶血性贫血可能伴有茶色尿，也可能伴有低热。

（三）分类

基于不同的临床特点，贫血有不同的分类。

1. 按贫血进展速度　分为急、慢性贫血。

2. 按红细胞形态　分为大细胞性贫血、正常细胞性贫血和小细胞低色素性贫血。

3. 按血红蛋白浓度　分为轻度、中度、重度和极重度贫血。

4. 按骨髓红系增生情况　分为增生性贫血（如溶血性贫血、缺铁性贫血、巨幼细胞贫血等）和增生低下性贫血（如再生障碍性贫血）。

5. 按贫血发病的机制和病因　红细胞生成减少性贫血、红细胞破坏增多性贫血、失血性贫血。

（四）影响因素

1. 营养性贫血　肿瘤患者由于肿瘤本身或治疗的影响，常有食欲减退、厌食，消化道肿瘤可导致进食困难、吸收合成障碍，加之肿瘤本身的能量消耗，较易发生缺铁性小细胞性贫血和缺少叶酸、维生素 B_{12} 引起的大细胞性贫血。阿糖胞苷及其衍生物所致的核酸合成障碍，叶酸拮抗剂如甲氨蝶呤、氟尿嘧啶所引起的核酸、叶酸代谢障碍等，均可引起大细胞性贫血。

2. 失血性贫血　泌尿生殖系统、消化系统及呼吸系统的肿瘤，可发生显性或不显性失血，进而导致贫血。大量失血时，失血性贫血较容易诊断，但慢性少量失血难以被临床观察，如消化道出血量每天少于 10mL 时，普通的大便潜血试验难以检出。

3. 肿瘤浸润骨髓　当肿瘤浸润骨髓，可通过排挤或破坏骨髓中的正常造血组织，夺取造血物质或通过释放毒性物质，最终损害骨髓造血功能，引起所谓的"骨髓病性贫血"，即骨髓造血功能低下性贫血。骨骼的 X 线及骨扫描检查、血碱性磷酸酶检测有助于排查是否存在骨转移。

4. 自身免疫性溶血性贫血　贫血、黄疸、直接或间接胆红素升高、网织红细胞升高、血小板减少、Coombs 试验阳性往往是自身免疫性溶血性贫血的表现。自身免疫性溶血性贫血多伴发于淋巴网状系统肿瘤，尤其是慢性淋巴细胞性白血病、淋巴瘤、多发性骨髓瘤等造血器官肿瘤，其他尚可见于卵巢皮样囊肿等。其机制是抗体、补体作用于红细胞并使之溶解，且抗人球蛋白试验阳性。另外，肿瘤患者的溶血性贫血往往与应用某些药物有关，如顺铂、甲氨蝶呤等化疗药物均可导致溶血性贫血。这些药物可作为半抗原与红细胞结合，体内的抗体针对半抗原而发生Ⅱ型免疫反应。

5. 微血管病性溶血性贫血（microangiopathic hemolytic anemia，MAHA）　其特点为微小血管的内膜异常或血栓形成，致使红细胞损伤，出现变形、破碎。

6. 与肿瘤治疗相关的贫血　手术、放疗、化疗、生物治疗等均可导致贫血,尤其是放疗或化疗所致的贫血更为多见。放疗引起的贫血与放射部位、照射野的范围、剂量、疗程等有关。此外,接受骨髓放疗的患者再应用化疗时,后者抑制造血细胞的不良反应更加严重,故对近期接受过或正在接受放疗的患者,应用化疗时要慎重。化疗药物造成的骨髓抑制在临床上很常见,各种抗肿瘤药物对骨髓的抑制程度、出现快慢、持续时间并不相同。医源性内分泌功能低下所引起的贫血,常见于头部及上纵隔手术,放疗所致的甲状腺功能减退、睾丸切除后的雄激素缺乏等。

（五）诊断要点

根据肿瘤贫血严重程度分级中国标准,正常男性 Hb≤120g/L,成年女性（非妊娠）Hb≤110g/L 即为贫血（附录43）。综合分析贫血患者的病史、体格检查和实验室检查结果,明确贫血的病因或发病机制,从而做出贫血的疾病诊断。应详细询问现病史,了解贫血发生的时间、速度、程度、并发症、可能的诱因、干预治疗的反应等,寻找贫血的原发病线索或发生贫血的遗传背景,了解射线、化学毒物、药物、病原微生物等暴露史对造血组织受损和感染相关性贫血的诊断至关重要。

二、评估

1. 通过实验室及其他检查结果了解患者贫血的程度。
2. 观察皮肤、黏膜苍白程度及是否有出血点、黄疸、溃疡或瘀斑。
3. 观察患者生命体征,体温、心率、呼吸等。
4. 观察患者是否有烦躁不安、精神不振等临床表现。
5. 贫血严重者要注意有无心率增快、心脏扩大及心力衰竭表现。
6. 观察患者有无肝大、脾大、淋巴结肿大等表现。
7. 评估患者是否有缺氧情况,如易疲乏、头晕、耳鸣等脑缺氧表现。
8. 了解患者既往诊断、治疗与护理过程,用药情况、药物种类、剂量及疗效。

三、治疗与护理

（一）对因治疗

通常情况下,需要先确定贫血背后的病因,才能进行有效治疗。

1. 抗肿瘤治疗　对于肿瘤患者,直接抗肿瘤治疗如果有效,贫血也会随之得到改善。由于应用某些药物导致溶血性贫血时,应立即停止所用药物。

2. 补充营养物质　营养性贫血可以通过补充缺乏的营养物质进行治疗,如缺铁性贫血的患者给予补铁并治疗导致缺铁的原发病;巨幼细胞贫血的患者补充叶酸或维生素 B_{12};胃大部切除或全部切除的患者,可酌情补充铁剂及维生素 B_{12}、叶酸;终末期肿瘤患者应注意适当的营养支持。

3. 药物治疗　酌情使用刺激红细胞生成的药物,如红细胞生成素、重组人血红细胞生成素等。

（二）对症治疗

1. 止血治疗　急性大量失血患者应根据具体情况实施止血措施,尽可能恢复血容量,纠正贫血。

2. 输血治疗　紧急情况下,重度贫血患者、老年或合并心肺功能不全的贫血患者应输注红细胞,纠正贫血,改善体内缺氧状态。中度和重度贫血患者,输血时应注意避免血容量突然增加引起严重充血性心力衰竭。

（三）护理

1. 活动与休息　贫血程度较轻者,无须卧床,培养规律的生活习惯,避免剧烈运动;严重贫血者,根据其活动耐力下降程度制订休息方式、活动强度及活动持续时间。

2. 皮肤护理　保持皮肤清洁,避免搔抓,以防皮肤破损,尽量减少肌内注射或深静脉穿刺,以免引起深部血肿。

3. 饮食护理　合理膳食,可食用如蘑菇、肉类等含铁丰富的食物;维生素 C、氨基酸、果糖、脂肪酸可促进铁吸收,可与铁剂或含铁食品同时进食;茶、咖啡、牛奶等抑制铁吸收,应避免与含铁食物同食。

4. 心理护理　患者可能因出血而产生焦虑、恐惧心理,经常与患者沟通目前的治疗情况,以消除其焦虑情绪。

四、不良结局

贫血导致的晕厥可能造成患者跌倒而发生外伤、颅内出血、骨折等严重后果。急性失血性贫血或急性溶血性贫血的患者,血红蛋白可能会在短时间内迅速下降而出现明显的乏力、头晕、心慌、呼吸困难,甚至出现心力衰竭。

五、症状管理思维导图

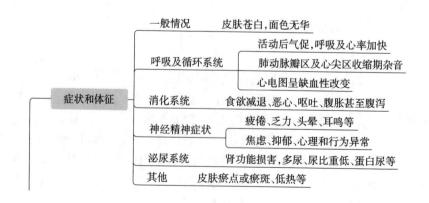

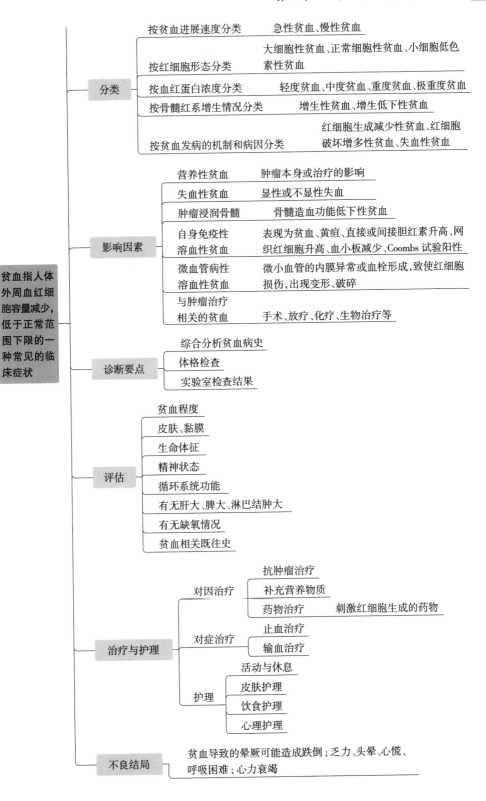

贫血指人体外周血红细胞容量减少，低于正常范围下限的一种常见的临床症状

分类
- 按贫血进展速度分类　急性贫血、慢性贫血
- 按红细胞形态分类　大细胞性贫血、正常细胞性贫血、小细胞低色素性贫血
- 按血红蛋白浓度分类　轻度贫血、中度贫血、重度贫血、极重度贫血
- 按骨髓红系增生情况分类　增生性贫血、增生低下性贫血
- 按贫血发病的机制和病因分类　红细胞生成减少性贫血、红细胞破坏增多性贫血、失血性贫血

影响因素
- 营养性贫血　肿瘤本身或治疗的影响
- 失血性贫血　显性或不显性失血
- 肿瘤浸润骨髓　骨髓造血功能低下性贫血
- 自身免疫性溶血性贫血　表现为贫血、黄疸、直接或间接胆红素升高、网织红细胞升高、血小板减少、Coombs 试验阳性
- 微血管病性溶血性贫血　微小血管的内膜异常或血栓形成，致使红细胞损伤，出现变形、破碎
- 与肿瘤治疗相关的贫血　手术、放疗、化疗、生物治疗等

诊断要点
- 综合分析贫血病史
- 体格检查
- 实验室检查结果

评估
- 贫血程度
- 皮肤、黏膜
- 生命体征
- 精神状态
- 循环系统功能
- 有无肝大、脾大、淋巴结肿大
- 有无缺氧情况
- 贫血相关既往史

治疗与护理
- 对因治疗
  - 抗肿瘤治疗
  - 补充营养物质
  - 药物治疗　刺激红细胞生成的药物
- 对症治疗
  - 止血治疗
  - 输血治疗
- 护理
  - 活动与休息
  - 皮肤护理
  - 饮食护理
  - 心理护理

不良结局
- 贫血导致的晕厥可能造成跌倒；乏力、头晕、心慌、呼吸困难；心力衰竭

六、以家庭为中心的健康教育

1. 预防跌倒 贫血时应避免剧烈活动,注意休息,可适当进行简单的有氧运动,如慢走、瑜伽等。如突然感到头昏、恍惚、两眼发黑、视物模糊、四肢无力等情况,应及时就地休息,呼喊周围人员帮助,避免发生跌倒。

2. 避免出血 使用软毛牙刷,不挖鼻孔,限制剧烈、对抗性运动,避免碰伤、刺伤、摔伤引起出血。

3. 用药指导 避免使用可使血小板降低的药物及抑制铁剂吸收的药物。

4. 预防感染 公共场所需戴口罩,衣着适度,避免感染,以免引起病情加重。

5. 饮食指导 合理饮食,避免过多饮用咖啡、茶等不利于铁剂吸收的饮料及食物,可适量补充富含铁剂的食物,如蘑菇、芝麻、黑木耳、动物肝脏等。

6. 自我护理 保持排便通畅,避免用力排便导致腹压增高而诱发颅内出血。指导患者学会识别出血征象,如皮肤瘀点、黑便等,一旦发现出血应立即到医院就诊及治疗。

（郭　娟）

第三节　水　　肿

一、概述

（一）概念

水肿(edema)指人体组织间隙有过多的液体积聚使全身或局部皮肤紧张发亮,原有皮肤皱纹变浅或消失,甚至有液体渗出的现象。一般情况下,水肿不包括内脏器官局部的水肿,如脑水肿、肺水肿、眼底水肿等。

（二）症状与体征

1. 症状 身体水肿、皮肤紧绷有拉扯感,可伴随四肢酸软、无力或沉重感,小便异常,舌苔颜色较淡、苔厚,且会有心悸等。

2. 体征 水肿初起多从眼睑开始,继而延及头面、四肢、腹背,甚者肿遍全身,也有先从下肢足胫开始,然后遍及于全身者。轻者仅眼睑或足胫水肿;重者全身皆肿,肿处按之凹陷,其凹陷或快或慢皆可恢复,皮下结缔组织水肿呈胶冻状,黏膜水肿呈半透明胶样,手触之有波动感。如肿势严重,可伴有胸腔积液、腹水而见腹部膨胀,胸闷心悸,气喘不能平卧等。

（三）分类

1. 按范围分类 分为全身性水肿和局部性水肿。

（1）全身性水肿:液体弥漫性分布在组织间隙内。

1）心源性水肿:主要由于心排血量减少,肾脏血流量较少,肾小球滤过率降低,从而引起继发性醛固酮增多,导致水钠潴留以及静脉回流障碍,静脉压升高的同时毛细血管静水压升高,组织液重吸收减少。一般见于各种心脏病导致的右心衰竭,也常见于慢性缩窄性心包炎。其特点为水肿首先出现于身体低垂部位,常伴有胸闷、呼吸困难、不能平卧、颈静脉怒张、肝大等体循环淤血表现,常从下肢开始逐渐发展至全身,严重时会出现胸腔积液和腹水,水肿形成的速度较慢。

2)肾源性水肿:主要由于大量蛋白进入尿液中,造成低蛋白血症以及肾性水钠潴留,是部分肾病的重要体征,最为明显的是肾病综合征。水肿主要出现于组织疏松部位,如眼睑、面部、脚踝部等,清晨起床最为明显,严重时会蔓延至下肢及全身,往往伴有腰痛、头痛、高血压等症状。肾性水肿的性质是软而易移动,常呈现凹陷性水肿。

3)肝源性水肿:因肝功能异常、门静脉高压、低蛋白血症、醛固酮增多,肝静脉回流不畅引发的肝淋巴液分泌过多等原因造成。常见于不同原因的肝硬化、肝癌等,最为明显的是失代偿性肝硬化。其特点是以腹水为主要表现,也可出现脚踝部水肿,并逐渐向上蔓延,但头面部及上肢多无水肿,常伴食欲减退、上腹饱胀、消瘦等,皮肤可见蜘蛛痣、腹壁浅静脉曲张、脾大,肝功能检查异常。晚期肝癌也可出现水肿、腹水,可有明显疼痛。

4)营养不良性水肿:由低蛋白血症造成的血浆胶体渗透压降低,以及维生素 B_1 缺乏引起静脉压升高所导致。常见于慢性消耗性疾病、长期营养缺乏(如恶性肿瘤)、蛋白质丢失性胃肠病(如慢性肠炎)、维生素 B_1 缺乏症、重症烧伤等。其特点为水肿多从组织疏松部位开始,然后扩展至全身,以低垂部位显著。水肿发生前常伴体重减轻和消瘦。

5)药源性水肿:易引起水肿的药物有肾上腺糖皮质激素、雄激素、雌激素、胰岛素等,萝芙木、硫脲及甘草剂量过大也会导致水肿。药物通过影响肾小球滤过率和肾小管重吸收功能,引起体液平衡紊乱,细胞外液量增多,导致组织间液增多或致血管内、外液体交换失衡引起组织间液增多,从而出现水肿。药源性水肿通常在停止服用药物后缓慢消退。

6)内分泌性水肿:因内分泌疾病或功能失调引起的水肿称为内分泌性水肿,常见原因有甲状腺功能减退、垂体前叶功能减退症、皮质醇增多症等。①甲状腺功能减退在病情发展严重的时候,会因为皮肤被黏蛋白和黏多糖浸润,产生特征性的非凹陷性水肿,常常发生于眼睑、面部、四肢。当黏蛋白浸润至口腔、舌、喉头黏膜等部位时,会出现喉头水肿。②垂体前叶功能减退导致甲状腺素与肾上腺皮质激素分泌不足,从而引发水肿,水肿的轻重与垂体损伤及促甲状腺激素缺乏的严重程度成正相关,主要表现在面部,严重者会形成黏液性水肿。③皮质醇增多症多见于肾上腺皮质增生或腺瘤患者,常表现为下肢或者面部轻度凹陷性水肿,也可表现为全身性水肿。

(2)局部性水肿:液体在局部组织间隙内积聚。

1)炎症性水肿:为最常见的局部水肿,常见于局部感染,如丹毒、疖肿等。往往有皮肤充血、肿胀、压痛,中心部位明显,延向周围肿胀逐渐减轻。

2)静脉性水肿:由肿瘤压迫或肿瘤转移、局部炎症、静脉血栓形成、血栓性静脉炎等原因造成。可分为慢性静脉功能不全、上腔静脉综合征、下腔静脉阻塞综合征以及其他静脉阻塞。

3）淋巴性水肿：可分为原发性淋巴性水肿（先天性淋巴性水肿、早发性淋巴水肿）和继发性淋巴性水肿（肿瘤、感染、外科手术等）。

4）变态反应性水肿：由荨麻疹、血清病以及食物、药物、刺激性外用药等过敏反应引起的水肿。

5）血管神经性水肿：属于变态反应或神经源性水肿，可因昆虫、机械刺激、温热刺激或情绪激动而诱发，部分病例与遗传有关。

2. 按严重程度分级

（1）轻度：仅见于眼睑、眶下部位软组织及胫骨前、踝部皮下组织，按压后皮肤轻度下陷，平复较快。

（2）中度：水肿蔓延至全身，手指按压皮肤后出现明显凹陷，平复较慢。

（3）重度：全身严重水肿，身体低位皮肤紧张发亮，或有液体渗出，浆膜腔可见积液，外阴亦可严重水肿。

（四）影响因素

1. 饮食因素   均衡饮食和充足水分是维持身体正常循环的重要因素。身体代谢率在晚上会降低，如果高钠食物摄入过多，水很难正常排出体外，会在皮下组织聚集；如果再摄入大量的水分，皮下组织则会聚集更多的水分，导致代谢缓慢或停止，出现水肿。

2. 活动因素   活动有利于体内水分的循环和排出，长时间站立或者坐卧，会受到地心引力的作用，水分汇集到一处，出现水肿。

3. 营养因素   长时间缺乏营养，蛋白质摄入不足或吸收障碍，蛋白质丢失量较大，机体消耗过量，维生素 B_1 缺乏等都会引起水肿。

4. 生理因素   女性在生理期前 1 周左右，身体的某些部位会发生水肿，生理期结束后水肿会消失。

5. 体重指数   成年肥胖女性在身体下垂部位会出现水肿，往往是因为情绪、精神的改变，包括焦虑、疲惫、失眠等。体重指数（BMI）越高，出现淋巴水肿的风险越高。有研究证实，肥胖患者出现淋巴水肿的风险是非肥胖患者的 1.59 倍。肥胖是淋巴水肿的确定危险因素，这在乳腺癌及子宫内膜癌患者中得以证实。

6. 药物因素   使用一些药物会出现水肿，停药后水肿消失，比如糖皮质激素、雄激素、雌激素、胰岛素等。

7. 疾病因素   有些疾病会诱发水肿，如心力衰竭、肾小球疾病、甲状腺功能减退、肝硬化、肾病综合征等。疾病分期也可能与淋巴水肿的发生有关，癌症分期越晚，发生淋巴水肿的风险越高。

（五）诊断要点

1. 症状诊断   具备以下描述中的其中一项症状，即可诊断为水肿：

（1）头面部水肿，卧蚕状的下眼眶、头皮下组织有水分聚集，手指轻轻按压出现凹陷。

（2）腿与上臂出现水肿，双腿发生水肿的概率较大。水分一般聚集在小腿，脚水肿常见。

（3）腹部与后背聚集大量水分，同时伴有双腿、头部、面部的皮下组织水分聚集。

（4）整个身体出现水肿。

2. 程度诊断　按水肿部位、手指按压后皮肤平复快慢、水肿皮肤是否发亮或是否有液体渗出等分为轻度、中度和重度。

3. 病因诊断　有些疾病会诱发水肿，病因的诊断从全身水肿和局部水肿来判断分析。全身水肿包括心源性、肾源性、肝源性、营养不良性等原因，局部水肿包括炎症、变态反应、静脉受压、深静脉栓塞、局部淋巴管阻塞等原因。

二、评估

水肿的评估应包含水肿发生原因的评估、水肿状态的评估、完整系统的病史评估以及其他各项检查，评估的主要目标在于了解病情与症状间的关系，明确水肿的范围，判断可干预的因素。

（一）疾病史

1. 询问患者有无与发生水肿有关的疾病史或用药史。

2. 发生水肿的时间、首次出现水肿的位置、病情发展的速度、是否因为体位的改变而改变。

3. 有无水肿加重或者消退的因素。

4. 每天饮食、饮水、钠盐摄入量、输液量以及尿量。

5. 检测患者的体重、呼吸、脉搏、血压等。

6. 是否产生胸腔积液、腹水。

7. 皮肤有无破溃或继发感染。

8. 有无与容量负荷增高有关的呼吸、循环系统症状和体征。

9. 患者日常生活自理情况。

10. 水肿发生后就医情况，重点关注有无使用利尿剂，以及利尿剂的种类、剂量、用法、疗效和不良反应。

（二）水肿状态

1. 水肿的特点　开始于组织疏松部位的水肿，比如眼睑、颜面、足踝等，以晨起时最明显，活动后逐渐减轻。开始于下肢的水肿，卧床时患者的腰、背以及骶部等低垂部位存在明显凹陷性水肿，午后加重，休息一晚后减轻或消失。

2. 水肿的位置及程度　按压不同位置的皮肤，根据水肿的位置及程度评估患者的病情。

（三）辅助检查

大部分水肿患者需要进行腹部 B 超、CT，下肢动脉、静脉血管超声，超声心动图、心电图、尿常规、血红细胞及血红蛋白测定等检查,以协助诊断。

三、治疗与护理

(一)治疗

1. 对因治疗　对于疾病终末期水肿患者而言,多数水肿与原发性疾病进展有关,一旦出现,即不可治愈,治疗非常困难,治疗目的在于有效缓解症状,一定程度上改善患者生活质量,让患者感到舒适。对原发病因已明确的水肿,应针对原发疾病的性质和发病环节给予相应的治疗,有些水肿在原发疾病得到控制后,所引起的生理紊乱即被纠正,水肿症状随之缓解,而无须进一步对症治疗。

2. 物理治疗　对于水肿局限于四肢的患者,可抬高四肢,配合使用弹力绷带或弹力袜进行适当压迫治疗,注意末端肢体肿胀情况,做好皮肤观察及护理,减少瘀滞形成和压迫性溃疡的风险。对于淋巴水肿患者,治疗的主要目标是利用剩余正常的淋巴管和淋巴通路,使肢体恢复正常或接近正常尺寸,并防止再发生淋巴积液,综合消肿治疗包括徒手淋巴引流、压力治疗(弹力绷带或弹力衣)等。

其中徒手淋巴引流是一种温和的人工治疗方式,由 Vodder 的 4 个基本手法组成:"静止圆式""压送(泵送)式""铲式"和"旋转式"。所有手法均分为着力期和放松回复期两部分。着力期,治疗师通过手部用力对患者皮下组织进行牵张刺激,促进毛细淋巴管锚丝和淋巴管壁平滑肌的运动。轻微定向压力也帮助淋巴液向适当的方向流动。在此阶段,手部力度的大小应足以促进筋膜下层的皮下组织充分伸展,但不必过大,否则可能损伤锚丝或其他淋巴结构,也可能导致集合淋巴管痉挛。压力要小到能够避免血管舒张(活动性充血),治疗师施加力的大小类似抚摸新生儿头部时用的力。但是,如果患处存在纤维组织,则需要加大用力。放松回复期,治疗师手部停止用力,依靠患者自身的皮肤弹性,被治疗师推动的皮肤从治疗师手部被动回弹到其原始位置。在此无压力阶段,初级淋巴管会从组织间隙吸收组织液。为了达到最佳效果,每次用力应持续约 1s,并以固定或动态方式在同一部位重复 5~7 次。

3. 合理使用利尿剂　利尿剂的使用应从小剂量开始,根据治疗反应逐渐增加剂量,避免利尿剂治疗引起血容量减少和电解质紊乱。患者需定期检测血清电解质及酸碱平衡情况,观察有无低钾血症、低钠血症、低氯性碱中毒。

4. 输注白蛋白　对于继发性低蛋白血症水肿患者,可输注白蛋白,结合利尿治疗。

(二)护理

1. 用药护理

(1)观察服用药物后效果:详细记录 24h 出入水量,查看水肿消退情况。

(2)观察用药后的不良反应:服药期间需定期检测血清电解质浓度,监测利尿剂引起的电解质紊乱。

1)低钾血症:血清钾浓度 <3.5mmol/L,出现肌无力、恶心呕吐、腹胀、肠鸣音减弱等症状。早期心率会加快并伴随心律失常,心电图示 T 波低平、倒置,可能出

现 U 波。低钾血症主要以静脉和口服补钾合用,静脉补钾时严禁静脉推注,治疗时除见尿补钾外,成人静脉滴注速度不超过 60 滴 /min,钾浓度不超过 40mmol/L,并及时复查心电图、血钾浓度,观察肢体肌力、肌张力、腱反射改变情况。

2）低钠血症:血清钠浓度 <135mmol/L,出现乏力、肌痛性痉挛、口渴、眩晕、嗜睡及意识淡漠、胃肠功能异常等症状。补钠时,注意观察患者的神志变化以及主诉,静脉滴注速度不宜过快,确保每日按时按量应用。同时监测血清钠浓度,最快的血钠上升速度应不大于 $25mmol/(L \cdot d^{-1})$,以防发生补钠过快导致的脑桥中心性脱髓鞘或脑桥髓鞘溶解。

3）低氯性碱中毒:常伴有低钾,出现呼吸浅慢、手足抽搐、面部和机体肌肉抽动、烦躁、精神错乱、谵语。轻者,补给等渗盐水和钾盐即可纠正;严重者,静脉给 0.1mmol/L 盐酸溶液。注意监测患者生命体征,观察神志变化,加强患者安全护理,必要时在知情同意下给予保护性约束。

2. 病情观察

(1)详细记录和计算一日内患者摄入与排出体外的水量,以掌握每日患者身体水分平衡情况。

(2)测量体重,督促患者在每日晨起排尿后、进早餐前、排便前用同一体重仪测量体重,以保证每日体重可比性。如果患者存在腹水,应每日早上空腹时测量腹围并记录。

(3)查看患者水肿部位,评估患者水肿的发展和给予药物治疗的效果。

3. 饮食起居指导

(1)休息与体位:轻度水肿患者应减少站立和走动的时间,严重者则需要卧床休息。眼睑、面部水肿的患者需将床头抬高 15°~30°;双腿水肿的患者需将双腿抬高 30°~45°;有胸腔积液和腹水的患者需采用坐位或半坐位,以改善呼吸;出现阴囊水肿的患者需将阴囊托起,促进水肿消退。

(2)饮食护理

1)严格限制钠盐摄入:轻度水肿患者一日内摄入钠盐 <6g,严重者一日内摄入钠盐 <1g。在限制钠盐摄入量的同时,还需要对含钠较多的食物进行限制,如腌制或熏制品、香肠、罐头类、海产品、松花蛋、饮料等。钠盐量较少的食物味道欠佳,需要多改变烹饪方法,也可放其他调料品以改善食物味道。水肿症状减轻后,一日内可以摄入钠盐的量为 5~7g。

2)控制液体入量:液体入量包括各种途径的液体输入,如饮食、饮水、输液等以各种形式或途径进入体内的水分。液体入量视水肿程度及尿量而定,同时结合患者病情,遵医嘱进行液体管理。严重心力衰竭患者,入量应限制在 1.5~2.0L/d。肾源性水肿者,若每天尿量达 1 000mL 以上,一般不需严格限水,但不可过多饮水;若每天尿量 <500mL 或有严重水肿者需限制水的摄入,重者应量出为入,每天液体入量不要超过前一天 24h 尿量加上不显性失水量(约 500mL)。

3）给予充足热量：应给予足够热量、各种微量元素、维生素、清淡易消化饮食，足够的热量可避免负氮平衡，每天摄入的热量不应低于126kJ/kg。指导患者少食多餐，可降低胃肠道的运动频率，降低胃肠道在进食后的饱腹感和胃肠道水肿的发生。同时积极引导患者尽可能经口进食，保持胃肠道的消化功能而不是选择静脉营养液输入。

4.　皮肤护理

（1）确保皮肤完整性：由于水肿位置的皮肤组织中聚集了大量的水分，增加了细胞与毛细血管之间的距离，物质交换速度变慢，导致代谢紊乱；水肿部位的细胞缺乏营养，皮肤变薄，易造成损伤或溃疡；水肿部位的皮肤抵抗力与修复能力较差，伤口难以短时间愈合。因此，在给患者选用衣服和被褥时，一定要使用质地柔软的布料，衣着宽松，必要时使用气垫床；对于卧床时间较长者，定时协助或指导其变化体位，用软垫支撑受压部位，预防压力性损伤；使用便盆时动作轻巧，勿强行推、拉，防止擦伤皮肤；确保皮肤清洁干燥，尤其是口腔、眼睑以及会阴等部位；用热水袋保暖时，水温不宜太高，防止烫伤；避免接触锐器；避免强光长时间照射；患者经常需要用到的物品要摆放在触手可及的地方，避免皮肤因摩擦出现损伤。

（2）保持皮肤清洁、避免感染：水肿患者的皮肤弹性差且薄，抵抗力低下，损伤部位会渗出液体，从而引发感染；若有渗液或破损，应及时更换衣物及被褥，并处理破损皮肤，防止感染。

（3）静脉穿刺及输液治疗管理：尽量避免在患侧肢体进行抽血、静脉注射等有创操作。必要时，可用手按压患者水肿部位，将血管挤压到皮肤表层，利于穿刺，同时在输液过程中，密切观察穿刺部位。患者水肿部位的皮肤弹性差，容易出现破损，护理人员可在输液即将结束时，先用生理盐水浸湿输液敷贴和胶带，然后再拔针，为避免发生治疗药液外渗，可延长按压针眼时间。

四、不良结局

水肿会造成患者感染或溃疡、抵抗力下降、营养不良、脏腑器官功能异常、心包积液、心力衰竭、脑水肿、脑疝、肺水肿等，严重时会危害生命安全。

五、症状管理思维导图

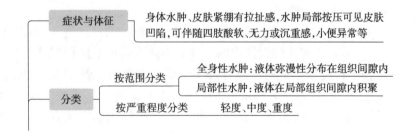

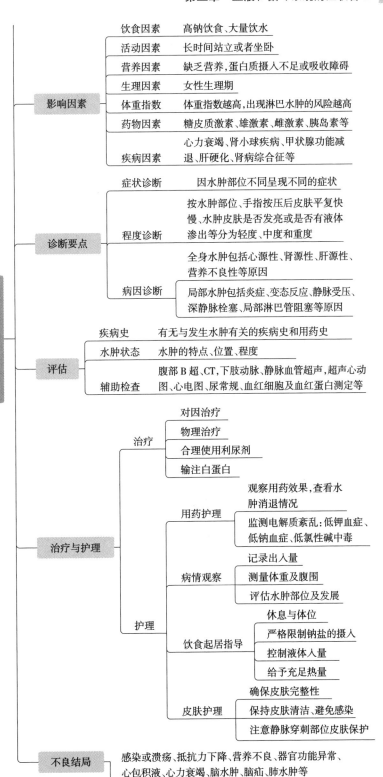

水肿指人体组织间隙有过多的液体积聚使全身或局部皮肤紧张发亮,原有皮肤皱纹变浅或消失,甚至有液体渗出的现象

影响因素

饮食因素	高钠饮食、大量饮水
活动因素	长时间站立或者坐卧
营养因素	缺乏营养,蛋白质摄入不足或吸收障碍
生理因素	女性生理期
体重指数	体重指数越高,出现淋巴水肿的风险越高
药物因素	糖皮质激素、雄激素、雌激素、胰岛素等
疾病因素	心力衰竭、肾小球疾病、甲状腺功能减退、肝硬化、肾病综合征等

诊断要点

症状诊断	因水肿部位不同呈现不同的症状
程度诊断	按水肿部位、手指按压后皮肤平复快慢、水肿皮肤是否发亮或是否有液体渗出等分为轻度、中度和重度
病因诊断	全身水肿包括心源性、肾源性、肝源性、营养不良性等原因
	局部水肿包括炎症、变态反应、静脉受压、深静脉栓塞、局部淋巴管阻塞等原因

评估

疾病史	有无与发生水肿有关的疾病史和用药史
水肿状态	水肿的特点、位置、程度
辅助检查	腹部B超、CT,下肢动脉、静脉血管超声,超声心动图、心电图、尿常规、血红细胞及血红蛋白测定等

治疗与护理

治疗
- 对因治疗
- 物理治疗
- 合理使用利尿剂
- 输注白蛋白

护理

用药护理
- 观察用药效果,查看水肿消退情况
- 监测电解质紊乱:低钾血症、低钠血症、低氯性碱中毒

病情观察
- 记录出入量
- 测量体重及腹围
- 评估水肿部位及发展

饮食起居指导
- 休息与体位
- 严格限制钠盐的摄入
- 控制液体入量
- 给予充足热量

皮肤护理
- 确保皮肤完整性
- 保持皮肤清洁、避免感染
- 注意静脉穿刺部位皮肤保护

不良结局

感染或溃疡、抵抗力下降、营养不良、器官功能异常、心包积液、心力衰竭、脑水肿、脑疝、肺水肿等

六、以家庭为中心的健康教育

1. 饮食指导   限制钠盐摄入及控制液体入量。

（1）限制钠盐摄入：主张患者少食多餐，进食高热量、富含微量元素、高维生素、清淡易消化饮食，根据病情合理安排每天食物的含盐量，限制腌制食品、罐头食品、啤酒、味精、海产品、饮料等。钠盐量较少的食物味道欠佳时，烹饪过程中控制调味品，可用醋、柠檬、新鲜果汁等增进食欲。

（2）控制液体入量：液体入量视水肿程度及尿量而定，肾源性水肿者，若每天尿量达 1 000mL 以上，一般不需严格限水，但不可饮水过多。若每天尿量 <500mL 或有严重水肿者需限制水的摄入，重者应量出为入，每天液体入量不要超过前一天 24h 尿量加上不显性失水量（约 500mL）。

2. 皮肤管理   保持患侧肢体及患侧区域的清洁干燥，预防感染；避免患侧肢体受压，穿宽松衣服，禁止在患肢测量血压；禁止患侧肢体负重；禁止暴露患侧肢体于高温环境中；若条件允许，可抬高患侧肢体，以促进淋巴回流，减轻肢体肿胀。

3. 肢体锻炼   疾病晚期患者进行肢体锻炼是为了维持肢体功能，而不是改善肢体功能。肿胀肢体适当地进行功能锻炼，可以增加肌肉收缩，促进潴留液体的回流或吸收。对于轻度水肿患者，散步等其他肢体运动有助于改善外周水肿情况；卧床患者在卧床期间可进行主动和被动肢体活动，锻炼时可配合伸懒腰、腹式呼吸等，以改变胸腔内压力，有助于排空胸腹部内潴留液体；对于严重水肿患者，每天至少应该进行 2 次被动锻炼。

4. 用药指导   向患者及家属详细介绍有关药物的名称、剂量、服用时间和方法、不良反应等，并告知不可擅自加量、减量和停药。利尿剂应尽量在晨间或日间服用，避免夜间排尿过于频繁而影响患者休息。服用利尿剂期间，应注意预防跌倒。

5. 病情观察   指导患者及家属每天正确测量出入水量、体重等，当出现全身水肿严重、体重增长过快、夜晚或劳累后发生异常呼吸等情况时需立即联系医生。

（王芳芳）

第六章　泌尿系统的症状管理

第一节　尿　潴　留

一、概述

（一）概念

尿潴留（urinary retention）指膀胱内充满尿液而不能正常排出，分为急性尿潴留与慢性尿潴留。急性尿潴留常见于膀胱颈部以下尿路严重梗阻，突然不能排尿，导致尿液滞留于膀胱内；或腹部、会阴手术后，膀胱过度充盈之后逼尿肌出现弹性疲劳，憋尿功能出现短时间内异常；或药物引起平滑肌功能紊乱，影响排尿反射，从而引发尿潴留。慢性尿潴留常见于膀胱颈部以下尿路不完全性梗阻或神经源性膀胱，病程较为缓慢，表现为膀胱充盈、排尿不顺畅，还可能发生疼痛或轻微不适感。

（二）症状与体征

尿潴留患者因为膀胱内充满尿液但尿液无法顺利排出体外，可表现为小腹膨隆。神志清楚的患者会诉小便无法排出，下腹胀痛难忍，神志不清楚的患者可能会表现为躁动不适。

慢性尿潴留多表现为排尿不畅、尿频，常有尿不尽感，有时有尿失禁。少数患者虽无明显慢性尿潴留梗阻症状，但往往已有明显上尿路扩张、肾积水，甚至出现尿毒症症状，可表现为身体虚弱、贫血、食欲减退、恶心、呕吐、呼吸有尿臭味、血清肌酐和尿素氮升高等。

（三）分类

尿潴留可根据其起病的急缓、病程，分为急性尿潴留与慢性尿潴留。

（四）影响因素

1. 年龄因素　随着年龄增长，男性因前列腺增生引起的排尿不尽、排尿困难，最终发展为尿潴留的发病率也相应增高。

2. 疾病因素　各种器质性病变造成尿道或膀胱出口的机械性梗阻，如尿道病变有炎症、异物、结石、肿瘤等；膀胱颈梗阻性病变有膀胱颈挛缩、急性前列腺炎或脓肿、前列腺增生、前列腺肿瘤等；盆腔肿瘤、妊娠子宫等也可引起尿潴留；中枢和周围神经系统病变，如脊髓或马尾损伤、肿瘤，盆腔手术损伤支配膀胱的神经以及糖尿病等，引起排尿动力障碍所致的动力性梗阻，造成神经性膀胱功能障碍。

3. 药物因素　一些药物的使用容易导致尿潴留的发生，如抗胆碱药、抗抑郁药、抗组胺药、阿片类药物容易引起尿潴留的发生。

（五）诊断要点

患者出现尿液在膀胱内不能正常排出时，可进行腹部体格检查确定膀胱充盈度，应注意与无尿鉴别。有些患者出现无尿的症状，但实际上并不是尿潴留，需结合患者的病史以及其他生化检验结果进行判断。无尿往往是由于肾功能衰竭、肾脏不能产生足够的尿液的缘故。对诊断不明确的患者，可做 B 超检查。

二、评估

1. 病史评估　了解患者既往是否有相关病史，是否有输尿管肿瘤压迫或梗阻情况，了解相关病史，以便对尿潴留症状进行对因或对症处理。

2. 排尿情况　评估患者排尿具体情况，询问患者是否有排尿不尽感，排尿 2h 后又要排尿，尿线变细以及排尿费力等症状，并评估排尿异常症状对患者生活的影响。

3. 特殊检查　鉴别患者是发生尿潴留还是无尿，需进行 B 超以及其他生化检验，判断患者膀胱内残余尿液情况与肾功能状况。

三、治疗与护理

（一）药物治疗

对于因膀胱功能障碍导致的尿潴留的药物治疗，主要用于改善膀胱排尿功能。常用药物包括：

1. 促使逼尿肌收缩的药物　即拟副交感神经药物，如卡巴胆碱、氯贝胆碱等，抗胆碱酯酶药物，如吡斯的明、利凡斯的明及加兰他敏等。

2. α_1 受体阻滞剂　通过松弛膀胱颈平滑肌，降低尿道阻力，帮助排尿困难的患者逼尿肌排尿，如坦索罗辛、萘哌地尔等，适用于急性尿潴留、良性前列腺增生所致的梗阻、各类的逼尿肌功能损害等。

（二）护理

1. 诱导排尿护理　在患者发生尿潴留初期，可尝试采取一些方法诱导患者自主排尿，尽量避免有创操作排尿。

（1）提供私密环境：对患者进行适当遮挡，科学调整治疗与护理的时间，以便为患者提供私密的排尿环境，有利于患者自我放松。

（2）协助调整姿势：协助患者调整舒服的体位与姿势进行排尿，如帮助患者采用坐姿，尽可能地让患者按照自己平时排尿的姿势进行排尿。对于卧床的患者，鼓励其在床上进行排尿活动。

（3）热敷与按摩：能促进患者身体肌肉的放松，如果患者病情允许，可使用50℃温热水袋放于下腹部，并用手掌从患者的膀胱底部慢慢按摩推移按压向尿道方向，帮助患者进行排尿活动，但一定要注意力度，不能用力太猛，否则会导致患者膀胱破裂。

（4）心理暗示：使用适当的暗示方法，如让患者听流水声，轻揉患者的大腿内侧，用温水冲洗会阴部，温水坐浴。

（5）指压穴位：可采用中医针灸的方式刺激患者的曲骨、中极等穴位，先轻后重，刺激患者排尿。

（6）通便诱导排尿：可以使用直肠栓剂如开塞露1~2支纳肛或适当生理盐水灌肠，保留5~10min，患者可出现便意排便，因人体排尿和排便反射都有盆底神经参与，患者排便同时伴随排尿。

2. 留置导尿护理　若诱导排尿与药物治疗均无效，可考虑侵入性导尿操作。对于留置尿管的患者，需落实留置尿管的相关护理。

（1）无菌操作：进行导尿的过程中，需严格遵循无菌原则，按照流程对会阴部及尿道口充分消毒，操作过程中避免污染导尿管，并妥善固定尿管。

（2）控制首次排尿量：对于尿潴留膀胱过度膨胀的患者，若一次性排空膀胱，迅速解除了尿液对膀胱组织的压迫，可能造成黏膜血管破裂、膀胱出血。因此，应注意控制和减慢放尿速度，避免一次性过度排空膀胱，对于首次排尿建议控制排尿的量<1 000mL。

（3）做好尿管日常护理：长期留置尿管的患者，需保持会阴部清洁，常规每日对尿道口及会阴部进行日常清洗并保持干爽。对于月经期女性或大便失禁的患者，增加清洗频次，避免发生逆行性感染。每日需常规评估患者是否有尿路感染的症状，如果发生异常及时处理。正确妥善固定管路，避免发生意外脱管，避免管路受压、打折或者牵拉，避免将尿袋提高至高于膀胱的水平。

3. 膀胱造瘘护理　对于因下尿路梗阻压迫导致的尿潴留，可考虑耻骨上膀胱穿刺造瘘术。对留置膀胱造瘘的患者，需妥善固定造瘘管，包括内固定与外固定，并及时倾倒尿液，避免发生意外脱管，增加患者重新置管的痛苦与负担。指导患者及家属观察置管部位是否有红肿热痛及产生分泌物的情况，居家护理期间落实定期更换固定敷料并对局部皮肤进行消毒，定期更换集尿袋，避免发生导管相关性感染。带管期间鼓励患者饮水，增加尿量排出，避免发生导管堵塞。

4. 心理护理　提供心理辅导和支持，消除紧张情绪。向患者解释排尿困难发生的可能原因，并说明大部分情况是可以缓解的，树立患者的信心。此外，护士应注意观察，耐心沟通，及时了解患者的顾虑和担忧，给予针对性的解释。对于因留置尿管或膀胱造瘘引起的个人形象的改变，指导患者着宽松衣物进行遮盖，并将集尿袋妥善固定于衣物内部，可减少患者因个人形象改变而导致的社交回避行为。

5. 皮肤护理　患者的衣物要保持干燥、清洁、无异味，并保持患者会阴部清洁、干燥。

四、不良结局

如果尿潴留没有得到及时的处理,急性尿潴留状态下患者可能发生膀胱破裂;慢性尿潴留患者可能继发上尿路扩张、肾积水,甚至出现尿毒症,影响患者预后。

五、症状管理思维导图

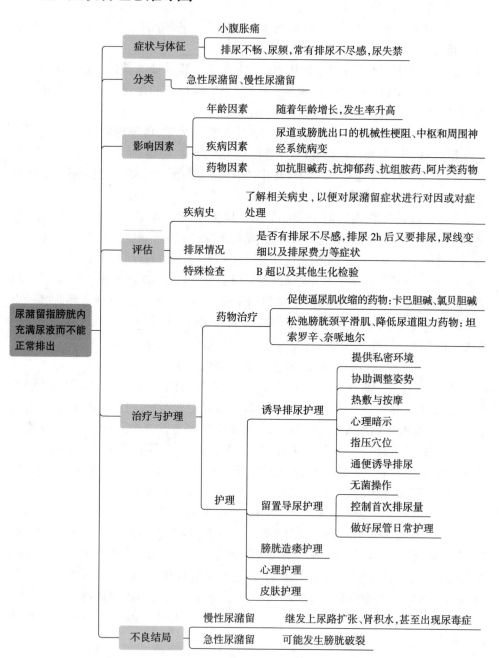

六、以家庭为中心的健康教育

1. 指导功能训练 对于急性尿潴留的患者,可指导患者进行功能训练,尝试使用热敷法、热滚动按摩法、指压按摩、听流水声等办法尝试自行排出小便。在诱导患者自主排尿的过程中,需给予充分耐心,保持隐秘及安静的排尿环境,取常规排尿体位,卧床患者可取半卧位。

2. 避免刻意憋尿 指导患者有尿意时及时排尿,避免憋尿。卧床患者定时使用便器,开始可在白天每隔 1~2h 送一次便器,以训练有意识排尿。排尿时指导患者用手轻按膀胱,并向尿道方向按压,使尿液被动排空。

3. 指导导尿管或造瘘管护理 对于因为尿潴留而长期留置尿管或膀胱造瘘管的患者,需指导患者进行导管的日常维护,对尿道出口及会阴部每日进行日常清洗并保持干爽。对于月经期女性或大便失禁患者,应增加清洗频次,避免发生逆行性感染。指导患者识别尿路感染的症状,如果发生异常及时处理。指导患者正确固定管路,避免发生意外脱管,避免管路受压、打折或者牵拉,避免将尿袋提高至高于膀胱的水平。

4. 给予心理社会支持 指导家属给予患者充分的关爱与耐心,理解患者因为尿潴留引起的身体不适以及活动不便,鼓励并支持患者树立治疗的信心,积极掌握自我照护技能。

（王芳芳　张凤玲）

第二节　尿频、尿急与尿失禁

一、概述

（一）概念

尿频（frequent urination）指 24h 排尿次数≥8 次,且夜尿次数≥2 次,这种频次下的排尿往往会影响人的生活质量。

尿急（urgent urination）指一种突发的难忍的排尿感,常造成急迫性尿失禁。

尿失禁（urinary incontinence）又称小便失禁,指尿液从尿道不自主流出的一种尿控失常的状况,常见于尿道解剖结构异常和机体应激反应。解剖结构异常常见于先天性尿路畸形及后天尿道括约肌松弛;机体应激反应指膀胱结石、感染及肿瘤等使膀胱逼尿肌过度收缩,造成膀胱失去贮存功能所致。终末期患者的肌肉会慢慢丧失张力,无法控制膀胱及尿道括约肌,尿失禁也较为常见。目前尿失禁已成为全球性的公共卫生问题,并成为影响人类健康的五大疾病之一。随着年龄的增长,尿失禁的患病率呈递增趋势,并且女性的患病率明显高于男性。

（二）症状与体征

尿频患者表现为小便次数增多,白天小便次数在 8 次或 8 次以上,夜间在 2 次及 2 次以上;尿急患者表现为一种很强烈的和突然产生的想解小便的欲望;尿失禁是尿液无法控制自主流出。尿失禁患者由于遗尿、漏尿等引起的不良气味容易产生羞耻、尴尬、自卑等不良情绪,在社会生活中容易产生隔离、孤立感。

（三）分类

尿失禁可根据其病理生理以及临床表现,分为真性尿失禁、充溢性尿失禁、压力性尿失禁以及急迫性尿失禁。

1. **真性尿失禁**　也称为完全性尿失禁,膀胱稍有一些尿便会不自主流出,膀胱处于空虚状态。常见原因有外伤、手术、分娩、先天性疾病引起的膀胱颈和尿道括约肌受损;脊髓初级排尿中枢与大脑皮层之间联系受损,如昏迷、截瘫等;膀胱与阴道之间有瘘管。

2. **充溢性尿失禁**　又称为假性尿失禁,指膀胱功能完全失去代偿,当膀胱内尿液充盈达到一定压力时,即可不自主地溢出少量液体。当膀胱内压力降低时,排尿立即停止,但膀胱仍呈胀满状态,尿液不能排空。常见原因有脊髓初级排尿中枢活动受抑制、前列腺肥大、膀胱充盈尿液致膀胱内压增加导致少量尿液流出。

3. **压力性尿失禁**　当腹压突然增加,比如咳嗽、打喷嚏、大声笑、运动、突然起身等,尿液自然流出体外。常见于膀胱括约肌张力下降、骨盆底部肌肉松弛、韧带松弛或肥胖者,多见于中老年女性。

4. **急迫性尿失禁**　严重的尿频、尿急且膀胱不受大脑神经控制而出现的大量尿液流出体外,一般发生于严重的膀胱感染。

（四）影响因素

1. **年龄因素**　尿频、尿急与尿失禁的发病率随年龄的增长而升高,老年男性患者常因为前列腺增生而出现明显的尿频、尿急症状,老年女性患者也可能因为盆底肌肉松弛而发生尿失禁。

2. **饮食与气候因素**　食物中含有丰富的水分或者是大量饮水、饮茶、饮酒等,均可使尿量增多,从而发生排尿频次增加以及尿频症状。

3. **疾病因素**　盆腔脏器脱垂、全子宫切除术史、肥胖、糖尿病、尿路感染、行动障碍等与尿失禁发病有关。

4. **药物因素**　一些药物的使用容易导致尿失禁的发生,如利尿剂、抗精神病药物、镇静剂、麻醉剂、解痉剂等。

5. **其他因素**　孕期激素水平变化可作用于组织和器官间的胶原成分,影响控尿机制;阴道分娩会损伤盆底组织,造成泌尿生殖道的组织损伤,与产后尿失禁发病有关;雌激素水平降低引起盆底组织松弛,也容易引起尿失禁的发生。

（五）诊断要点

尿频、尿急与尿失禁的诊断,主要依据患者的主诉,需评估患者 24h 排尿次数以及夜尿次数,对于尿失禁的分类诊断,需结合患者发生尿失禁时的诱发因素,进行鉴别诊断。对于发生尿频、尿急与尿失禁的病因,需结合其他客观检查结果进行诊断。由于终末期患者尿失禁较常见,下文将围绕尿失禁进行介绍。

二、评估

（一）病史评估

明确尿失禁的危险因素,正确评估排尿情况。排尿情况的评估主要通过问诊得出,包括:

1. 有无尿频、尿急、尿痛、阴道瘙痒等症状。

2. 排尿形态、频率、尿量是否有改变。

3. 有无相关诱发因素,如咳嗽、大笑、打喷嚏等。

（二）排尿情况评估

尿失禁评估可采用国际尿失禁咨询委员会尿失禁评估简表（ICI-Q-SF）评估患者尿失禁情况,详见附录 44。也可进行尿垫试验,用于前列腺根治性切除术后压力性尿失禁或女性压力性尿失禁严重程度的评估。国际尿控协会对尿垫试验进行了规范,使临床疗效指标有可比性,便于系统评价分析。具体尿垫试验持续1h,从试验开始患者不再排尿,按照以下时间节点完成指定事件:①试验开始,预先放置经称重的吸收物品（通常为已知重量的卫生巾）;②试验头 15min,患者喝500mL 白开水,卧床休息;③以后的 30min,患者行走,上下台阶;④最后 15min:患者应坐立 10 次,用力咳 10 次,跑步 1min,拾起地面 5 个小物体再用自来水洗手 1min,在试验 60min 结束时,将吸收物品称重,要求患者排尿并测尿量。但是值得注意的是,一旦患者出现急迫性尿失禁,则该尿垫试验不能用于尿失禁的评估。

三、治疗与护理

（一）治疗

1. 药物治疗 对于急迫性尿失禁（逼尿肌不稳定）,最常用的药物是抗胆碱能的溴丙胺太林,该药物对逼尿肌的特异性较强,中枢神经系统不良反应较少,作用时间比阿托品长。对于括约肌功能不全引起的尿失禁,可选择去甲麻黄碱。对无张力膀胱最有效的药物是氯贝胆碱。对于神经源性、功能性括约肌协同失调导致流出道阻力增加,这种情况最有效的方法是使用 α 拮抗药降低括约肌张力,常用的有酚苄明和哌唑嗪。

2. 中医针灸疗法 可对中极、关元、足三里、三阴交等这几个穴位进行针刺,增强盆底肌的张力,从而有效改善膀胱功能。

（二）护理

1. 心理护理　任何原因造成的尿失禁都会在很大程度上影响到日常生活,从而对患者产生很大的心理压力。医护人员应该理解、尊重患者,热情提供必要的帮助,消除患者紧张、羞涩、焦虑、自卑的情绪,协助患者建立恢复健康的信心。对于长期卧床的患者,通过改善排尿环境、保护隐私、加强生活护理等解除患者的自卑心理,缓解其焦虑等不良情绪。

2. 选择合适的排尿方式　护理人员应通过全面的评估,帮助患者选择合适的排尿方式。对于无法表达尿意的患者,可选择使用合适的尿垫或尿裤,尽量避免留置导尿。

3. 落实排尿相关安全措施　及时应答患者的排尿需求,提供合适的排尿器具;将坐便器、尿壶、便盆和卫生纸等放在患者触手可及的地方;帮助患者检查床边至厕所沿途有无障碍物,包括沿途地面上是否有液体,如有应及时清除;床边至厕所沿途最好安装扶手及照明设备。

4. 行为干预　行为干预方法主要包括生活方式的干预、膀胱训练和盆底肌训练、皮肤护理等。

（1）充分摄入液体:在患者病情允许的情况下,可以每天指导患者在白天摄入 2 000~3 000mL 的液体,增加喝水的次数,从而增加尿液,对膀胱产生刺激,促进产生排尿反射,预防尿路感染。

（2）生活方式干预:①合理使用尿垫和尿裤,如必须使用,可先从尿垫开始。使用过程中,每 2h 检查 1 次患者的排尿情况,及时更换尿垫或尿裤。保持尿垫和床单位的整洁和平顺,避免皮肤受压引起压力性损伤;每次更换尿垫或尿裤时,须检查患者皮肤有无破溃、糜烂等。②皮肤护理,保持患者会阴部清洁干燥,可在尿失禁患者的臀部放上一块中单或者是橡胶中单,也可以让患者使用尿垫;经常使用温水清洁会阴部皮肤,勤更换衣裤、尿垫或中单等,让患者的皮肤处于干燥状态,以免出现异味,预防压力性损伤。必要时局部涂凡士林或鞣酸软膏,以防局部皮肤因尿液刺激而造成糜烂、破溃等。③生活习惯方面,指导患者维持合理的膳食结构,多食富含维生素的食物;控制体重,增加运动量,防止因肥胖、便秘引起的腹腔压力增加;减少咖啡、碳酸饮料和辛辣、刺激食物的摄入;鼓励患者记录排尿日记,以便医护人员及时获得患者排尿的相关信息,包括排尿时间、排尿量、伴随症状等。

（3）膀胱训练:护理人员根据患者至少 3d 的排尿日记确定初始排尿频率,然后指导患者缓解尿急的方法,逐渐延长排尿间隔时间,减少排尿次数,增加膀胱容量,重建大脑皮质对膀胱功能的控制。

（4）盆底肌训练:指有意识地反复收缩和舒张盆底肌肉群,增加支持尿道、膀胱、子宫和直肠的盆底肌张力,以改善患者的排尿控制能力,主要包括凯格尔运动、普拉提运动和生物反馈法等。其中,凯格尔运动是最常见的一种训练方式。具体训练方法:首先收缩肛门,再收缩阴道、尿道,产生盆底肌上提的感觉,肛门、阴道、尿道收缩时,大腿和腹部肌肉保持放松,每次收缩不少于3s,然后放松,连续10~20min,3~5次/d。正确的盆底肌锻炼是增强盆底肌力量的关键,护理人员的正确引导是治疗成功必不可少的条件,治疗前要详细说明盆底肌的正确位置和收缩要点,防止患者夹紧大腿而没有收缩盆底肌,也要避免患者在收缩盆底肌的同时收缩腹肌。

(5)耻骨肌锻炼:在排尿过程中主动中断排尿后,再继续排尿的重复锻炼,有助于尿道括约肌功能的恢复。

5. 留置导尿 针对长时间尿失禁患者可以使用留置导尿术,可持续导尿或定时放尿,避免因为尿液的刺激而造成皮肤破溃。留置导尿管的患者要保持尿道口的清洁,每日用生理盐水清洗会阴及尿道口的分泌物至少2次。

6. 室内环境管理 定时打开门窗通风换气,除去不良气味,保持空气清新。

7. 暗示疗法 是运用心理暗示手段治疗疾病的一种方法,主要用于前列腺癌根治术后尿失禁的患者。患者易因尿失禁感到尴尬而产生焦虑、抑郁的心理。首先运用通俗的语言向患者及家属说明尿失禁是前列腺癌根治术后的常见并发症,允许家属陪护,使其情绪稳定。医护人员多用积极肯定的语言,让患者坚定"成功战胜疾病"的意念,但也要让其认识到治疗尿失禁需要一个过程,避免急躁的心理。同时,设法转移其注意力,改变患者一味专注于尿失禁的心理。帮助患者建立积极治疗的行为模式,每2~3h提醒患者如厕,先让患者听5~15min的流水声,或用温开水冲洗会阴部,同时轻轻按压上腹部使患者产生尿意和增强患者的排尿控制能力。另外,每次如厕前要询问患者有无尿意,患者感觉到有尿意并且可排出尿液则给予肯定;无尿意且未能排出尿液则给予鼓励,说明可下次再试,淡化患者对排尿的期望。对于不能自行排尿的患者,指导其使用间歇性自我导尿的方法。通过以上行为强化训练,帮助患者建立排尿的条件反射。对于患者每天的进步应加以肯定,让其产生"我正逐渐恢复"的意识,增强其战胜疾病的信心。

四、不良结局

尿失禁患者可能会因为长期遗尿、漏尿发生严重的失禁性皮炎,引起会阴部局部破溃、感染及疼痛不适,也可能诱发尿路感染,影响患者预后。在心理上,患者可能因长期使用尿不湿产生严重的病耻感,日常生活活动减少,容易产生严重的抑郁等不良情绪。

五、症状管理思维导图

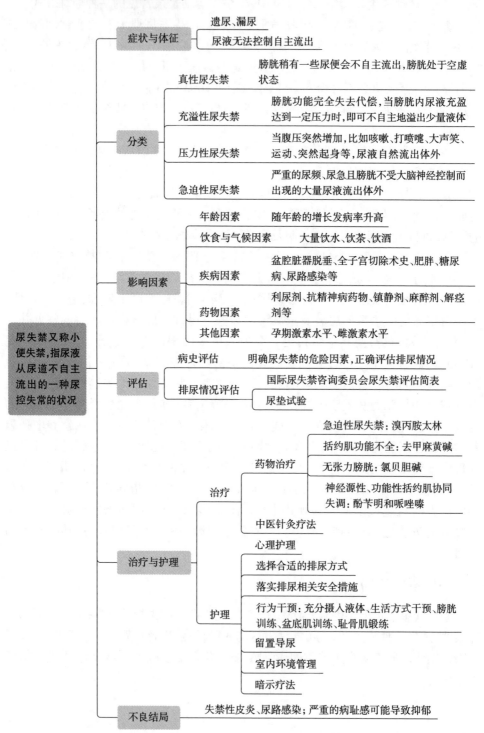

- 症状与体征
  - 遗尿、漏尿
  - 尿液无法控制自主流出
- 分类
  - 真性尿失禁：膀胱稍有一些尿便会不自主流出，膀胱处于空虚状态
  - 充溢性尿失禁：膀胱功能完全失去代偿，当膀胱内尿液充盈达到一定压力时，即可不自主地溢出少量液体
  - 压力性尿失禁：当腹压突然增加，比如咳嗽、打喷嚏、大声笑、运动、突然起身等，尿液自然流出体外
  - 急迫性尿失禁：严重的尿频、尿急且膀胱不受大脑神经控制而出现的大量尿液流出体外
- 影响因素
  - 年龄因素：随年龄的增长发病率升高
  - 饮食与气候因素：大量饮水、饮茶、饮酒
  - 疾病因素：盆腔脏器脱垂、全子宫切除术史、肥胖、糖尿病、尿路感染等
  - 药物因素：利尿剂、抗精神病药物、镇静剂、麻醉剂、解痉剂等
  - 其他因素：孕期激素水平、雌激素水平
- 评估
  - 病史评估：明确尿失禁的危险因素，正确评估排尿情况
  - 排尿情况评估
    - 国际尿失禁咨询委员会尿失禁评估简表
    - 尿垫试验
- 治疗与护理
  - 治疗
    - 药物治疗
      - 急迫性尿失禁：溴丙胺太林
      - 括约肌功能不全：去甲麻黄碱
      - 无张力膀胱：氯贝胆碱
      - 神经源性、功能性括约肌协同失调：酚苄明和哌唑嗪
    - 中医针灸疗法
  - 护理
    - 心理护理
    - 选择合适的排尿方式
    - 落实排尿相关安全措施
    - 行为干预：充分摄入液体、生活方式干预、膀胱训练、盆底肌训练、耻骨肌锻练
    - 留置导尿
    - 室内环境管理
    - 暗示疗法
- 不良结局
  - 失禁性皮炎、尿路感染；严重的病耻感可能导致抑郁

尿失禁又称小便失禁，指尿液从尿道不自主流出的一种尿控失常的状况

六、以家庭为中心的健康教育

1. 摄取适当液体 在病情允许的情况下,指导患者每日白天摄取 2 000~3 000mL 液体,促进排尿反射,预防尿路感染。少摄入会加重症状的食物或饮料。入睡前可适当限制饮水量,以减少夜间尿量。

2. 指导正确使用尿不湿 尿失禁患者从有尿意到尿液排出时间很短,需告知患者及其家属应给患者穿着腰部有松紧带或使用魔术贴等方便穿脱的裤子。

3. 训练膀胱功能 向患者及其家属做好解释工作,取得配合。定时使用便器,开始可在白天每隔 1~2h 送一次便器,以训练有意识排尿。排尿时指导患者用手轻按膀胱,并向尿道方向按压,使尿液被动排空。以后逐渐延长送便器时间,促进排尿功能恢复。

4. 训练盆底肌肉力量 指导患者正确进行盆底肌训练和耻骨肌锻炼,恢复肌张力,改善排尿控制能力。

5. 指导留置尿管的护理 对于长期留置尿管的患者,需指导患者及其家属进行留置尿管的日常维护,对尿道口及会阴部每日进行日常清洗并保持干爽;对于月经期女性,应增加清洗频次,避免发生逆行性感染;指导患者及其家属识别尿路感染的症状,如果发生异常及时处理;指导患者及其家属正确固定管路,避免发生意外脱管,避免管路受压、打折或者牵拉,避免将尿袋提高至高于膀胱的水平。

6. 给予心理社会支持 指导家属给予患者充分的关爱与耐心,理解患者可能因长期使用尿不湿以及漏尿产生的异味而导致严重的病耻感,从而刻意减少日常生活活动。应鼓励家属陪伴患者,并支持患者积极掌握自我照护技能。

（王芳芳 张凤玲）

第三节 少尿、无尿与血尿

一、概述

（一）概念

少尿（oliguria）指 24h 尿量少于 400mL 或者每小时尿量少于 17mL,多见于急性肾炎、大失血、抗利尿激素与醛固酮分泌过多、肾动脉被肿瘤压迫、腹泻、呕吐、大出汗、心力衰竭和休克等患者。

无尿（anuria）指 24h 总尿量少于 100mL,多见于严重心肾疾病和休克患者。

血尿（hematuria）指离心沉淀尿中每高倍镜视野≥3 个红细胞,或非离心尿液超过 1 个或 1h 尿红细胞计数超过 10 万,或 12h 尿沉渣计数超过 50 万,均示尿液中红细胞异常增多,是常见的泌尿系统症状。轻者仅镜下发现红细胞增多,称为镜下血尿;重者外观呈洗肉水样或含有血凝块,称为肉眼血尿。通常每升尿液中有 1mL 血液时即肉眼可见尿液呈红色或呈洗肉水样。

（二）症状与体征

少尿与无尿是一组渐进性的临床表现,主要表现是患者尿量明显减少,达到少尿或无尿的诊断标准。

血尿是泌尿系统出血或泌尿系统功能不全,患者排出的尿液中含有红细胞,出血量大时可出现肉眼可见的血尿症状,表现为小便呈红色或呈洗肉水样。当尿液颜色呈红色或褐色时,怀疑有肉眼血尿,但尿液颜色的改变并不一定反映了失血程度,因为 1L 尿液中含有 1mL 血液即可产生肉眼可见的颜色变化。肉眼血尿伴排出血凝块通常提示出血源于下尿路。

（三）影响因素

1. 疾病因素　疾病终末期患者可能发生肾功能衰竭、循环灌注不足而出现排尿减少,表现为少尿甚至无尿,也可出现血尿;前列腺或膀胱炎或感染、结石,可能发生血尿;泌尿系统恶性肿瘤患者,如膀胱癌、肾癌或者肿瘤侵犯泌尿系统,可出现血尿;患者疾病晚期发生尿路感染、出凝血功能紊乱、血小板下降等情况,也可能继发血尿症状。

2. 治疗相关因素　肿瘤患者进行化疗可引起血尿,多种化疗药物可引起出血性或非出血性膀胱炎,如异环磷酰胺、环磷酰胺、多柔比星、达卡巴嗪等。盆腔（含膀胱）放疗后,膀胱黏膜最初出现水肿且脆性增加,随后出现进行性动脉内膜炎,导致黏膜下血管闭塞、缺血和再灌注损伤;黏膜和黏膜下层纤维化,伴毛细血管扩张、脆弱易出血,出现血尿。

3. 其他因素　暴力伤及泌尿系统也可能发生血尿;长期留置尿管或操作不当也是发生血尿的高风险因素。

（四）诊断要点

少尿与无尿主要以患者尿量作为主要诊断标准,少尿的标准是成人 24h 尿量 <400mL 或者每小时尿量 <17mL,无尿的标准是成人 24h 尿量 <100mL。常见于肾功能衰竭或休克状态,结合病史还可进行尿常规、血常规、肾功能、肝功能、血清白蛋白水平检查、输尿管逆行造影、静脉肾盂造影等辅助检查,必要时行肾穿刺活检;但对于终末期少尿、无尿患者,应慎重选择有创操作检查,如果是急性肾功能衰竭,必要时行血液透析治疗。

血尿只是一种临床表现,其原因可以从其是否伴有其他症状进行分析。无症状的血尿应首先考虑泌尿系肿瘤的可能性;血尿伴有疼痛,尤其是伴有绞痛应考虑尿路结石;如伴有尿痛及尿流中断,应考虑膀胱结石;如伴有明显膀胱刺激症状,以尿路感染、泌尿系结核以及膀胱肿瘤等多见。此外,应结合患者病史、年龄,血尿的色泽、程度等对血尿的原因进行综合判断。

二、评估

1. 病史评估　应对患者进行详细的病史回顾,如询问是否为女性的月经期,以排除假性血尿;了解患者是否伴有全身或泌尿系统症状;有无腰腹部新近外伤和泌尿道器械检查史;过去是否有高血压和肾炎史等。

2. 尿液性状 对于血尿患者,需评估了解血尿出现在尿程的哪一段,是否全程血尿,有无血块。红色尿不一定是血尿,需仔细辨别。如尿呈暗红色或酱油色,不混浊无沉淀,镜检无或仅有少量红细胞,见于血红蛋白尿;尿呈棕红色或葡萄酒色,不混浊,镜检无红细胞,见于卟啉尿;服用某些药物如大黄、利福平,或进食某些红色蔬菜也可排红色尿,但镜检无红细胞。

3. 尿量评估 对于留置尿管的患者,可通过一次性引流袋刻度准确记录患者24h尿量;对于自主排尿的患者,如果需要进行尿量评估,需使用集尿器进行尿量收集,以评估患者尿量的具体情况;对于尿失禁患者,可通过测量尿不湿重量进行24h尿量估算。

4. 辅助检查 为明确患者出现少尿、无尿或血尿的原因,可结合患者病史,并需要进行尿常规、尿细菌学、尿细胞学、肾功能、膀胱镜、B超、X线、CT、MRI等进行协助检查诊断。

三、治疗与护理

(一)少尿与无尿

1. 治疗 当患者出现少尿、无尿时,需根据病因诊断结果,对于肾前性、肾性以及肾后性少尿、无尿,给予不同的对症治疗。肾前性应给予扩容,增加循环量,改善患者循环灌注状态;肾性给予改善肾循环治疗,去除诱发因素,促进尿液的排出,必要时使用血液透析治疗;肾后性一般见于输出通道梗阻,可选择行外科手术解除梗阻等。

2. 护理

(1)遵医嘱给予升压、利尿、改善循环的治疗药物,避免发生药物外渗。

(2)准确评估记录患者出入量情况,评估患者入量是否足够,如果因为入量不足导致尿量减少,应补充患者入量,鼓励患者饮水。

(3)生命体征不稳定时需给予心电监护,对于循环灌注不足的患者,血压的监测非常重要,应根据患者血压情况动态调整用药速度。

(4)饮食上需给予低盐优质蛋白饮食。

(5)监测患者的电解质情况,避免发生无尿性高钾血症。

(6)对于终末期少尿、无尿患者,需提前告知家属这可能是患者病情恶化的一个症状,指导家属积极应对,并做好家属安抚工作。

(二)血尿

1. 治疗

(1)对于结石导致血尿的患者,应大量饮水加快药物和结石排泄,但肾炎已发生水肿者应少饮水。

(2)如果血尿由尿路感染引起,可口服和注射抗生素和尿路清洁剂。

(3)癌症患者发生出血性膀胱炎,应在放化疗期间积极预防;若治疗后仍出现血尿,可局部或全身应用止血药物,包括凝血酶、去甲肾上腺素等,还可合用维生素 C。同时,可采用冰盐水持续膀胱冲洗、膀胱内灌注药物、高压氧治疗等方法进行治疗,持续严重的出血性膀胱炎还可能采取麻醉下膀胱镜操作去除凝块并点灼出血点,还可能需要灌注收敛剂才能获得成功。对于以上治疗失败患者,可能还需更积极的干预,包括膀胱内灌注福尔马林、髂动脉栓塞术、尿流改道术或膀胱切除术。

（4）一般来说,优先使用侵袭性最小的干预措施,对于生命终末期患者,需慎重考虑有创手术治疗。

2. 护理

（1）血尿患者需卧床休息,减少剧烈活动。

（2）遵医嘱使用止血药物,并观察评价血尿的情况是否有所改善。

（3）评估患者的活动耐力,对于失血性贫血患者可给予氧气吸入,缓解因失血性贫血导致的缺血缺氧症状。

（4）对持续冰盐水膀胱冲洗的患者,保持冲洗系统的密闭无菌性,注意无菌操作,按照留置尿管的要求常规进行会阴部清洗,避免发生逆行性感染。

（5）指导患者在床上正确活动,注意紧密连接管路避免滑脱,避免打折。观察记录冲洗液的量与排出的液体量与颜色,当排出液量明显少于灌注量,应及时检查,避免因堵管发生膀胱过度膨胀甚至膀胱破裂的情况。

（6）鼓励患者主动表达个人感受,如果出现腹胀不适,积极报告给医护人员。

四、不良结局

生命终末期患者出现少尿、无尿、血尿,可能是病情恶化的一个表现,患者可继发水肿、电解质紊乱、贫血、心力衰竭等并发症,如果没有及时得到有效纠正,病情可进一步恶化。

五、症状管理思维导图

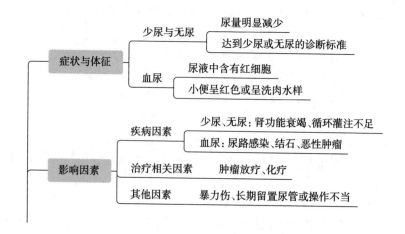

少尿指 24h 尿量少于 400mL 或者每小时尿量少于 17mL
无尿指 24h 总尿量少于 100mL
血尿指尿液中红细胞异常增多

诊断要点
- 少尿：成人 24h 尿量 <400mL 或者每小时尿量 <17mL
- 无尿：成人 24h 尿量 <100mL
- 血尿：离心沉淀尿中每高倍镜视野 ≥3 个红细胞，或非离心尿液超过 1 个或 1h 尿红细胞计数超过 10 万，或 12h 尿沉渣计数超过 50 万
- 少尿、无尿与血尿均为临床表现，应从是否伴有其他症状进行综合诊断

评估
- 病史评估：进行详细病史回顾以排除假性血尿
- 尿液性状：评估了解血尿出现在尿程的哪一段，是否全程血尿，有无血块
- 尿量评估：使用集尿袋、尿不湿称重
- 辅助检查：尿常规、尿细菌学、尿细胞学、肾功能、膀胱镜、B 超、X 线、CT、MRI 等

治疗与护理

少尿、无尿
- 治疗
  - 肾前性应给予扩容治疗
  - 肾性给予改善肾循环治疗
  - 肾后性可选择行外科手术解除梗阻
- 护理
  - 遵医嘱用药
  - 准确评估记录患者出入量
  - 生命体征不稳定时需给予心电监护
  - 低盐优质蛋白饮食
  - 监测患者的电解质情况
  - 指导家属积极应对

血尿
- 治疗
  - 结石导致血尿：应大量饮水加快药物和结石排泄
  - 尿路感染导致血尿：可口服和注射抗生素和尿路清洁剂
  - 出血性膀胱炎：局部或全身应用止血药物、冰盐水持续膀胱冲洗、膀胱内灌注药物、高压氧治疗等方法进行治疗
  - 生命终末期患者，需慎重考虑有创手术治疗
- 护理
  - 卧床休息，减少剧烈活动
  - 遵医嘱使用止血药物，观察评价血尿的情况是否有所改善
  - 失血性贫血患者可给予氧气吸入
  - 冰盐水持续膀胱冲洗的护理
  - 指导患者在床上正确活动
  - 鼓励患者主动表达个人感受

不良结局：水肿、电解质紊乱、贫血、心力衰竭，未及时干预可导致病情恶化

六、以家庭为中心的健康教育

1. 告知疾病相关知识　告知患者及其家属患者出现少尿、无尿或血尿的原因以及可能会发生的预期结果,鼓励患者及其家属对不清楚的地方进行提问。

2. 指导家属参与照顾　指导患者及其家属参与患者的照顾,学会观察出入液体总量、排尿频率、尿液的颜色、尿液的气味改变。

3. 落实会阴部清洁护理　患者出现少尿、无尿或血尿时,尿道口的自洁作用减弱,容易发生下尿路感染,指导家属对患者进行正确的会阴部清洁,常规使用温热水专用毛巾或者棉柔巾对会阴部每日清洗 2 次,保持清洁干燥舒适。对于小便失禁患者,需指导家属正确使用尿不湿,嘱其不能因为少尿而减少更换频次。

4. 膀胱冲洗的观察与护理　对于膀胱冰盐水冲洗的患者,需指导家属进行管路以及冲洗液的观察,如果排出液的量明显少于冲洗液的量,需及时报告医护人员以及时排除发生血凝块堵管的情况。按照留置尿管要求保持会阴部清洁干爽,对于月经期女性,应增加清洗频次,避免发生逆行性感染,指导其识别尿路感染的症状,如果发生异常及时处理。指导患者正确固定管路,避免发生意外脱管,避免管路受压、打折或者牵拉,避免将尿袋提高至高于膀胱的水平。

5. 给予心理社会支持　指导家属给予患者充分的关爱与耐心,陪伴安抚患者。

（王芳芳　张凤玲）

第七章 神经系统的症状管理

第一节 疲 乏

一、概述

（一）概念

疲乏（fatigue）又称疲劳，是一种主观不适感觉，严重情况下会引起个体失去其完成原来所从事的正常活动或工作能力。疾病发展到一定阶段都可出现疲乏。最常见的疾病晚期疲乏，是由癌症引起的疲乏。

癌因性疲乏（cancer-related fatigue，CRF）是一种与癌症或癌症治疗相关的疲乏感或疲惫感，普遍存在于接受放疗、化疗的肿瘤患者中。美国国家综合癌症网络（National Comprehensive Cancer Network，NCCN）在 2016 年将癌因性疲乏定义为"一种痛苦的、持续的、主观上的与癌症和癌症治疗相关的，躯体、情感或认知上的疲乏感或疲惫感，这种感受与近期的活动量不成比例，并且患者伴有功能障碍"。

癌因性疲乏与普通健康人群的疲乏相比，癌症患者对疲乏的描述更多的是一种源自疲乏的痛苦体验，而且可能持续存在，这种疲乏会消耗更多的能量，持续更长的时间，程度更加严重，并且不易缓解，影响患者的日常生活能力与生活质量。在生命末期患者中，疲乏的发生率可达 85%，严重影响终末期患者的生活质量。

（二）症状与体征

有研究指出，睡眠质量下降、体力下降、认知及情绪反应的行为改变可以作为疲乏出现的早期表现，而身体控制能力下降、社交减少可能表明患者已经进入到了疲乏状态。在对癌因性疲乏的患者调查中，关于疲乏具体的症状表现，主观上多被患者描述为乏力、不适、倦怠、情绪低落、感觉虚弱、疲劳、烦躁、筋疲力尽、无力做事甚至无法完成日常活动等。在身体表征中，有些患者可能会出现双腿发软的表现。

（三）影响因素

1. 肿瘤相关因素　在新确诊的肿瘤患者中即可观察到与疾病明显相关的疲

乏症状,在晚期癌症患者中,随着肿瘤的进展可能会影响多个器官的功能,并引起骨骼肌系统的神经和生理变化,同时肿瘤引起的炎症反应可能导致能量代谢异常并抑制肌肉功能,会直接导致疲乏的相关临床表现。

2. 治疗相关因素　一些特殊的治疗,如化疗、放疗、手术治疗、免疫治疗、干细胞移植等可直接诱发或加重患者的疲乏症状。放化疗过程中,出现的恶心呕吐、便秘、腹泻、食欲减退等消化道症状,治疗相关的神经毒性、疼痛、贫血、细胞破坏的终产物,都可能加重患者疲乏的感受。生物反应调节剂,如促炎细胞因子和激素的使用,也可引起或加重患者的疲乏;免疫治疗常见的副作用,如产生甲状腺功能减退症状,也会导致患者的疲乏症状加重。

3. 合并症　患者的合并症也是疲乏的一个危险因素,如疼痛、睡眠紊乱、感染、贫血、营养不良等慢性疾病,心理社会应激障碍会使患者疲乏加重。

（四）诊断要点

对于疲乏的诊断,主要以患者的主诉症状为依据。国际疾病分类第10版(ICD-10)诊断标准中,认为当癌症患者疲乏症状反复出现,持续2周以上,同时伴有以下10大症状中5个及以上时,可以诊断为癌因性疲乏:①虚弱感或四肢乏力。②注意力不集中。③缺乏激情,情绪低落,精力不足。④失眠或嗜睡。⑤经过睡眠后感到精力未能恢复。⑥活动困难。⑦出现悲伤、易激惹、受挫感等情绪反应。⑧不能完成原先能胜任的日常活动。⑨短期记忆减退。⑩活动后经过休息,疲乏症状持续数小时不能缓解。

二、评估

（一）疲乏情况

疲乏的评估主要包括患者的主观感受与客观表现2个方面。其中,主观感受主要包括躯体疲乏、情感疲乏、认知疲乏,而客观表现主要是体力与精力降低的具体表现。除此之外,疲乏的评估还应该包括疲乏的存在对身体功能、社会功能、认知情绪和生活质量等其他方面影响的评估,以明确评估疲乏对治疗的临床意义。目前,对于疲乏的全面评估主要以患者自我报告的形式为主,同时也强调使用标准化和经心理测量验证的评估工具进行全面评估。以癌因性疲乏的评估为例,临床使用的评估量表主要包括单维度评估量表与多维度评估量表。

1. 单维度评估量表和子量表　这一类评估工具操作简单,易于回答,患者自评使用比较方便,但是这一类量表内容缺乏深入性与全面性,比较单一,不能反映患者癌因性疲乏的整体情况。

（1）简短疲乏量表(brief fatigue inventory, BFI):由美国MD Anderson癌症中心研制,总共包含9个条目,用0~10数字来描述程度,0代表无,10代表最严重。评测的内容包括患者当前疲乏的程度,过去24h疲乏的一般水平与最严重的水平,以及疲乏对日常行为、情绪、行动能力、日常工作、与他人的关系、生活乐趣的影响程度。该量表的中文版具有良好的信效度。

（2）欧洲癌症研究与治疗组织生活质量核心问卷（European Organization for Research and Treatment of Cancer Quality of Life Questionnaire 30, EORTC QLQ-C30）：该量表中关于疲乏的子量表包含 3 个条目，记录患者过去 1 周内生理疲乏的情况。采用 likert 4 级评分法，得分越高代表症状越严重。该量表较为简短，不宜作为单独量表用于晚期癌症患者。

（3）癌症治疗功能评估疲乏量表（function assessment of cancer therapy-fatigue, FACT-F）：该量表中有 13 个条目是关于疲乏的测评，通过让患者回忆 7d 以来的情况来评测疲乏程度，可作为一个独立的疲乏量表使用。采用 0~4 分评分法，0 分代表一点也不，4 分代表非常，但仅适用于治疗中的患者。

（4）疲乏等级量表（fatigue severity scale, FSS）：该量表含有 9 个条目，包括患者疲乏的严重程度以及疲乏对患者一些特定活动的影响程度，采用的是 1~7 分的评分法，1 分代表患者极为不同意量表条目的陈述，7 分代表患者完全同意量表条目的陈述。当所有条目的总得分高于 36 分时，建议医务工作者对患者行进一步的全面评估。

2. 多维度评估量表 与单维度评估工具不同，多维度评测可区分患者躯体性疲乏与精神性疲乏并评估其相关的维度反应，可以同时测量疲乏的性质、严重程度及影响因素等，其评测结果可以给癌因性疲乏的治疗提供指导方向。

（1）Piper 疲乏量表 -12（Piper fatigue scale, PFS-12）：该量表是首个专门用来评测癌因性疲乏的多维度量表，可从躯体、情感和认知 3 个不同的维度反映患者的主观感受。修订后的量表含有 12 个条目，可以评估患者的行为、情感、感觉、认知方面的疲乏。采用了 0~10 分评分法，分数越高代表疲乏的情况越严重。

（2）多维度疲乏量表（multidimensional fatigue inventory, MFI-20）：是一种相对简便易行的多维度疲乏评测工具。量表含有 20 个条目，包含疲乏本身，以及生理、心理、活动和积极性 5 个方面的内容。采用 1~5 分评分法，1 分代表完全符合，5 分代表完全不符合。

（3）疲乏症状量表（fatigue symptom inventory, FSI）：包括 13 个条目，评估患者过去 1 周内疲乏的严重程度，以及疲乏对日常生活、活动、情绪、集中精力的能力和生活质量的影响，采用 0~10 分评分法，具有很好的信效度。

（4）癌症疲乏量表（cancer fatigue scale, CFS）：包括 15 个条目，评估内容涵盖患者身体、活动、情感、注意、记忆方面的疲乏症状。采用 1~4 分评分法，得分越高提示疲乏越严重。该量表在癌症治疗患者中使用的信效度较好，且具有简洁、易于完成的优点。

（5）多维疲乏症状量表简表（multidimensional fatigue symptom inventory-short form, MFSI-SF）：该量表涵盖了一般疲乏、体力疲劳、情绪、心理和活力 5 个维度的疲乏情况，共 30 个条目，具有很好的内部一致性和重测信度。

（二）潜在病因

针对疲乏的评估还应包括疲乏史、疾病状态和潜在的促发因素。疲乏史包括疲乏的发生、持续时间和模式，及其相关因素或缓解因素；疾病状态包括患者的治疗类型以及对治疗的反应；潜在的促发因素包括贫血、疼痛、情绪困扰、睡眠障碍、营养不良、电解质紊乱、活动水平下降、酒精或其他物质滥用，以及多器官功能障碍等。

三、治疗与护理

疲乏的一线治疗手段经常需要对其伴随因素而非疲乏本身进行识别与治疗，但目前仍缺乏对于疲乏干预的金标准，常见的治疗方法可分为药物治疗与非药物治疗。

（一）药物治疗

大多数临床使用的药物主要是针对可能诱发或加重疲乏的一些并发症状和可治疗因素，如针对患者的疼痛、恶心呕吐、腹泻、便秘、睡眠紊乱、营养不良等，可使用相应的药物改善患者症状，以达到减少这些并发症状对患者疲乏状况的负面影响，从而达到缓解疲乏症状的治疗效果。针对疲乏症状本身的治疗药物比较有限，主要有精神兴奋剂和抗抑郁药物。

1. 精神兴奋剂 哌醋甲酯（一种中枢神经系统兴奋剂）可用于癌因性疲乏的治疗，使用时需要考虑药物反应及潜在的头痛、恶心、便秘等副作用。

2. 抗抑郁药物 目前虽然疲乏和抑郁症是否具有相同的病理生理学特点还未明确，但在临床实践中已有人在抑郁的癌症患者中使用抗抑郁药物治疗疲乏。伴有睡眠障碍和抑郁的患者可能从抗抑郁药物如去甲替林、阿米替林中获益。

3. 其他补充替代疗法 使用营养补充剂辅酶 Q10、左旋肉碱以及保健食品人参等，可能会有助于改善疲乏。对于终末期的患者，推荐使用地塞米松、泼尼松等药物用于改善疲乏状态。

（二）非药物治疗

非药物干预手段比较多样化，常见的有以下几类：

1. 物理治疗 如针灸、穴位按压、按摩疗法等，可以尝试用于改善患者的疲乏，但是因为目前这方面证据样本量较小、研究文献质量参差不齐，所以物理疗法改善患者疲乏的确切效果需要进一步探讨证实。

2. 运动疗法 运动能缓解患者的疲乏，但是对于不同患者，医护人员应该充分评估患者自身的特点，并据此制订个性化的运动方案，以提高患者的依从性从而达到更理想的干预效果。对于骨转移、血小板减少症、贫血、发热或急性感染期、有跌倒风险的患者，使用运动疗法应该谨慎。

3. 心理社会治疗 主要包括认知行为疗法、心理教育疗法、表达支持疗法等，尤其是对于同时并发焦虑、抑郁的患者，推荐由专业的精神心理工作者给予其心理社会支持治疗。

4. 营养咨询与治疗　营养不良是加重患者疲乏的一个相关因素。营养咨询与治疗的目的主要是针对存在营养不良风险或营养不良的疲乏患者,通过营养补给,改善营养不良状况,维持电解质平衡,以缓解疲乏症状。

（三）护理

1. 指导患者正确活动　告知患者通过锻炼能有效缓解疲乏感,避免患者陷入疲乏—缺乏活动—更加疲乏的恶性循环中。了解患者的疲乏程度以及对生活的影响情况,协助患者建立疲乏改善方案,尤其是患者居家期间的个性化运动方案,并指导患者在家人的陪伴下进行瑜伽、太极、八段锦、散步等有氧锻炼。在制订方案的过程中,要注意因人而异,考虑患者个性化的需求,并评估干预的效果,动态地对干预方案进行调整。同时,指导患者如何在运动中避免意外伤害的发生。

2. 进行睡眠管理　睡眠质量差、睡眠时间不足等问题会促进疲乏的产生或加重疲乏的主观感受。因此,对于有睡眠障碍的患者,治疗睡眠障碍从而改善睡眠质量,是治疗疲乏的一个重要手段。可通过刺激控制,如困倦时再上床;每晚保持相对固定的入睡时间;每天在相同的时间起床;也可通过睡眠限制,如避免长时间午睡或午睡时间太晚,限制每天在床上的时间等认知行为疗法来改善睡眠状态,制订睡眠计划。同时注意睡眠卫生,如创造安静、低亮度的睡眠环境;避免睡前饮用咖啡、绿茶等饮品。医护人员可根据患者的生活方式与习惯协助指导制订个性化的睡眠管理方案。

3. 给予心理社会支持　对于一般患者,护士需要关注患者的心理社会状态,识别需求,提供心理支持、信息支持,并协助患者寻求更多的社会支持。发现不良行为,纠正消极想法,协助患者重建积极的认知。还可以尝试正念减压疗法,并指导家属陪伴患者,给予持续的鼓励与支持。

四、不良结局

疲乏是疾病晚期患者常见的症状,在癌症患者中发生率高,可能会在治疗过程中持续存在,严重影响患者的生活质量,同时可导致抑郁、焦虑等心理障碍,对患者和其照顾者的生理、心理和经济状况都有负面的影响。

五、症状管理思维导图

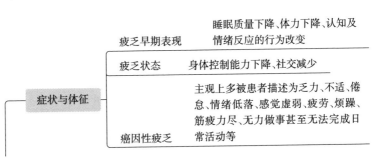

疲乏又称疲劳,是一种主观不适感觉,严重情况下会引起个体失去其完成原来所从事的正常活动或工作能力癌因性疲乏是一种与癌症或癌症治疗相关的疲乏感或疲惫感,普遍存在于接受放疗、化疗的肿瘤患者中

影响因素

肿瘤相关因素
肿瘤疾病本身以及肿瘤的进展可能会影响多个器官的功能以及引起骨骼肌系统的神经和生理变化

治疗相关因素
如化疗、放疗、手术治疗、免疫治疗、干细胞移植等

合并症
如疼痛、睡眠紊乱、感染、贫血、营养不良等慢性疾病

诊断要点

根据 ICD-10 诊断标准:癌症患者疲乏症状反复出现,持续 2 周以上,同时伴有以下 10 大症状中至少 5 个及以上,可以诊断

- 虚弱感或四肢乏力
- 注意力不集中
- 缺乏激情、情绪低落、精力不足
- 失眠或嗜睡
- 经过睡眠后感到精力未能恢复
- 活动困难
- 出现悲伤、易激惹、受挫感等情绪反应
- 不能完成原先能胜任的日常活动
- 短期记忆减退
- 活动后经过休息,疲乏症状持续数小时不能缓解

评估

疲乏情况
- 简短疲乏量表
- 欧洲癌症研究与治疗组织生活质量核心问卷
- 癌症治疗功能评估疲乏量表
- 疲乏等级量表
- Piper 疲乏量表 -12
- 多维度疲乏量表
- 疲乏症状量表
- 癌症疲乏量表
- 多维疲乏症状量表简表

潜在病因
找出潜在的病因进行干预

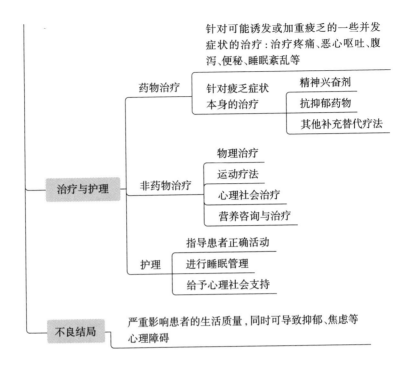

六、以家庭为中心的健康教育

健康教育和咨询是控制疲乏的重要举措。通过健康教育，让患者了解疲乏症状本身，消除患者不必要的担心与顾虑。同时，根据患者情况，给予明确的用药及其他治疗指导，制订个性化的方案，取得家庭主要成员的支持，并跟踪评估反馈，动态调整咨询与宣教内容，直至达到满意的效果。健康教育与咨询的主要内容包括以下几个方面：

1. 纠正认知误区　告知患者疲乏在疾病晚期患者中普遍存在的情况，消除顾虑。当患者出现明显的疲乏时，易理解为疾病进展的表现，进而产生消极的情绪与行为，加重疲乏的感受，对治疗的依从性下降。因此，纠正患者/家属对疲乏的认知误区，告知患者疲乏的表现可能是疾病本身与治疗手段副作用的综合表现，而不是疾病进展或治疗无效的指征，是健康教育的必要内容。

2. 告知疲乏相关知识　结合对患者病情的整体全面评估，以通俗易懂的方式告知患者疲乏发生的原因、持续时间以及具体症状表现，让患者更清楚地了解自己身体上发生的疲乏相关症状。

3. 指导患者自我监测　告知患者疲乏自我监测的重要性，并指导其使用评估工具正确评估自己疲乏的严重程度。可以告知患者使用最简单的0~10分评分法对自己的疲乏相关症状进行评估记录，并记录自己的日常活动情况，从记录中了解加重或缓解疲乏的一些相关因素或举措，有利于帮助患者找到改善疲乏的办法，避免诱发疲乏的一些因素，促进患者更好地进行疲乏症状的自我管理。

4. 建立疲乏改善方案　指导患者利用一切自身可及的资源,协助其建立完善的疲乏改善方案,可能包括药物治疗、行为认知干预、睡眠管理、营养补充、运动疗法等具体可实施的个性化方案。在制订方案的过程中,尤其要注意因人而异,考虑患者个性化的需求,并评估干预的效果,动态地对干预方案进行调整。

5. 鼓励家属积极参与和支持　强调家属在疲乏管理中的重要作用,通过强有力的社会支持与陪伴,可以缓解患者的疲乏症状,帮助患者提高对治疗的依从性,提高生活质量,改善患者的整体状况。在患者配合治疗的过程中,家属需要对患者的努力与配合给予肯定,并让患者看到改善的效果,这样的正反馈可以增强患者改善症状的信心并能促进患者进行积极的自我管理。

6. 定期反馈　与患者及其家庭保持持续的联系与随访,定期跟踪反馈患者的治疗依从性与效果,对于效果明显的患者给予积极的反馈,有助于进一步增强患者对于干预方式的依从性。对于改善效果不明显的情况,与患者一起查找原因并修订方案。

（张凤玲）

第二节　嗜睡、意识模糊、昏睡、昏迷

一、概述

（一）概念

嗜睡（somnolence）表现为对周围的事情漠不关心,呈现持续睡眠状态,但可唤醒。唤醒后可以准确回答问题,但停止交谈或者刺激后会立即进入睡眠状态。

意识模糊（confusion）是一种以意识内容改变为主的意识障碍。表现为注意力减退,情感反应淡漠,定向力障碍,活动减少,语言缺乏连贯性,对外界刺激可有反应,但低于正常水平。患者能保持简单的精神活动,但对时间、地点、人物的定向能力发生障碍。

昏睡（stupor）患者的觉醒水平、意识内容和随意运动均明显降低。呼唤或移动患者肢体也不能叫醒,对痛觉刺激敏感有反应,并能短暂的唤醒,但是不能正确回答问题。

昏迷（coma）是最严重的意识障碍,即意识完全丧失。患者运动、感觉和反射功能障碍,不能被任何刺激唤醒。

（二）症状与体征

意识模糊患者的时间、空间、人物定向力明显障碍,常答非所问,错觉多见,幻觉少见。表情呆板,反应迟钝,思维和言语不连贯。嗜睡以意识清晰度减低为主,呼叫、推动以及痛刺激可以将其唤醒,醒后意识可清醒,可进行一些简短的交谈或进行一些简单的动作,亦可表现为精神错乱,但刺激停止后立即入睡。昏睡表现为

在强烈的刺激下可以唤醒,但是回答问题不完全,刺激停止立即进入睡眠状态。昏迷表现为强烈刺激也无法唤醒,不能回答问题。

(三)分类

嗜睡、昏睡、昏迷、意识模糊是意识障碍的不同类型,其中意识模糊是以意识内容改变为主的意识障碍,而嗜睡、昏睡、昏迷是觉醒程度改变的意识障碍。其中昏迷可分为:

1. 轻度昏迷　患者各种生理反射均存在,随意活动消失,对疼痛刺激有反应,体温、脉搏、呼吸等生命体征多无明显改变,可伴谵妄或者躁动。

2. 中度昏迷　患者的睁眼、语言和自发性运动均已丧失,对外界的各种刺激均无反应,对强烈的疼痛刺激或可出现防御反应。眼球无运动、角膜反射减弱、瞳孔对光反射迟钝。呼吸减慢或增快,可见周期性呼吸、中枢神经源性过度换气等中枢性呼吸障碍,脉搏、血压也有改变。

3. 深度昏迷　全身肌肉松弛,强烈的疼痛刺激也不能引出逃避反应,去大脑强直。眼球固定,瞳孔显著扩大,瞳孔对光反射、角膜反射、吞咽反射等全部消失。呼吸不规则、血压或有下降,大小便失禁,偶有潴留。

(四)影响因素

1. 颅内病变　脑血管病、颅脑外伤、颅内炎症、颅内肿瘤、神经系统疾病。

2. 影响脑代谢的全身性疾病　药物中毒、内分泌及代谢性疾病、血液病、免疫性疾病、缺氧、缺血、全身感染,其他如中暑、电击、溺水、自杀、过敏反应等。

(五)诊断要点

《欧洲昏迷和意识障碍诊断指南》(2020 版)推荐通过临床症状检查和临床量表的使用,基于 EEG 的技术和脑功能成像为支柱的多模态 DOC 评定体系,条件允许时尽量详尽检查,以确定患者最高意识水平。通过综合分析患者的病史、意识状态、体格检查和实验室检查结果,结合临床量表的评估结果,明确患者意识改变的病因或发病机制,从而做出明确诊断。各意识障碍的评判标准见附录 45。

二、评估

(一)疾病史

疾病史包括意识障碍的发病过程,起病缓急,出现时间,伴随症状,是否服用有毒药物等,既往史是否有严重高血压、心脏病、癫痫史、脑肿瘤等。

(二)意识障碍等级评估

临床工作中,意识障碍的评估是治疗的关键,评估标准为等级评估和分级量化评估。对意识障碍等级评估,可根据患者的语言反应来了解其思维、反应、情感活动、定向力等,通过观察患者的表现来判断其意识障碍程度。意识障碍等级评估见附录 46。

（三）格拉斯哥昏迷量表

意识障碍等级评估存在主观性,现在临床上多采用格拉斯哥昏迷量表来评估患者的意识状态。评分越高意识状态越好,一般认为评分 15 分为正常,13~15 分为轻度昏迷,9~12 分为中度昏迷,5~8 分为重度昏迷(附录 47)。

三、治疗与护理

（一）治疗

对于已经明确的终末期患者发生意识障碍,治疗的目的是尽量减轻患者的身心痛苦,让患者安详离世,因此各种治疗措施和护理应以对患者和家属有利、不增加痛苦和提高生活质量为原则。可不行心肺复苏、插管等抢救,而以对症支持治疗和护理为主。应密切观察病情变化,进行动态评估,对疾病或症状进行针对性处理。

1. 病因治疗　对于颅内出血或肿瘤等可通过手术或者姑息性治疗;全身代谢性疾病可通过纠正缺血、缺氧来改善意识障碍症状;中毒患者给予解毒药物治疗等。

2. 对症治疗　用甘露醇、呋塞米等脱水疗法降低颅内压、减轻脑水肿;使用镇静药物防止患者惊厥;改善或维持心肺功能;维持水、电解质和酸碱平衡;及时处理各种并发症。

3. 改善脑代谢　应用促进脑代谢、改善脑功能药物恢复脑功能代谢。

（二）护理

1. 病情观察　当患者出现昏睡、意识模糊、嗜睡等意识障碍时,严密观察以防患者病情加重而进入昏迷,严密监测意识障碍程度,专人护理,密切观察瞳孔及生命体征变化。准确、及时记录,发现异常及时通知医生处理。

2. 安全管理　24h 专人看护;拉起双侧床栏,预防患者坠床;患者佩戴腕带及防走失标识,以免走失。昏睡患者应限制外出,以免发生意外;昏迷患者伴有躁动时,合理使用约束用具,禁止使用热水袋,防止使用不当引起烫伤。

3. 舒适护理

（1）日常护理:病室环境应保持清洁、通风,温度适宜,床单位整洁舒适。向家属介绍探陪制度,告知探视时间。建议固定家属陪伴,在症状控制情况下满足患者其他家属的探视需求。

（2）皮肤护理:及时全面评估患者皮肤情况,对于存在压力性损伤风险的患者,进行全面的皮肤评估;当全身状况恶化时,应提高皮肤评估的频率。注意合适的体位摆放,给予适当的皮肤清洁护理。选择合适的敷料以预防皮肤压力性损伤。

（3）口腔护理:防止因患者吞咽反射差、分泌物增多聚集而引起感染;口唇干裂有痂皮者涂石蜡油;张口呼吸易致呼吸道感染,应将消毒纱布蘸温水盖在口唇上。

（4）眼睛护理:眼角有分泌物时,应用热毛巾或蘸有 1%~2% 温硼酸液的脱脂棉擦净。眼睑闭合不全者应每日用生理盐水洗眼一次,并涂抗生素眼膏,再用消毒凡士林纱布覆盖加以保护。

（5）排便护理：长期尿失禁患者酌情留置导尿管，定期开放和更换，保持会阴部清洁干燥，防止尿路感染。昏迷患者出现便意时，往往会有不安的表情和姿势，可使用大便器；3d无大便者，应给予通便灌肠或定时服用缓泻剂，以防因用力排便引起颅内压增高；大便失禁时应注意肛门及会阴部卫生，可涂保护性润滑油。

（6）体位护理：患者绝对卧床，取平卧位，头转向一侧，以免呕吐物误入气管。翻身幅度应小，操作轻柔，使肌肉处于松弛状态，以免肌肉关节挛缩，造成患者不适。长期昏迷患者应按时给患者活动关节，防止关节强直。有肢体瘫痪者，应防止患者足下垂，并按瘫痪患者进行护理。

4. 营养支持　可通过鼻饲为患者提供富有营养的流食，每次以250mL为宜，每日6~8次，保持电解质、酸碱平衡。昏迷患者禁食期间给予静脉营养治疗，准确记录出入水量。

5. 心理支持　生命末期患者出现意识状态改变是疾病进展的标志，会增加患者对死亡的恐惧，也会给家属造成一定的心理压力。在缓解患者身体症状的同时，护士要对患者和家属进行心理疏导，增进患者与家属之间的情感沟通，帮助家属了却患者的心愿。指导患者家属在生命末期给予患者陪伴，倾听和交谈，引导患者及家属走出恐惧，建立释然和豁达的心境，从而减轻心理痛苦。

四、不良结局

未能及时治疗的意识障碍会产生不同的并发症，如呼吸障碍、低血压、高血压、脑炎、脑疝、颅内压增高、脑水肿、脑出血、昏迷、脑死亡等。

五、症状管理思维导图

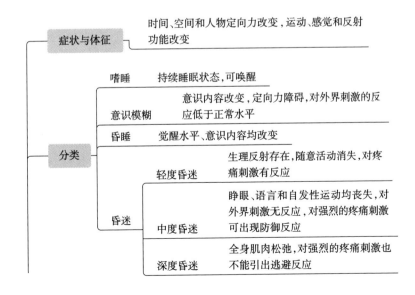

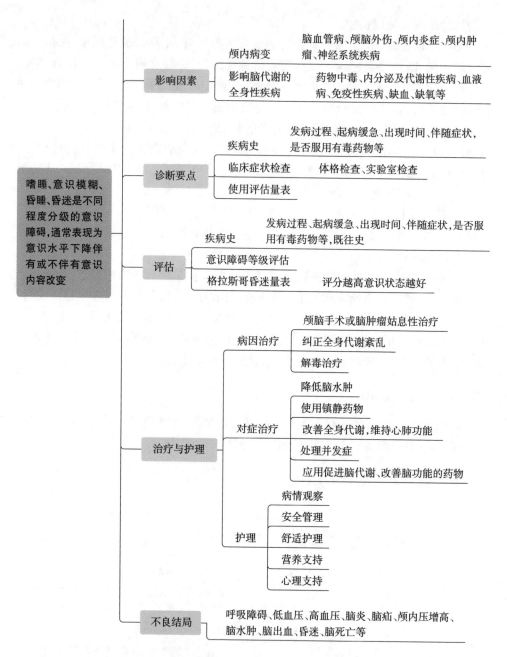

六、以家庭为中心的健康教育

1. 生命教育　教育家属了解患者目前的状态和预期结局,鼓励家属参与病情观察。做好家属的死亡教育,缓解其心理压力,使其接受患者即将去世的事实。

2. 日常护理　鼓励家属参与日常护理工作,学习观察患者的病情变化;指导家属协助患者定期洗头、洗澡,在日常护理过程中增加情感交流,让患者感到满足,家属感觉安慰。

3. 安全管理 强调生命末期患者安全管理,鼓励家属多与患者进行沟通交流,倾听患者的诉求,以防止自杀、自伤等意外事件的发生。注意患者的安全,预防跌倒、坠床及其他并发症(如高热、抽搐、感染、压力性损伤、出血等)的发生。

4. 随访监测 如果患者在住院治疗后将出院,向患者和家属宣教意识障碍并发症发生的临床症状与体征,告知患者家属急救处理措施,告知出现病情变化时及时就医或对居家护理有疑问时及时获取医疗支持。说明定期随访的重要性,以便对患者的病情及转归进行持续的监测。

（谢志洁）

第三节 谵 妄

一、概述

（一）概念

谵妄(delirium)是一种以意识障碍和多方面认知功能受损为特征的临床综合征,又称为急性脑病综合征。谵妄通常发生在有基础疾病的老年人和肿瘤患者中,尤其是生命末期的最后几天或最后几小时。有文献报道,75% 的终末期患者会出现谵妄,这是终末期患者最常见的症状之一。

（二）症状与体征

谵妄症状主要包括意识障碍和认知改变且症状具有波动性、昼轻夜重、睡眠 - 觉醒周期颠倒和认知障碍的特征,持续数小时至数周。通常情况下不能准确书写提示有早期谵妄。少数患者有前驱意识障碍症状,表现为神志恍惚、注意力不能集中、睡眠紊乱、对周围环境与事物的觉察清晰度降低等。

1. 意识障碍 患者的意识呈现混浊状态,意识清晰度下降,意识范围缩窄,可伴随嗜睡,严重时出现昏迷。

2. 定向障碍 包括时间和地点的定向障碍,严重者会出现人物定向障碍。

3. 记忆障碍 以即刻记忆和近事记忆障碍最明显,患者尤其对新近事件难以识记。

4. 行为障碍 患者常出现精神运动性兴奋,躁动不安,可有逃避或攻击行为。部分患者可表现为精神运动性抑制,反应迟钝,甚至呈木僵、呆滞状态。

5. 感知障碍 包括感觉过敏(对声光特别敏感)、错觉和幻觉(以视觉、错觉和视幻觉较常见,可因错觉和幻觉产生继发性的片段妄想、冲动行为)。

6. 情绪紊乱 包括恐惧、焦虑、抑郁、愤怒或欣快等。

（三）分类

1. 兴奋型谵妄 警觉和活动性增强,可出现逃避或攻击行为。

2. 抑制型谵妄　警觉和活动减弱,表现为对刺激反应性减退的孤僻行为、反应迟钝、说话速度慢、动作迟缓。

3. 混合型谵妄　两种症状交替出现。

(四)影响因素

正确识别谵妄的影响因素是筛选危险人群并及时采取有效预防措施的前提。引起谵妄的原因有很多,任何能影响脑血流、脑供氧的疾病及引起体内代谢紊乱的疾病都可能导致谵妄状态的出现。因此,应通过全面的初始评估来明确谵妄的影响因素。

一般终末期患者谵妄的常见影响因素主要包括以下几个方面:

1. 肿瘤相关因素　神经系统肿瘤或肿瘤脑转移患者终末期常伴随谵妄症状,如原发性中枢神经系统肿瘤、继发性中枢神经系统肿瘤(脑转移、脑膜转移)、副肿瘤神经综合征等。

2. 抗肿瘤治疗的毒性作用　抗肿瘤治疗的同时,治疗手段或药物会损伤脑组织或影响脑组织代谢,从而引起谵妄,如脑部放疗、化疗等。

3. 其他药物因素　终末期患者常常使用一些药物以改善患者疼痛、焦虑等症状,但由于患者多系统衰竭或功能减退,导致药物代谢异常从而诱发谵妄。常见的容易诱发谵妄的药物有抗焦虑药、镇静催眠药、阿片类药物、糖皮质激素、非甾体抗炎药、抗惊厥药、抗胆碱能药物、抗精神病药物、抗感染药物、H_2 受体阻滞剂、奥美拉唑、免疫调节剂(干扰素、白细胞介素、环孢素)等。

4. 其他个体因素　有酗酒史、高龄、已存在认知障碍(如痴呆)的终末期患者更容易发生谵妄。另外,由于终末期患者往往存在各种疾病和合并症,这些因素容易引发患者谵妄,如肝/肾/肺衰竭引起的代谢性脑病、水电解质紊乱(脱水、低钠血症、高钠血症、低镁血症和高钙血症等)、抗利尿激素分泌失调综合征(syndrome of inappropriate ADH secretion, SIADH)、血糖异常、任何部位的感染及脓毒血症、尿潴留、营养缺乏、癫痫发作后非惊厥性癫痫持续状态等。

(五)诊断要点

谵妄状态的诊断并不困难,可根据患者意识模糊,注意力不集中,思维混乱、不连贯,感知功能异常和兴奋躁动行为等症状判断。《精神疾病诊断与统计手册(第5版)》对谵妄的诊断标准如下:

1. 患者对周围环境的意识清晰度降低,注意集中、保持或转移能力的下降。

2. 患者记忆缺陷、定向不良、言语障碍或出现知觉障碍,而又不能用已存在或正在进展的痴呆来解释。

3. 症状在短时期内发展起来且呈现昼轻夜重的特点,出现睡眠-觉醒周期颠倒。

4. 病史、躯体检查或实验室检查表明障碍是躯体情况的直接生理后果。

二、评估

谵妄是一种可致命的疾病,发生率在入院时最低,在临终时高达 88%。有研究表明,约有 50% 的谵妄可能是可逆的。因此,尽早识别谵妄的早期体征并进行干预,可以防止危象的发生。同时,由于谵妄的病程波动不定,临床中需要进行持续的动态评估。

(一)病史评估

充分了解患者的现病史、既往史、个人史。现病史包括患者主要症状的特点、病情的发展与演变、伴随症状以及诊治经过,评估患者意识清晰与否,检查是否有记忆障碍、情绪障碍、幻觉等。既往史包括健康状况、传染病史、外伤手术史、输血史、麻醉及药物相关治疗史等。个人史包括社会经历、职业工作条件、习惯嗜好等。

(二)辅助检查

患者入院后,还应进行相关的辅助检查,如血常规、血糖、肝功能、肾功能、血氨、尿液分析、脑电图、CT、MRI 等,以便尽早识别谵妄并进行处置。

(三)评估工具

由于终末期患者的特殊性,有效的评估工具至关重要,需要考虑工具的使用目的、所需培训、患者负担、信效度、敏感性和特异性,以保证评估效果。

(1)谵妄护理筛查量表(nursing delirium screening scale):包括定向力障碍、不适当的运动、不适当的交流、幻觉、精神运动性迟缓 5 个条目,每项得分范围为 0~2分,得分≥2 分诊断为谵妄,得分越高,谵妄程度越重。这 5 个条目内容简单,容易记忆,护士在常规护理操作中,利用与患者简单交流得到的信息就能完成评估。

(2)中文版谵妄评估量表(Chinese reversion of confusion assessment method,CAM-CR):包括定向障碍、记忆减退、病情波动、思维混乱等 11 个项目,各项目根据症状严重程度进行逐级评分,1 表示不存在,2 表示轻度,3 表示中度,4 表示严重。该量表汉化后信效度较好,在国内运用较多,常作为临床评估谵妄的工具(附录 48)。判定标准:评分 <19 分可排除谵妄;20~22 分提示该患者可疑有谵妄;22 分以上提示该患者有谵妄。

(3)简易精神状况检查(mini-mental state examination,MMSE):主要评价认知的 5 个方面,包括定向力、记忆力、注意力、计算能力、回忆力和语言能力,其总分范围为 0~30。该量表能够有效地检验认知受损的情况,但不能够区分谵妄和痴呆。

(4)神经行为认知状态测验(neurobehavioral cognitive status examination,NCSE):是目前公认的、具有区分测验的、灵敏度较好的第二代认知筛选量表,能区分不同程度认知功能缺损。NCSE 强调独立评估认知功能的三个一般因素(意识水平、集中注意力和定向能力)和认知功能的五个方面(语言能力、结构能力、记忆力、计算能力和推理能力)。

三、治疗与护理

（一）对因治疗

医护人员应每日观察患者近期在认知、躯体功能或行为方面是否发生改变或波动，如果有任何改变出现，应由经过专业培训的人员进行评估以明确是否发生谵妄，查找引起谵妄的影响因素并给予对症处理，见附录49。

（二）药物治疗

（1）高效抗精神病药：首选药物为氟哌啶醇，可口服也可静脉给药。氟哌啶醇常见的不良反应包括锥体外系副作用、迟发性运动障碍、心律失常、急性肌张力障碍等。使用时应预防患者发生跌倒，密切观察药物的副作用，必要时可给予心电监测。

（2）非典型抗精神病药：最常用药物有奥氮平、利培酮等。此类药物有较强的镇静作用，对谵妄患者亦有效。常见的不良反应包括直立性低血压、口干、困倦、躁动及外周水肿等，使用时应警惕患者发生跌倒，识别使用药物后引起的躁动并及时调整药物。

（3）注意事项：有研究认为药物治疗对于接受姑息治疗的谵妄患者没有效果，甚至会加重、诱导谵妄，导致患者认知能力下降和丧失，甚至出现锥体外系反应，如震颤、呼吸运动障碍等，从而加速患者死亡。因此，应根据谵妄分型、症状严重程度、药物副作用以及治疗目的进行个性化给药。

（三）护理

（1）营造舒适环境：将病房内的温湿度调至合适范围，选择光线柔和的光源。保持病房安静，有计划地关闭门窗，降低各种噪声及监护仪器的报警声音，减少使用电话、对讲机、电视、收音机。夜间尽量减少护理操作，护士动作做到"四轻"。提供舒适的睡眠环境，尽量减少不必要的刺激，患者入睡后尽量不中断其睡眠；入睡困难者合理使用镇静药物，改善睡眠。

（2）促进患者感知：注意营造昼夜环境，白天保持室内足够的光线，夜间合理使用夜视灯，促进患者对昼夜的感知。耐心、温和地帮助患者恢复定向力，如提醒患者当前的具体时间、所在地点、身边陪伴人员的名字、住院的原因及医院的名字等，将日历、钟表、家庭照片放在患者所能看到的地方。对于思维紊乱的患者，鼓励进行适当的智力游戏和平常喜爱的生活活动，如打麻将、玩扑克、织毛衣、包饺子等，通过手脑并用的刺激方法促进患者思维意识的改善。

（3）增加医患沟通：医护人员首先要与患者建立相互信任的医护患关系，对不能用语言表达的患者，可以使用写字、图片的方法进行交流，了解患者的需求。对于有视听缺损的患者，可指导患者使用辅助器材（如眼镜、助听器）等，方便其与外界的交流。当患者出现幻听、幻视时，医护人员应充分尊重患者感觉，不与患者发生争执，并对患者的诉说做出回应。运用有效的沟通技巧了解其心理需求，并给予心理疏导。操作前与患者充分沟通,做好解释,取得患者的配合。

（4）确保患者安全:患者发生焦虑型谵妄时,常表现为易激惹、焦虑、定向障碍或出现妄想,医务人员应首先采取语言性和非语言性的"降阶梯沟通技术"去安抚并控制紧急状况。注意患者的安全,防止患者伤害自己或他人,可提供一对一护理,并移走危险物品。使用床栏,减少使用约束和捆绑的措施。夜间患者睡觉时注意安全防护,预防跌倒或坠床。有管道的患者将导管固定妥当,避免非计划性拔管发生。同时,加强基础护理,预防压力性损伤、深静脉血栓等并发症的发生。

（5）重视心理护理:应满足患者情感和精神上的需要。弹性探视有利于患者心理健康,在不影响同室病友的情况下,可根据患者情况,酌情增加探视次数,也可将患者移至单间以便家属探视,从而保持患者身心舒适。

四、不良结局

谵妄患者的不良结局包括意识模糊、昏睡、昏迷、痴呆、跌倒等,严重者可造成患者死亡。

五、症状管理思维导图

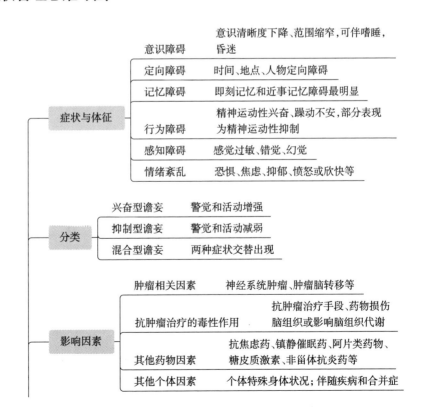

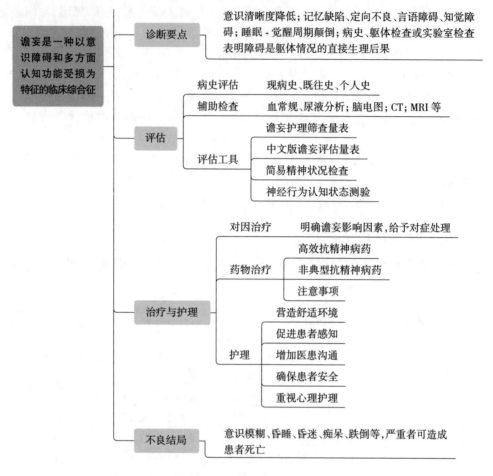

六、以家庭为中心的健康教育

健康教育和咨询是控制谵妄的重要举措。通过健康教育,让家属了解谵妄症状本身,消除其不必要的担心与顾虑。同时,根据患者情况,给予明确的用药及其他治疗指导,制订个性化的方案,取得家庭主要成员的支持,并跟踪评估反馈,动态调整咨询与宣教内容,直到达到满意的效果。健康教育与咨询的主要内容一般包括以下几个方面:

1. 纠正家属认知误区　患者发生谵妄时,家属往往认为患者性情大变,无法相处。医护人员应告知家属谵妄是疾病晚期患者普遍存在的情况,谵妄的表现可能是疾病本身与治疗手段副作用的综合表现。

2. 动态评估患者病情　医护人员应动态评估患者的整体病情,以通俗易懂的方式告知家属谵妄发生的原因、持续时间以及具体症状表现,让家属更清楚地了解患者身上发生的谵妄症状。

3. 指导家属获得资源　医护人员应协助家属获得资源以建立完整的谵妄改善方案,包括药物治疗、行为认知干预、睡眠管理、安全管理、基础护理等具体可实施的个性化方案。在制订方案的过程中,尤其要注意因人而异,考虑患者个性化的需求,并评估干预的效果,动态地对干预方案进行调整。

4. 引导家属参与谵妄管理　积极的家庭和社会支持是预防谵妄发生的保护因素,家属参与谵妄管理对于患者的恢复有重要意义。因为家属及亲朋好友对患者的内心活动、性格特点、生活习惯最了解,而且患者也愿意依赖自己亲人的照顾。因此,应重视家属、亲友的配合,使患者感受到家庭的温暖,帮助患者提高生活质量。

5. 跟踪反馈管理效果　保持与患者及其家庭的持续联系,定期跟踪反馈患者的治疗依从性与效果,对于效果明显的患者给予积极的反馈,有助于进一步增加患者对于干预方式的依从性。对于改善效果不明显的情况,应与患者和家属一起重新查找原因并修改照护方案。

(刘小红　曾铁英)

第四节　瘫　　痪

一、概述

(一)概念

瘫痪(paralysis)指一个或多个肌肉群感觉和运动功能暂时或永久性减弱或丧失的一种神经系统疾病。

(二)症状与体征

痉挛性瘫痪(spastic paralysis),又称上运动神经元性瘫痪、中枢性瘫痪,患者表现出肌张力增高,腱反射亢进,通常伴有明显的病理反射,早期并不会出现肌肉萎缩。

弛缓性瘫痪(flaccid paralysis),又称下运动神经元性瘫痪、周围性瘫痪,患者表现出肌张力降低,腱反射减弱或消失,通常不出现病理反射,早期即可出现肌肉萎缩。

(三)分类

瘫痪依据发生部位可分为单瘫、偏瘫、截瘫、四肢瘫。

1. 单瘫　身体单一区域瘫痪,通常是一个肢体瘫痪。患者还能够控制身体其他部位,但不能移动或感觉到患肢。脑瘫是单瘫的主要原因,但其他的一些伤害和疾病也可能导致这种局部瘫痪,包括脑卒中、脑损伤、大脑或脊髓病变等。

2. 偏瘫　只影响身体一侧的上肢和下肢,表现为肢体力量和移动性的下降,但没有完全瘫痪。偏瘫是由于疾病或创伤导致神经损伤的后遗症,表现为大脑不能产生、发送或解释信号。偏瘫病程变化很大,取决于病因,对某些患者来说是暂时的,对另外一些患者来说则可能是长期的。

3. 截瘫　是脑损伤、脊髓损伤或两者都损伤的结果。大多数情况下,胸椎以下平面的脊髓损伤是截瘫的主要原因。其具体表现为信号不能往返于身体的下半部分。因此,截瘫可能导致腰部以下运动功能丧失,感觉减退或完全没有。截瘫是一个可变的瘫痪形式,适当的治疗可以影响疾病的预后和进展,但有些患者经过高强度的康复训练治疗之后可能仍然没有任何进展。

4. 四肢瘫　表现为患者颈部以下四肢和躯干都受到影响。瘫痪的程度因受伤性质以及接受康复治疗程度而有所不同。脊髓损伤是导致四肢瘫的主要原因,创伤性脑损伤、脑肿瘤、脊髓和脑部感染等也会导致这种瘫痪形式。四肢瘫的问题源于大脑或脊髓,脊髓损伤阻止了接收信号,而大脑损伤破坏了大脑发送和处理信号的能力。某些情况下,感染等一些非创伤性因素引起的四肢瘫痪在及时治疗的情况下可能是可逆的。

(四)影响因素

1. 脑或脊髓损伤　脑卒中是一种脑或颈部血管突然破裂或阻塞导致血液不能流入大脑而引起的脑组织损伤疾病,造成脑损伤对侧肢体的偏瘫、肌肉痉挛等。脊髓损伤破坏了大脑和肢体之间的神经通路,导致脊髓损伤水平以下的感觉、运动和自主功能改变。此外,脑瘫、脊髓灰质炎、多发性硬化等均可导致瘫痪。

2. 肿瘤相关性病变　脑肿瘤患者常出现对侧偏瘫,偏瘫呈渐进性,若不及时治疗可发展为持续性瘫痪,早期可出现前额部头痛和运动异常,最终可出现癫痫、失语症以及颅内压增高(意识障碍和呕吐)等。脊髓肿瘤患者可引起受累神经支配区域瘫痪以及感觉丧失,最终出现痉挛性瘫痪,伴深反射亢进以及尿失禁;若不治疗,瘫痪可为持续性。

3. 低钾相关性因素　钾离子是人体内重要的阳离子,在维持体内酸碱平衡、细胞正常代谢中起到重要作用。当患者因药物、原发性醛固酮增多症、甲状腺功能亢进、震颤性谵妄、恶性贫血、Bartter 综合征等引起低钾血症时,会对神经系统、心血管系统、消化系统等多个系统造成影响,患者常出现低钾软瘫,表现为全身乏力、四肢肌肉软瘫无力。

4. 其他因素　抗胆碱能药物及神经阻滞剂均可引起肌无力甚至瘫痪;寒冷刺激易引起周围性面神经麻痹;病毒性感染引起神经鞘膜发生炎症,可造成神经压迫;食物中毒引起进展性肌无力,严重者出现瘫痪;精神心理因素,如精神刺激、不良环境暗示等可引起癔症性瘫痪。

(五)诊断要点

瘫痪主要根据患者病史、神经系统检查、血生化检查、CT、MRI 等进行诊断。

根据患者病变部位肢体的感觉和运动功能状态明确瘫痪的部位和严重程度。诊断瘫痪时,应首先排除某些疾病导致的运动受限,如帕金森病引起的肌强直或运动迟缓、因肢体疼痛导致不敢活动等。

二、评估

瘫痪的评估主要包括病史评估、体格检查、影像学检查等,以判断其发生原因,并针对性的制订护理计划。

1. 病史评估　评估患者现病史、既往史、生命体征等。

2. 体格检查　检查患者是否有肢体运动、感觉功能障碍;检查是否有明显的脑外伤、脊柱损伤。

3. 影像学检查　X 线、CT、MRI 常用于脊柱正侧位片、侵犯椎管程度的检查,以及判定颅脑、脊髓损伤状况。

4. 其他检查　必要时行血生化检查,及脑电图、脑诱发电位、肌电图检查等。

5. 瘫痪的评估工具

(1)运动功能评估:脑卒中引起的瘫痪是由于上运动神经元受损,使被抑制的、原始的、低位中枢的运动反射释放,引起运动模式异常,其恢复过程是一种肌张力和运动模式不断演变的过程,运动功能评估通常采用 Brunnstrom 运动功能恢复6 级分期评定表(附录 50)。

(2)肌力评估:通常采用徒手肌力评定(manual muscle test, MMT),可采用器械评定法,常用握力测试、捏力测试、背肌力测试、四肢各组肌群肌力测试等。肌力分级标准,通常采用 6 级分级法(附录 51)。MMT 的优点:不需要特殊检查器械;不受检查场地的限制;应用面广,可用于完全瘫痪至正常肌肉的测试。MMT 的局限性:只能表明肌力的大小,不能表明肌肉收缩耐力和协调性;测试者主观评价的误差较难排除;不适用于上运动神经元损伤引起的痉挛的患者。

(3)痉挛评估:目前多采用改良的 Ashworth 痉挛评定量表进行评估(附录 52)。上下肢分别以肘、膝关节作为量表检测对象,结果采用评分表格,对脑卒中痉挛性瘫痪患者肌张力进行评分,并以较重关节作为最终级数。

(4)日常生活活动能力评估:Barthel 指数为基本的和工具性的日常生活能力评定量表,包括进食、穿衣、控制大小便、活动等 10 项内容。根据患者的完成情况进行具体评分,将各项得分相加, 100 分为生活自理;61~99 分为轻度功能障碍;41~60 分为中度功能障碍;≤40 分为重度功能障碍(附录 53)。

三、治疗与护理

(一)治疗

1. 放射治疗　是治疗恶性肿瘤的主要手段之一,晚期肿瘤患者可通过放射治疗缩小肿瘤病灶,缓解肿瘤压迫引起的疼痛等症状,减轻患者的痛苦,改善患者的生存质量。

2. 康复治疗　包括被动运动及主动运动、经皮电神经刺激、肌电生物反馈疗法、穴位按摩及针灸等。

（1）被动运动及主动运动：患者运动先从健侧开始，按照先近端、后远端的顺序进行，动作要轻柔、缓慢。训练内容：肩关节外旋、外展和屈曲，肘关节伸展，腕和手指伸展，髋关节外展和伸展，膝关节伸展，足背屈和外翻。

（2）经皮电神经刺激：一种将特定的低频脉冲电流通过皮肤输入人体以治疗疾病的电疗方法。

（3）肌电生物反馈疗法：生物反馈疗法是应用电子仪器，将人们正常情况下意识不到的身体功能变化转变为可以被人体感觉到的信号，如视觉、听觉反馈，再让患者根据这些信号，主动地、有意识地学会控制自身不随意功能的训练方法。

（4）穴位按摩及针灸：以中医理论为基础，通过穴位按摩和针灸可以达到放松肌肉、疏通经络的目的。

（二）护理

1. 皮肤护理　对终末期患者做好压力性损伤风险评估，根据需要使用医用泡沫敷料保护受压处皮肤；每 2h 协助翻身 1 次，以患者舒适为宜；使用气垫床，使压力再分布；保持床铺平整、清洁，保持皮肤清洁干燥。

2. 泌尿系统护理　对留置尿管的患者，指导患者保持会阴清洁，每日饮水量至少 2 000mL，预防尿路感染。

3. 呼吸系统护理　肋间肌麻痹的患者，因呼吸运动幅度减弱，呼吸道分泌物无力咳出，抵抗力下降，易造成痰液堵塞和肺部感染。应协助患者翻身、拍背，鼓励患者咳痰，必要时吸痰。每 1~2h 为患者翻身拍背一次，预防坠积性肺炎。保持病室内清洁、空气清新，给患者创造清洁、舒适、安静的环境。昏迷患者头偏向一侧，保持呼吸道通畅，防止分泌物、呕吐物误入气管导致吸入性肺炎。

4. 安全护理　瘫痪患者肢体和躯干的感觉、运动部分或全部丧失，护理人员需做好安全防护工作，床边加床栏防止坠床；慎用热水袋，预防烫伤；床边备齐吸痰用物，及时清除呼吸道分泌物，预防窒息。

5. 饮食护理　终末期瘫痪患者因长期卧床，易引起腹胀、便秘等，鼓励患者多吃水果蔬菜及粗纤维食物，每日按摩腹部 2~3 次，必要时给予缓泻剂。吞咽困难的患者经口进食易发生吸入性肺炎，可给予鼻饲，以保证水及营养的供给。若吞咽功能逐渐改善，可由流食逐步过渡到普食，同时做好口腔卫生，饭后漱口。

6. 心理护理　患者瘫痪后，生活自理能力受到影响，往往感到焦虑、烦躁、悲观，护理人员要耐心细致并有针对性地做好心理疏导，关心体贴患者，耐心倾听患者的诉说,使其积极乐观的面对现实,主动配合治疗和护理。

四、不良结局

患者的不良结局可能包括肺部感染、尿路感染、压力性损伤等。

五、症状管理思维导图

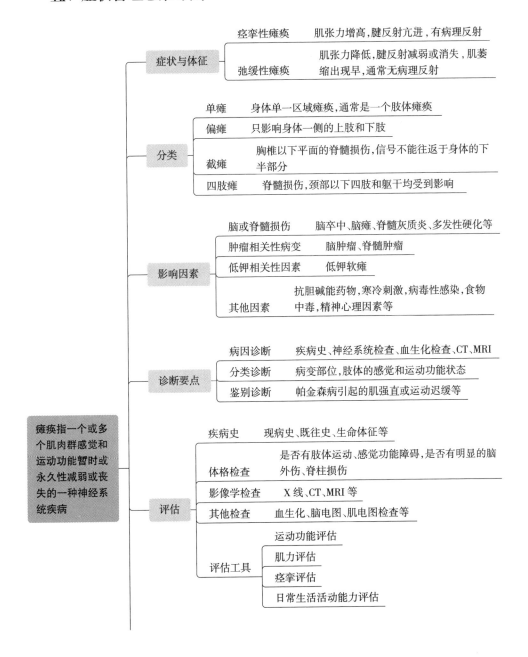

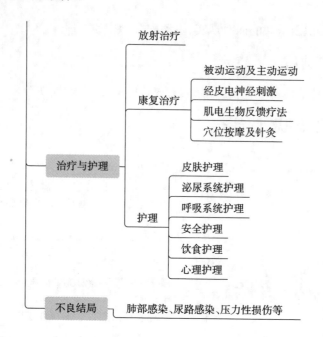

六、以家庭为中心的健康教育

1. 预防便秘　患者长期卧床，易引起腹胀、便秘等不适，鼓励患者多吃水果蔬菜及粗纤维食物，如火龙果、香蕉、梨、绿叶蔬菜、燕麦等，经常按摩腹部，必要时给予缓泻剂。

2. 预防并发症　长期卧床患者，需教会患者及家属翻身、拍背，四肢瘫痪的患者可由家属协助进行被动运动及按摩，以预防压力性损伤、深静脉血栓形成、肌肉萎缩等并发症。

3. 饮食指导　调节饮食，制订合理的膳食计划，保证充足的蛋白质、维生素、纤维素、钙等营养物质的摄入，保持良好的营养状况。

4. 安全防护　瘫痪患者需注意预防跌倒坠床；避免使用热水袋，以免烫伤；定期复诊，按时按量遵医嘱服药。

（熊　沫）

第八章 心理症状管理

第一节 焦 虑

一、概述

（一）概念

焦虑（anxiety）通常是一种处于应激状态时的正常情绪反应，表现为内心紧张不安、预感到似乎要发生某种不利情况，属于人体防御性的心理反应，多数不需要医学处理，一般在 2 周内逐渐消失。焦虑状态（anxiety state）是一组包括躯体性焦虑症状、精神性焦虑症状、运动性焦虑症状等在内的症状综合征，个体有与处境不相符的情绪体验，可伴睡眠困难，属于病理性，一般需要医学干预。焦虑障碍（anxiety disorder），即焦虑症，是一类疾病诊断，症状持续、痛苦，严重影响患者日常功能，并导致异常行为，需要医学干预。

本书所用的"焦虑"术语不包括焦虑障碍，此类患者需要转介到精神科进行诊断和治疗。

终末期患者在遇到与死亡或临终相关事件时，因思考自己生命即将终结而因引发不安、忧虑或恐慌等负面情绪，称为死亡焦虑（death anxiety）。

（二）症状与体征

1. 情感症状 患者体验为过分担心、不安、着急、容易心烦、紧张、害怕或恐惧。外在表现可为表情急切、言语急促、心神不宁，患者警觉性和敏感性增高，常对小事失去耐心、发脾气、易抱怨，注意力较难集中。

2. 躯体症状 又称自主神经症状，可涉及多个系统，表现为口干、出汗、心悸、心动过速、胸痛；咽部堵塞感、呼吸困难、气急；吞咽困难、食欲减退、恶心、腹痛、腹泻或便秘；还可有头晕、乏力、尿频、尿急等症状。

3. 运动症状 患者动作多，难以安静落座，经常变换姿位，躯干四肢震颤、发抖，深长呼吸、过度换气或经常叹气，捶打胸口，甚至搓手顿足，也会感觉头颈身体发紧僵硬、无法放松等。

（三）分类

按发病时间可分为急性焦虑和慢性焦虑。急性焦虑常见于躯体疾病诊断初期，此时的患者处于一种强烈的负性情绪中，感到无助或恐惧。当出现疾病进展或复发，更换治疗方案时，也可引起焦虑。慢性焦虑常出现于疾病的常规治疗过程中，疾病预后的不确定性往往使患者担心预后而引起焦虑，尤其是在疾病终末期，伴随着越来越差的身体状态，患者的焦虑可随之增加。

若焦虑状态持续存在，会发展成为焦虑障碍。焦虑障碍包括广泛性焦虑障碍、惊恐障碍、广场障碍、特殊恐怖症、社交焦虑障碍、急性应激障碍和创伤后应激障碍。国内外研究表明，恶性肿瘤患者的焦虑障碍发生率远高于健康人群。

（四）影响因素

1. 疾病因素　包括疾病的种类、严重程度、病程、治疗方式以及躯体不良症状，如慢性疼痛、睡眠障碍等。

2. 治疗因素　癌症的治疗可引起部分患者的焦虑。一些患者恐惧癌症治疗，担心治疗所带来的不良反应（如恶心、呕吐、脱发等）和痛苦的诊断过程（如骨髓活检、腰椎穿刺等），这种消极的看法会引起焦虑。此外，无法治疗或无法治愈的癌症会引起严重的焦虑。

3. 药物因素　多种药物可引起不同程度的焦虑，如干扰素可引起焦虑和惊恐发作；短期使用类固醇可引起情绪不稳和躁动；盐酸甲氧氯普胺和异丙嗪等止吐药，氟哌啶醇、氯丙嗪等抗精神病药物可引起静坐不能；免疫抑制剂（如环孢素）、支气管扩张剂（如沙丁胺醇气雾剂）等可引起焦虑症状；突然停用阿片类药物、镇静剂等也可导致焦虑。

4. 心理因素　包括疾病对生活目标带来的干扰、患者的应对能力、心理成熟度以及对生活计划改变的适应能力。在疾病诊断初期，患者通常会有较高的焦虑感，并随着治疗计划或预后的改变而改变。疾病本身及其治疗可能会增加患者的心理压力。除此之外，外在的改变、角色转换困难、功能障碍和性功能减退等也会增加患者的心理压力。

5. 社会因素　包括家人、朋友和其他重要的人的支持和经济状况等。年轻的癌症幸存者，独居、受教育程度较低的患者，他们的焦虑程度更高。这种与疾病及其治疗无关的因素，会增加癌症患者焦虑的风险，且大多数人同时会伴有疲乏、呼吸困难、疼痛等症状。

（五）诊断要点

临床可根据患者的情感症状、躯体症状、运动症状，结合相关危险因素，选择合适的评估工具综合评估患者的焦虑。当患者评估为中度以上焦虑时，建议由精神科医生进一步评估，诊断是否存在焦虑障碍。焦虑障碍表现为惊恐障碍、广泛性焦虑性障碍和社交焦虑性障碍等。目前常用国际疾病分类第 10 版（ICD-10）和美国精神病学会的《精神障碍诊断与统计手册》第 5 版（DSM-5）对焦虑障碍进行诊断。在终末期患者中,焦虑可能是抑郁或谵妄的一种表现形式,需要注意鉴别。

二、评估

焦虑的评估应包括引起焦虑的原因,是否存在焦虑和焦虑的程度。临床上常使用特定的评估量表来评估患者是否存在焦虑,判断焦虑的程度。

（一）病史评估

评估患者的既往病史,有无无法忍受的躯体症状,了解患者对待疾病的态度和社会支持情况等,有助于医务人员更加全面地了解引起患者焦虑的原因从而进行干预。

（二）焦虑症状评估

综合医院常见到的焦虑多数为躯体疾病伴发,可能是躯体疾病症状的一部分,或是由治疗躯体疾病的药物导致。识别患者的情感症状、躯体症状、运动症状等有利于对症状的全面掌握。

（三）评估工具

1. 医院焦虑抑郁量表（hospital anxiety and depression scale, HADS）　此量表具有良好的信效度,广泛应用于筛查和研究综合医院患者的焦虑和抑郁,评估结果以 9 分作为分界点。

2. 焦虑自评量表（self-rating anxiety scale, SAS）　该量表共 20 个条目,采用 4 级评分法,分别为"很少有""有时有""大部分时间有""绝大部分时间有"。原始分乘以 1.25 以后,取整数部分即得标准分,得分越高说明症状越明显。SAS 标准分≥50 分为焦虑。

3. 广泛性焦虑量表（generalized anxiety disorder-7, GAD-7）　可应用于综合性医院门诊患者和恶性肿瘤患者。该评估表共包括 7 个条目,每个条目评分为 0~3 分;总分 0~4 分无焦虑,5~9 分轻度焦虑,10~14 分为中度焦虑,≥15 分为重度焦虑。

4. 汉密尔顿焦虑量表（Hamilton anxiety scale, HAMA）　为他评量表,评估人员需要具备相关专业资质,主要用于评定焦虑症状的严重程度,在精神科和科研领域应用最广泛,具有良好的信效度,在肿瘤临床也有广泛运用。评估结果分为 5 级,≥29 分严重焦虑,≥21 分明显焦虑,≥14 分肯定有焦虑,≥7 分可能有焦虑,7 分以下没有焦虑。

5. 贝克焦虑量表（Beck anxiety inventory, BAI）　该量表共有 21 个条目,得分≥45 分作为焦虑阳性的判断标准,此表能够帮助识别患者的焦虑和情绪症状。

三、治疗与护理

（一）药物治疗

药物治疗是焦虑综合治疗的一个重要手段,需要根据焦虑的严重程度来决定是否使用药物治疗。

1. 苯二氮䓬类药物　此类药物有短效和长效两类。短效苯二氮䓬类药物代表药物有劳拉西泮、阿普唑仑、奥沙西泮。此类药物快速起效，作用时间短。其中劳拉西泮和奥沙西泮无代谢方面的副作用，可用于肝脏肿瘤或转移瘤，减轻恶心和呕吐。长效苯二氮䓬类药物，如地西泮和氯硝西泮，对慢性持续焦虑、发作性焦虑或冲动行为有效，作用时间长，且患者不易产生耐受性。

2. 抗抑郁药物　常用药物有帕罗西汀、艾司西酞普兰、文拉法辛、曲唑酮等。抗抑郁药可以作为慢性焦虑患者的维持药物，长期应用耐受性好。其中帕罗西汀、艾司西酞普兰可用于治疗惊恐障碍，文拉法辛用于治疗广泛性焦虑障碍，曲唑酮治疗伴有抑郁症状的焦虑障碍。

3. 抗精神病药物　如奥氮平、喹硫平，镇静作用较强，适用于对苯二氮䓬类药物副作用敏感、存在认知损害、有药物依赖史的患者。

（二）心理治疗

1. 支持性心理治疗　是治疗的基本要素，是一种间断的或持续进行的治疗性干预，旨在帮助患者应对痛苦情绪，强化自身的优势，增强面对疾病的适应性。该方法简单实用，大多数肿瘤医护人员可以提供。通过耐心倾听、有效沟通、安慰和鼓励、患者教育等方式，为患者提供情感支持，建立真诚平等的医患关系，以减轻患者的焦虑症状。

2. 认知与行为干预　不仅能帮助患者有效地控制症状，还能增强患者的自我控制力。自我控制力的增强可以有效减轻无助和绝望感，从而改善心理情绪。认知与行为干预包括催眠术、生物反馈法、音乐疗法、基于正念的情绪疗法、认知分散与集中、被动放松、渐进式肌肉放松、自我监控及系统脱敏疗法等，这些行为技术都可用于焦虑的干预，且常联合使用。

3. 团体心理治疗　将肿瘤患者，特别是有心理问题的患者集中在一起，邀请患者的家属、好友参加，由医务人员、心理专家或抗癌经验丰富的患者进行授课和沟通交流，相互鼓励，交流经验。

（三）护理

1. 识别引起患者焦虑的危险因素　疾病进入终末期，对预后的担心，对死亡的恐惧；躯体有不适症状，如疼痛、恶心、呕吐、食欲减退等；既往有精神病史或家属有精神病史；缺乏社会支持、近期经历重大负性生活事件等因素均可不同程度地引起患者的焦虑，在临床上需要进行识别。

2. 介绍疾病的相关知识　根据患者的需求，向其介绍疾病的进程、治疗和预后等，满足患者的信息需求。

3. 缓解躯体的不适症状　及时控制疼痛、恶心、呕吐、腹胀、呼吸困难、睡眠障碍等终末期常见的症状，关注患者的饮食、排便情况，给予帮助。

4. 医务人员的关心和陪伴　关心、安慰和鼓励患者，消除紧张、焦虑情绪，鼓励其积极配合治疗。

5. 建立社会支持系统　鼓励患者的家人和朋友参与到患者的心理照护中,加强患者与亲友间的交流,指导亲友给予患者适当的精神鼓励和生活照料,帮助其建立支持性的环境。根据患者需求,护士还可以向患者提供寻求除家人以外的社会支持的途径,如心理治疗小组、心理支持小组等,给患者一个能够相互支持、相互交流的环境,从而减轻焦虑。

6. 用药护理　遵医嘱按时给药,密切监测和处理药物不良反应。

7. 提供舒适的休养环境　主动关心患者的需求,介绍病房的环境和人员,保持环境安静,温湿度适宜,减少声光刺激。

8. 死亡教育　多数终末期患者和家属因忌讳谈论死亡,或对死亡持否认态度,或恐惧死亡等多种原因,导致患者没有做好迎接死亡的准备,无法接受死亡将至的事实。在尊重患者权利的前提下告知疾病的进程,开展死亡教育,有助于患者及其家庭更好地面对死亡,接纳死亡。

四、不良结局

焦虑患者常出现一些躯体症状,如头晕、头痛、上腹不适、出汗、尿频尿急、睡眠障碍等,日常生活中难以集中注意力。严重急性焦虑发作时,患者常有濒死感、失控感并伴呼吸困难、心跳加快等,影响患者的治疗和生活质量。

五、症状管理思维导图

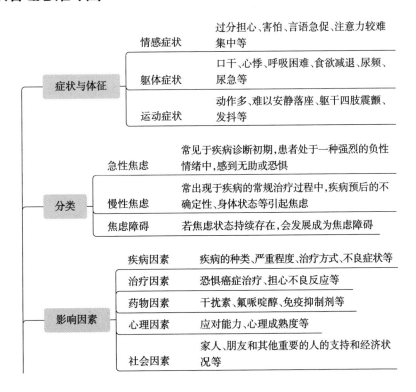

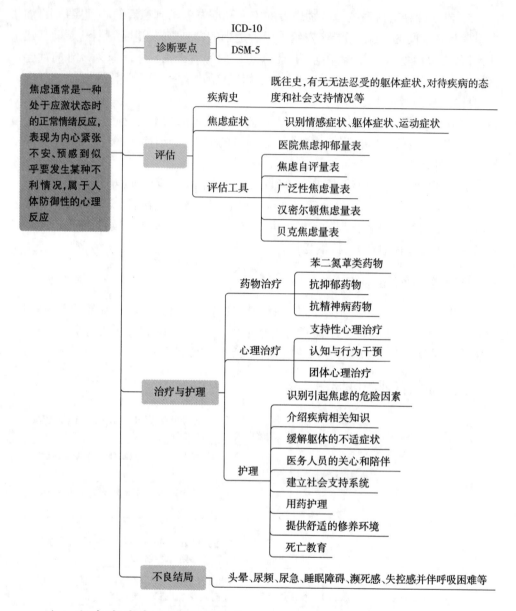

焦虑通常是一种处于应激状态时的正常情绪反应，表现为内心紧张不安，预感到似乎要发生某种不利情况，属于人体防御性的心理反应

诊断要点
- ICD-10
- DSM-5

评估
- 疾病史 —— 既往史，有无无法忍受的躯体症状，对待疾病的态度和社会支持情况等
- 焦虑症状 —— 识别情感症状、躯体症状、运动症状
- 评估工具
  - 医院焦虑抑郁量表
  - 焦虑自评量表
  - 广泛性焦虑量表
  - 汉密尔顿焦虑量表
  - 贝克焦虑量表

治疗与护理
- 药物治疗
  - 苯二氮䓬类药物
  - 抗抑郁药物
  - 抗精神病药物
- 心理治疗
  - 支持性心理治疗
  - 认知与行为干预
  - 团体心理治疗
- 护理
  - 识别引起焦虑的危险因素
  - 介绍疾病相关知识
  - 缓解躯体的不适症状
  - 医务人员的关心和陪伴
  - 建立社会支持系统
  - 用药护理
  - 提供舒适的修养环境
  - 死亡教育

不良结局 —— 头晕、尿频、尿急、睡眠障碍、濒死感、失控感并伴呼吸困难等

六、以家庭为中心的健康教育

1. 家庭支持　以家庭为主的社会支持系统对患者焦虑的治疗意义重大。家属因患者病情所产生的担忧、焦虑、恐惧等情绪会影响患者，加重患者的焦虑；而家属对患者的陪伴、安慰、支持和鼓励会使患者的心灵得到很大的抚慰。因此护士可协助家属正确认识患者病情，正向引导其情绪状态，让家属以更平静的心境面对患者。教会家属主动倾听患者的担忧和困扰，正确应对患者的焦虑情绪，鼓励家属与患者沟通交流，有助于缓解患者的焦虑。

2. 患者自我调节　病程较长的患者可能会抱怨家人不关心自己,但其实很多时候是彼此不知道如何表达,因此患者和家人应加强沟通。抗肿瘤治疗是一个长期过程,应以平和的心态面对,长期专注于诊疗事宜会加重疲惫和焦虑。在病情允许的前提下还应主动参与家庭事务,与家人分享生活的乐趣。晚期患者常会想到疾病进展,因而情绪低落、烦躁不安,可阅读相关书籍或尝试专注于自己感兴趣的事情,如阅读、画画等。另外,居家期间可通过写日记的方式记录担心的事情,并对担心事情的重要性进行排序,逐一解决;尝试瑜伽、冥想等放松训练;与亲朋好友聊天抒发情绪等。

3. 信息支持　根据患者及其家属对病情的了解程度、接受程度,选择合适的方式告知病情、治疗方案、护理措施、可能出现的不良反应等,耐心解答疑问,鼓励家庭参与治疗和护理计划的制订,矫正认知偏差;指导应对负性情绪的方法和技巧,鼓励患者自我护理。

4. 及时就医　当焦虑无法控制,影响日常生活时,及时寻求专业人员的帮助。

(刘　美)

第二节　抑　　郁

一、概述

(一)概念

抑郁(depression)是一种负性情绪,以情绪低落为主要表现,对平时感到愉快的活动兴趣降低。一般为正常心理反应,持续时间短,多数不需要医学处理。抑郁状态(depressive state)是一组症状综合征,以显著抑郁心境为主要特征,丧失兴趣或愉快感,表现有情绪、行为和躯体症状,一般为病理性,持续时间略长,需要医学处理。抑郁障碍(depressive disorder),即抑郁症,是一类疾病诊断,由各种原因引起的、以显著且持久的心境低落为主要临床特征的一类心境障碍,影响社会功能,一般需要治疗。

本书所用的"抑郁"术语不包括抑郁障碍,此类患者需要转介到精神专科进行诊断和治疗。

患者从疾病的诊断开始即可经历不同类型和不同程度的情绪反应,而抑郁是最常见的一种负性情绪反应。患者在抑郁状态下会有悲观、失望、无助、冷漠、绝望等不良心境,给患者造成精神压力,对临终患者的生活质量也会带来很大的影响,严重者可导致自杀事件的发生。

(二)症状与体征

1. 核心症状　患者通常情绪低落、兴趣缺乏和愉快感丧失。情绪低落指患者体验到情绪低、悲伤,患者诉说自己心情不好,高兴不起来,常会感到绝望、无助和无用。兴趣缺乏指对各种以前喜爱的活动缺乏兴趣。愉快感丧失指患者无法从生活中体验到乐趣。

2. 心理症状　包括自责、妄想或产生幻觉、注意力和记忆力下降、存在自杀倾向和行为、精神运动迟滞或激越。

3. 躯体症状　包括疲劳或乏力，睡眠障碍，食欲和体重改变，性欲和性功能改变，多部位的疼痛和不适，其他症状如头昏、心悸、胸闷、视物模糊、肢体麻木等。

（三）分类

抑郁根据其严重程度一般分为轻度抑郁、中度抑郁和重度抑郁。若抑郁状态持续存在，可发展成为抑郁障碍。抑郁障碍根据 DSM-5，主要分为破坏性情绪失调障碍、重度抑郁障碍、持续性抑郁障碍（心境恶劣）、物质 / 药物引起的抑郁障碍、其他躯体疾病导致的抑郁障碍等。

（四）影响因素

1. 个人因素　终末期患者抑郁的风险因素主要包括抑郁病史、自杀倾向、药物滥用史、抑郁家族史、年龄较轻、未婚、近期发生的负性生活事件等。

2. 疾病相关因素　疾病晚期、疼痛控制不佳、生理功能受损或残疾等。

3. 药物因素　某些抗肿瘤药物可能导致抑郁风险，如两性霉素 B、多西他赛、α 干扰素、白细胞介素 -2、长春新碱等。

（五）诊断要点

临床可结合患者的心理和躯体症状、危险因素，选择适当的评估工具对患者的抑郁进行评估。当患者评估为中重度抑郁时，建议由精神科医生进一步评估明确诊断是否存在抑郁障碍。目前国际上常用 ICD-10 和 DSM-5 对抑郁障碍进行诊断。在临床上，多数医务人员认为晚期癌症患者出现抑郁症状是面对疾病的正常反应，也很难区分正常的悲伤反应和抑郁障碍。因此，对晚期癌症患者做出抑郁障碍的诊断较困难，需要注意区分抑郁的临床症状和疾病本身的症状，并转介到精神科进行诊断。

二、评估

临床上常采用特定的评估量表评估患者的抑郁状态。抑郁评估工具可判断患者是否存在抑郁以及抑郁的程度。同时，抑郁是住院患者自杀的重要因素之一，需做好患者的自杀风险评估。

（一）病史评估

评估患者的既往史，家族史，目前的疾病情况，对待疾病的态度，社会支持情况等，有助于医务人员更加全面地了解引起患者抑郁的原因。

（二）抑郁症状评估

评估患者是否出现抑郁相关的心理症状和躯体症状，有利于医务人员对患者的症状进行全面掌握。

（三）评估工具

1. 心理痛苦筛查工具（distress management screening measure，DMSM）　于 1997 年由 Roth 研制，DMSM 被美国国家综合癌症网络（National Comprehensive Cancer Network，NCCN）推荐作为快速识别癌症患者心理痛苦的筛查工具。DMSM 包括心理痛苦水平测量表和与心理痛苦相关的问题清单。NCCN 推荐中度心理痛苦的临界值是 4，重度为 7。

2. 抑郁自评量表（self-rating depression scale，SDS）　由 Zung 编制于 1965 年，为精神药理学研究的量表之一，因使用简便，应用较广。SDS 含有 20 个项目，评估忧郁、易哭、睡眠障碍、食欲减退、体重减轻、心悸等 20 个症状的等级，每项评分 1~4 分。反向评分项目转换后，将 20 个项目得分相加得到粗分，再转换为标准总分。我国常模中，SDS 标准分的分界值为 53 分。

3. 患者健康问卷（patient health questionnaire-9，PHQ-9）　PHQ-9 广泛应用于精神疾病的筛查和评估，也可用于评估抑郁严重程度及治疗过程中对疗效的评估，适合在临床实践中常规使用。PHQ-9 具有良好的信效度、灵敏度与特异度。由于其条目与 DSM-5 的 9 条症状学标准一致，被 DSM-5 推荐作为抑郁严重程度的评估工具。每个条目根据在过去 2 周里出现的频率评为 0~3 分，总分 0~4 分为没有抑郁，5~9 分为轻度抑郁，10~14 分为中度抑郁，15~19 分为中重度抑郁，20~27 分为重度抑郁。

4. 汉密尔顿抑郁量表（Hamilton depression scale，HAMD）　由 Hamilton 于 1960 年编制，是临床上评定抑郁状态时使用最普遍的量表之一，有 17 项、21 项和 24 项 3 个版本。24 项 HAMD 版本中，大部分项目采用 0~4 分评分，少数项目采用 0~2 分评分。内容包括焦虑 / 躯体化、体重、认知障碍、日夜变化、迟缓、睡眠障碍、绝望感 7 个因子。总分小于 8 分没有抑郁症状，8~20 分为轻度抑郁，21~35 分为中度抑郁，超过 35 分为重度抑郁。

5. 贝克抑郁量表（Beck depression inventory，BDI）　由美国心理学家 Beck 编制于 20 世纪 60 年代，BDI 最初版本为 21 项，后来于 1974 年推出 13 项版本，该版本更为简洁实用，得到了广泛应用。BDI-13 评估了抑郁、悲观、失败感、满意感缺如、自罪感、自我失望感、消极倾向、社交退缩、犹豫不决、自我形象改变、工作困难、疲乏感、食欲丧失共 13 项症状，各项均为 0~3 分。总分 0~4 分代表无抑郁症状，5~7 分为轻度，8~15 分中度，16 分及以上为重度。

（四）自杀风险的评估

严重抑郁患者可能会有自杀风险，临终患者也常有导致自杀的危险因素存在，需对此类患者进行自杀风险评估。应通过沟通、询问等方式，借助自杀风险的评估量表，对患者的情绪痛苦及自杀风险进行评估。常见的自杀危险因素包括：抑郁情绪、原有的精神疾病、个人或家族史、药物或酒精滥用、有自杀计划、疼痛管理不佳等。常用的自杀风险筛查和评估工具有以下几种：

1. 患者健康问卷（patient health questionnaire，PHQ-9） 被多个指南推荐为自杀筛查工具。此问卷的第 9 条目内容为"在过去 2 周内有不如死掉或用某种方式伤害自己的念头"，选项设置为从未有过（0 分）、好几天（1 分）、一半以上天数（2 分）、几乎每天（3 分）。当该条目评分 >0 分，则表明患者的自杀意念阳性。

2. 哥伦比亚自杀严重程度评定量表（Columbia suicide severity rating scale，C-SSRS） 本量表从 4 个方面评估患者的自杀意念和自杀行为。近 1 个月内有自杀意念而无自杀计划者为轻度自杀风险，近 1 个月有自杀计划但未实施者为中度自杀风险，近 1 个月有自杀计划并准备实施者、近 3 个月内有自杀行为者为高度自杀风险。

3. 护士用自杀风险评估量表（nurses' global assessment of suicide risk，NGASR） 该量表根据自杀相关的危险因素筛选出 15 项自杀风险预测因子，每项计 0 分或 1 分，总分为 0~25 分。总分≤5 分为低风险，6~8 分为中度风险，9~11 分为高风险，≥12 分为极高风险。

4. 自杀意念自评量表（self-rating ideation of suicide scale，SIOSS） 该量表包括绝望、乐观、睡眠、掩饰 4 个因子，共 26 个条目。自杀意念得分由前 3 个因子得分组成，得分≥12 分可被评定为存在自杀意念。

5. 贝克自杀意念量表（Beck scale for suicide ideation，BSS） 此量表共 19 个条目。自杀意念的强度根据条目 1~5 的得分进行判定，自杀风险根据条目 6~19 的得分进行判定。当条目 4 和条目 5 的回答均为"没有"，则视为没有自杀意念，问卷终止；当条目 4 和条目 5 中有至少一个回答为"弱""中等"或"强烈"，则需要继续回答后续问题。

三、治疗与护理

（一）药物治疗

药物治疗是抑郁综合治疗的一个重要手段，需要根据抑郁的严重程度来决定是否使用药物治疗。

1. 选择性 5- 羟色胺再摄取抑制剂（selective serotonin reuptake inhibitors，SSRIs） 是新型抗抑郁药中最重要的一类，由于对 5- 羟色胺选择性高，对其他递质作用小，因而不良反应较轻，代表药物有舍曲林、西酞普兰、帕罗西汀、氟西汀、氟伏沙明等。

2. 三环类抗抑郁剂（tricyclic antidepressants，TCAs） 抑制 5- 羟色胺和去甲肾上腺素的再摄取，也有 M_1、α_1 和 H_1 受体阻断作用，以阿米替林、丙咪嗪、多塞平、氯丙咪嗪为代表药物。

3. 其他药物 如文拉法辛、度洛西汀、米氮平、曲唑酮、安非他酮等。

（二）心理治疗

1. 认知与行为干预治疗、聆听治疗、社会心理支持治疗能够改善患者心情、降低绝望和痛苦感、降低焦虑程度，从而帮助患者控制抑郁症状。针对情绪低落的患者，还可以采用宠物疗法、艺术疗法、音乐疗法、芳香疗法等。争取患者家属、亲友及同事的配合,充分利用社会支持系统,从心理、生活等各方面给予安慰、鼓励和帮助,减轻其心理上的压力。

2. 针对有自杀风险的患者可采取的心理治疗方法有尊严治疗、意义治疗、危机干预等。

（三）护理

1. 识别引起患者抑郁的危险因素　引起患者抑郁的危险因素很多,疾病进入终末期,对预后的担心,对死亡的恐惧;躯体的不适症状;既往有精神病史或家属精神病史;缺乏社会支持等,需要在临床上加以识别。

2. 信息支持　根据患者的需求,向其介绍疾病的进程、治疗和预后等,满足患者的信息需求。

3. 症状护理　积极评估并处理患者的不适症状,如恶心呕吐、疼痛等,促进患者的舒适。

4. 社会支持　了解患者的社会支持系统,与患者和家属充分沟通,鼓励家属参与到患者的照顾和心理疏导中。

5. 用药护理　遵医嘱按时给药,密切监测和处理药物不良反应。

6. 自杀倾向患者的护理　若患者表现出自杀倾向,护士应立即评估其付诸行动的可能性,必要时寻求心理精神科的帮助。

（1）避免患者单独行动。检查患者周围环境和物品,将绳索、刀、剪等物品和其他危险物品移开。

（2）与患者建立信任关系,鼓励患者表达自我感受,尽可能调动患者积极良好的情绪,激发其对生活的热爱。

（3）遵医嘱使用抗抑郁药物,协助患者进行必要的心理咨询。

（4）调动患者的社会支持系统,给予支持和关爱,必要时进行一对一看护。

四、不良结局

抑郁患者情绪低落、闷闷不乐、悲痛欲绝、悲观厌世,甚至出现幻觉、妄想等精神病性症状,严重者可出现自杀企图或采取自杀行为。

五、症状管理思维导图

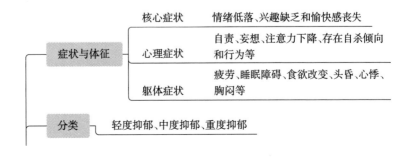

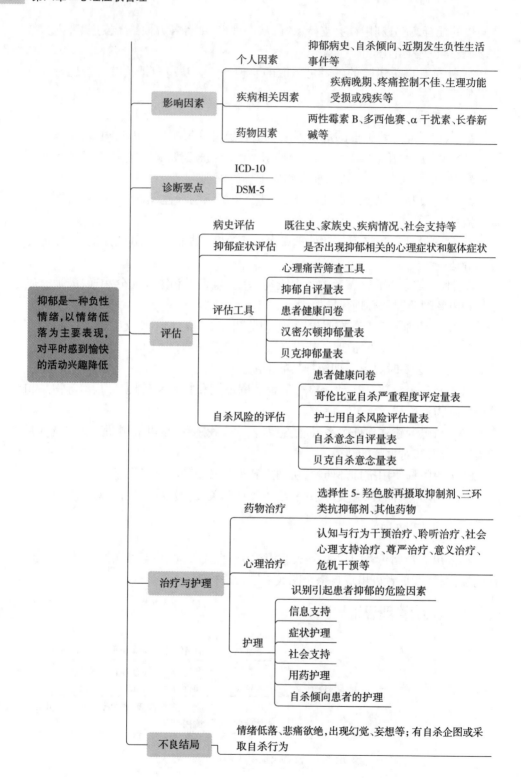

抑郁是一种负性情绪,以情绪低落为主要表现,对平时感到愉快的活动兴趣降低

影响因素
- 个人因素：抑郁病史、自杀倾向、近期发生负性生活事件等
- 疾病相关因素：疾病晚期、疼痛控制不佳、生理功能受损或残疾等
- 药物因素：两性霉素B、多西他赛、α干扰素、长春新碱等

诊断要点
- ICD-10
- DSM-5

评估
- 病史评估：既往史、家族史、疾病情况、社会支持等
- 抑郁症状评估：是否出现抑郁相关的心理症状和躯体症状
- 评估工具
  - 心理痛苦筛查工具
  - 抑郁自评量表
  - 患者健康问卷
  - 汉密尔顿抑郁量表
  - 贝克抑郁量表
- 自杀风险的评估
  - 患者健康问卷
  - 哥伦比亚自杀严重程度评定量表
  - 护士用自杀风险评估量表
  - 自杀意念自评量表
  - 贝克自杀意念量表

治疗与护理
- 药物治疗：选择性5-羟色胺再摄取抑制剂、三环类抗抑郁剂、其他药物
- 心理治疗：认知与行为干预治疗、聆听治疗、社会心理支持治疗、尊严治疗、意义治疗、危机干预等
- 护理
  - 识别引起患者抑郁的危险因素
  - 信息支持
  - 症状护理
  - 社会支持
  - 用药护理
  - 自杀倾向患者的护理

不良结局：情绪低落、悲痛欲绝,出现幻觉、妄想等;有自杀企图或采取自杀行为

六、以家庭为中心的健康教育

1. 鼓励家属陪伴　引导家属正确面对患者的疾病和情绪状态,鼓励家属给予患者更多的、积极的精神鼓励和生活照料。

2. 患者自我调节　鼓励患者采取积极的生活方式,与朋友聚会,做平常喜欢做的事情等,可通过写日记的方式每天记录几件令人感到快乐的小事,保持乐观向上的心态;也可尝试放松训练,如静思、瑜伽或冥想等。

3. 用药指导　告知患者及其家属药品的正确服药时间、方法、剂量、可能出现的不良反应,如有异常及时联系医护人员。

4. 居家安全管理　进行安全教育,教会家属识别患者抑郁情绪的变化及自杀倾向,患者的接触范围内不可出现危险物品、药品等,及时关注患者的去向。如有异常,及时寻求专业人员的帮助。

（刘　美　杨纯子）

第三节　失　　眠

一、概述

（一）概念

失眠(insomnia)指睡眠的启动和维持发生障碍导致睡眠的质和量不能满足个体正常需要的一种状况,主要表现为入睡困难(入睡潜伏期超过30min)、睡眠维持障碍(整夜觉醒次数≥2次)、早醒、睡眠质量下降和总睡眠时间减少(通常<6.5h),同时伴有日间功能障碍,如疲劳、情绪低落或激惹、躯体不适、认知障碍等。失眠是睡眠障碍的一种形式,可引起失眠者痛苦和焦虑、抑郁或恐惧心理,并导致精神活动效率下降,妨碍躯体、心理、社会功能。

（二）症状与体征

1. 入睡困难　入睡时间超过30min。

2. 维持睡眠障碍　夜间觉醒次数≥2次,再入睡超过30min以及早醒。

3. 睡眠质量下降　总睡眠时间缩短,日间感觉疲乏。

4. 躯体症状　如食欲减退、虚弱、消化不良、月经不调及头痛等。

5. 常见伴随症状　多梦、宿醉感、白天困倦、注意力涣散、思维迟钝、情绪易激惹、容易发脾气等。

（三）分类

1. 根据临床表现分类

（1）入睡困难型:最为多见,表现为难以入睡,入睡时间超过30min。

（2）保持睡眠困难型:表现为睡不安稳,易觉醒,或觉醒后难以再次入睡。此类失眠者夜间觉醒时间达 15%~25%,是睡眠正常者的 3~5 倍。

（3）早醒型:早晨醒来的时间比通常起床时间早 2h 以上,且不能再次进入睡眠。

（4）熟睡困难型:尽管睡眠时间足够,但是睡眠质量下降,没有得到良好的休息。

2. 根据病程分类

（1）急性或一过性失眠:病程 <4 周。

（2）亚急性或短期失眠:病程≥4 周且 <6 个月。

（3）慢性或长期失眠:病程≥6 个月。

3. 根据严重程度分类

（1）轻度失眠:偶发,睡眠时常惊醒或睡而不稳,对生活质量影响较小。

（2）中度失眠:每晚发生,睡眠不足 4h,对生活质量有一定影响,伴有疲乏、焦虑、易怒等症状。

（3）重度失眠:每晚发生,彻夜不寐,严重影响生活质量,临床症状表现突出。

4. 根据病因分类　根据 2005 年睡眠障碍国际分类（ICSD-2）,将失眠分为适应性睡眠障碍、心理生理性失眠、矛盾性失眠、特发性失眠、精神障碍所致失眠、睡眠卫生不良性失眠、青少年行为性失眠、内科疾病所致失眠、药物或物质滥用所致失眠、非物质滥用或确定的躯体疾病所致失眠、生理性失眠等。

（四）影响因素

1. 疾病因素　终末期患者因原发病本身以及各器官功能的减退,常伴有疼痛、呼吸困难、发热、恶心呕吐、腹胀腹泻、失禁、心悸、瘙痒等不适症状,均可引起入睡困难和睡眠不深。另外,精神疾病如抑郁症可导致早醒,躁狂症可导致少眠或不眠等。

2. 心理因素　患者病情本身以及身体的不适可引起一些不良心理反应,如焦虑、抑郁、恐惧、烦躁不安、情绪低落等,这些因素与睡眠相互影响。不良心理反应会造成睡眠障碍,而睡眠质量下降又会引起身心的不适,进一步加重睡眠障碍。

3. 治疗因素　终末期患者接受的一些治疗也可能引起失眠,如手术、放疗、化疗、穿刺等操作对患者身体造成的不适感会影响睡眠。某些药物如镇痛药、激素类药物、茶碱类药物、抗震颤麻痹药等会对睡眠产生干扰作用。

4. 环境因素　患者所处环境的温湿度、床单位的舒适度、光线强弱、噪声、夜间所需的治疗和护理操作等因素容易导致对环境变化较为敏感的患者失眠。

（五）诊断要点

1. 慢性失眠的诊断标准　根据《中国成人失眠诊断与治疗指南（2017 版）》,慢性失眠诊断必须同时符合（1）~（6）条标准。

（1）存在以下一种或者多种睡眠异常症状（患者自述,或者照料者观察到）:①入睡困难;②睡眠维持困难;③比期望的起床时间更早醒来;④在适当的时间不愿意上床睡觉。

（2）存在以下一种或者多种与失眠相关的日间症状（患者自述,或者照料者观察到）:①疲劳或全身不适感;②注意力不集中或记忆障碍;③社交、家庭、职业或学业等功能损害；④情绪易烦躁或易激动；⑤日间思睡；⑥行为问题（如多动、冲动或攻击性）；⑦精力和体力下降；⑧易发生错误与事故；⑨过度关注睡眠问题或对睡眠质量不满意。

（3）睡眠异常症状和相关的日间症状不能单纯用没有合适的睡眠时间或不恰当的睡眠环境来解释。

（4）睡眠异常症状和相关的日间症状至少每周出现3次。

（5）睡眠异常症状和相关的日间症状持续至少3个月。

（6）睡眠和觉醒困难不能被其他类型的睡眠障碍更好地解释。

2. 短期失眠的诊断标准　符合慢性失眠第（1）~（3）、（6）条标准，但病程不足3个月和/或相关症状出现的频率未达到每周3次。

二、评估

睡眠状况评估是失眠诊断和合理治疗方案制订的基础，内容包括病史采集、睡眠日记、量表评估和客观评估等。

（一）病史评估

病史评估包括既往睡眠情况，目前睡眠情况（作息时间、失眠特征、睡眠质量、睡眠环境），用药史，可能存在的物质依赖情况，与睡眠相关的症状，失眠对日间功能的影响，其他精神、躯体疾病史等。

（二）睡眠日记

由患者本人或家属协助完成为期1~2周的睡眠日记，记录每日上床时间、估计睡眠潜伏期、夜间觉醒次数、每次觉醒时间、总卧床时间、实际睡眠时间等，并记录日间休息、用药情况及夜间异常症状。

（三）主观测评工具

1. 匹兹堡睡眠质量指数（Pittsburgh sleep quality index，PSQI）　由英国 Buysse 教授于1989年编制，可用于评价正常人的睡眠情况，亦可用于临床患者睡眠质量的综合评价。PSQI 包含19个自评条目和5个他评条目，仅前18个条目计分。18个自评条目分为7个维度：睡眠质量、入睡时间、睡眠时间、睡眠效率、睡眠障碍、催眠药物使用及日间功能障碍。采用4级计分法，得分越高表明睡眠质量越差。

2. 失眠严重指数量表（insomnia severity index，ISI）　是一个用于筛查失眠的简便工具，主要评估过去2周患者主观失眠的严重程度，包括7个条目，问题涉及患者对睡眠质量的主观评价。每个条目0~4分，分值越高表明失眠程度越严重。总分0~7分表示无失眠，8~14分表示亚临床失眠，15~21分表示临床失眠（中度），22~28分表示临床失眠（重度）。

3. 阿森斯失眠量表（Athens insomnia scale，AIS）　由 Soldatos 等人于2000年根据国际疾病分类（ICD-10）中失眠障碍的诊断标准制定，用于评估失眠严重程度。量表共包含8个条目，评估包含入睡时间、夜间及晨间觉醒、睡眠时间、睡眠质量、主诉频率和持续时间、失眠带来的不愉快感及日间功能受损等指标,每个条目评分 0~3 分,另有只包含前 5 个条目的 AIS 简化版。

4. 里兹睡眠评估问卷(Leeds sleep evaluation questionnaire,LSEQ) 多用于药物治疗前后睡眠改善的评价,共 10 个条目,包括入睡情况、睡眠质量、宿睡状态、警觉行为 4 个维度。患者使用视觉模拟量表,在 10cm 长度的直线上根据症状变化情况,在相应位置进行标记。疗效判断:痊愈为增分 >300 分,显效为增分 201~300 分,有效为增分 100~200 分,无效为增分 100 分以下。

(四)客观测评工具

1. 多导睡眠图(polysomnogram,PSG) 主要用于失眠的鉴别诊断和疗效评估,是最准确和可靠的监测方法。标准 PSG 可对脑电图、眼电图、下颌和肢体肌电图、口鼻气流、胸腹运动、体位、心电图、脉搏、血氧饱和度等参数连续性记录并实时监测睡眠图像。

2. 体动记录仪(actigraphy) 是一种睡眠监测系统,能够在不影响日常生活的情况下进行连续的睡眠记录,能够测量总睡眠时间、睡眠后觉醒、睡眠效率,有方便易行、价格低廉、可长期监测等优点,在临床上用于入眠、昼夜节律失调、睡眠呼吸紊乱等形式的睡眠障碍的诊断、治疗效果判断等,也可在无 PSG 条件时作为替代手段评估患者夜间总睡眠时间和睡眠模式。

3. 多次睡眠潜伏期试验(multiple sleep latency test,MSLT) 包括在特殊睡眠实验室中的一系列小睡试验,每隔 2h 进行一次,每次小睡 20min,共进行 5~6 次。过程中密切观察患者,记录每次小睡从关灯到睡眠开始的时间,收集入睡潜伏期时间数据和睡眠结构情况数据。MSLT 主要用于鉴别发作性睡病和日间睡眠增多等疾病,也可客观评定失眠患者日间觉醒程度和嗜睡倾向。

三、治疗与护理

(一)心理治疗

失眠的心理治疗主要包括睡眠卫生教育和失眠的认知行为治疗(cognitive behavioral therapy for insomnia,CBT-I),其中 CBT-I 是目前治疗原发性失眠,尤其是慢性失眠的首选方法,是认知调整、睡眠限制、刺激控制、松弛疗法的组合。

1. 睡眠卫生教育 主要是帮助失眠患者认识到不良睡眠习惯在失眠发生与发展中的重要危害,重塑有助于睡眠的行为习惯。

2. 认知调整 借助认知调整,可以帮助患者辨别和调整与睡眠有关的错误认知,如保持合理的睡眠期望、避免过度主观的入睡意图、培养对失眠影响的耐受性等,从而重塑关于睡眠的积极、合理的观念和态度,以达到改善睡眠的目的。

3. 睡眠限制 缩短了卧床清醒的时间,通过轻度的睡眠剥夺增加夜晚睡眠的驱动力,从而实现夜间更加连续、有效的睡眠。

4. 刺激控制 通过减少卧床时的觉醒时间来消除患者存在的床与觉醒、沮丧、担忧等不良后果之间的消极联系,重建床与睡眠之间积极明确的联系,建立一个规律的睡眠-觉醒周期。

5. 松弛疗法 应激、紧张和焦虑是诱发失眠的常见因素。松弛疗法可以降低失眠患者睡眠时的紧张与过度警觉,从而促进患者入睡,减少夜间觉醒,提高睡眠质量。该疗法适合夜间频繁觉醒的失眠患者。常用方法包括渐进性肌肉放松、指导性想象和腹式呼吸训练。松弛疗法的初期应在专业人员指导下进行,并需要规律进行练习。

6. 其他治疗方法 失眠患者的心理治疗除以上方法以外,还有疲劳治疗、矛盾意向、音乐疗法、催眠疗法等。可根据患者情况,选择使用不同组合形式的多模式疗法。

(二)药物治疗

1. 苯二氮䓬类药物(BZDs)和非苯二氮䓬类药物(NBZDs) 常见的BZDs有艾司唑仑、三唑仑、地西泮、阿普唑仑、劳拉西泮、氯硝西泮等,此类药物可以改善失眠患者的入睡困难,增加总睡眠时间。NBZDs包括唑吡坦、右佐匹克隆、佐匹克隆、扎来普隆等,该类药物属于快速起效的催眠药物,能够诱导睡眠始发,治疗入睡困难和睡眠维持障碍。NBZDs催眠效应与BZDs类似,但对正常睡眠结构破坏较少,比BZDs的日间镇静和其他不良反应较少,更为安全有效。

2. 褪黑素受体激动剂 雷美替胺能够缩短睡眠潜伏期、提高睡眠效率、增加总睡眠时间,可用于治疗以入睡困难为主诉的失眠以及昼夜节律失调性睡眠-觉醒障碍。阿戈美拉汀具有抗抑郁和催眠双重作用,能够改善抑郁障碍相关的失眠,缩短睡眠潜伏期,增加睡眠连续性。

3. 食欲素受体拮抗剂 苏沃雷生是一种高选择性食欲素受体拮抗剂,通过阻断食欲素受体促进睡眠,可以缩短入睡潜伏期,减少入睡后觉醒时间,增加总睡眠时间。

4. 具有镇静作用的抗抑郁药 尤其适用于抑郁和/或焦虑伴发失眠者的治疗。此类药物主要包括三环类抗抑郁药物、曲唑酮、米氮平、选择性5-羟色胺再摄取抑制剂(SSRIs)、选择性5-羟色胺和去甲肾上腺素再摄取抑制剂等。

5. 其他药物 加巴喷丁用于其他药物治疗无效、对BZRAs禁忌的患者,可用于治疗慢性疼痛性失眠;奥氮平主要通过拮抗组胺H$_1$受体发挥镇静作用,可用于治疗矛盾性失眠;褪黑素可调节睡眠-觉醒周期,改善时差变化引起的失眠、睡眠时相延迟和昼夜节律失调引起的失眠,但不作为常规用药。

(三)物理治疗

通过光照疗法、经颅磁刺激、生物反馈疗法、电疗法等物理治疗方法,帮助患者建立规律睡眠,以改善睡眠质量、提高睡眠效率和延长睡眠时间。

(四)中医治疗

失眠症在中医学中称"不寐病",根据辩证分型对失眠予以辨证施治,通过中药、针灸、艾灸、推拿、耳穴贴压、电针等方法改善睡眠状况。

（五）护理

1. 识别并处理引起失眠的因素　患者生命末期因疾病、治疗、环境、心理等因素可引起失眠,需识别引起患者失眠的因素,并积极控制疼痛、恶心呕吐、便秘、发热、瘙痒等不适症状,可帮助部分患者缓解失眠状况。

2. 提供舒适的休息环境　保持病房安静舒适,调整适宜的光线及温湿度,必要时使用深色遮光窗帘。治疗和护理尽量安排在白天,夜晚的治疗应集中进行。患者睡前1h可打开门窗适当通风,保持室内空气流通和新鲜。

3. 用药护理

（1）按需服药:①预期入睡困难时,做好睡前准备上床后服用镇静催眠药物。②根据夜间睡眠需求,上床后30min仍不能入睡时,立即服用。③夜间醒来无法再次入睡,且距预期起床时间≥5h可以服用短半衰期药物。

（2）药物不良反应观察与护理:常见抗失眠药物不良反应包括日间困倦、头晕、食欲减退、肌张力减低、跌倒、认知功能减退,以及突然停药引起的戒断综合征等,需监测药物不良反应,并提供相应的护理措施。

4. 心理护理　主动倾听患者主诉,密切观察患者的情绪变化,识别引起失眠的心理因素;指导患者不要过分关注睡眠,调整心态,保持自然入睡。

四、不良结局

失眠会对生活质量产生负面影响而导致患者出现一系列的身心状况,包括疲劳或全身不适、注意力或记忆力减退、兴趣爱好减退、紧张、焦虑、睡眠昼夜颠倒等。

五、症状管理思维导图

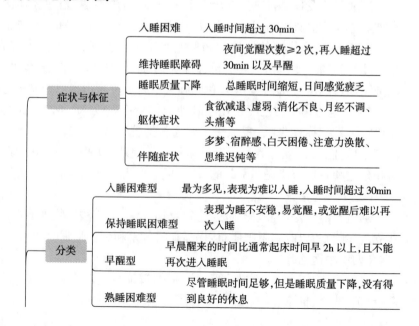

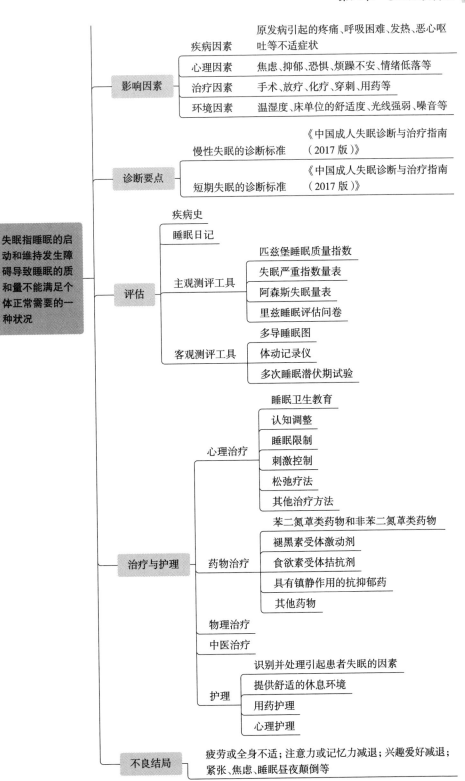

失眠指睡眠的启动和维持发生障碍导致睡眠的质和量不能满足个体正常需要的一种状况

影响因素
- 疾病因素　原发病引起的疼痛、呼吸困难、发热、恶心呕吐等不适症状
- 心理因素　焦虑、抑郁、恐惧、烦躁不安、情绪低落等
- 治疗因素　手术、放疗、化疗、穿刺、用药等
- 环境因素　温湿度、床单位的舒适度、光线强弱、噪音等

诊断要点
- 慢性失眠的诊断标准　《中国成人失眠诊断与治疗指南（2017版）》
- 短期失眠的诊断标准　《中国成人失眠诊断与治疗指南（2017版）》

评估
- 疾病史
- 睡眠日记
- 主观测评工具
  - 匹兹堡睡眠质量指数
  - 失眠严重指数量表
  - 阿森斯失眠量表
  - 里兹睡眠评估问卷
- 客观测评工具
  - 多导睡眠图
  - 体动记录仪
  - 多次睡眠潜伏期试验

治疗与护理
- 心理治疗
  - 睡眠卫生教育
  - 认知调整
  - 睡眠限制
  - 刺激控制
  - 松弛疗法
  - 其他治疗方法
- 药物治疗
  - 苯二氮䓬类药物和非苯二氮䓬类药物
  - 褪黑素受体激动剂
  - 食欲素受体拮抗剂
  - 具有镇静作用的抗抑郁药
  - 其他药物
- 物理治疗
- 中医治疗
- 护理
  - 识别并处理引起患者失眠的因素
  - 提供舒适的休息环境
  - 用药护理
  - 心理护理

不良结局　疲劳或全身不适；注意力或记忆力减退；兴趣爱好减退；紧张、焦虑、睡眠昼夜颠倒等

六、以家庭为中心的健康教育

1. 饮食指导 晚餐进食对睡眠有促进作用的食品,如牛奶、核桃、桂圆、莲子等;晚餐避免进食辛辣、刺激、不易消化的食物,睡前 4~6h 避免喝浓茶、咖啡等刺激性饮料。

2. 睡前准备 睡前保持平静的心态,睡前 1h 不做容易引起兴奋的脑力劳动或观看容易引起兴奋的书刊和影视节目;保持房间的温度和湿度适宜;可进行音乐冥想或者肌肉渐进式放松训练;睡前做好个人清洁,可用热水泡脚,水温 40~55℃,持续 15min;睡眠时保持轻松的姿势,穿着宽松的衣裤。

3. 正确服药 教会患者及其家属正确的服药方法和注意事项,并根据患者用药种类,告知患者及其家属可能出现的不良反应及观察方法,保证用药安全。

4. 定期随访 说明定期随访的重要性,告知患者及其家属应及时求助,以对患者的病情进行持续监测。

（杨纯子 谢志洁 刘 美）

第九章　皮肤的症状管理

第一节　压力性损伤

一、概述

（一）概念

压力性损伤（pressure injury）指由压力或压力联合剪切力导致的皮肤和/或皮下组织的局部损伤，通常位于骨隆突处，但也可能与医疗器械或其他物体有关。压力性损伤的发生不仅局限于体表皮肤，也可能发生在黏膜上、黏膜内或黏膜下。黏膜（呼吸道、胃肠道和泌尿生殖道黏膜）压力性损伤主要与医疗器械有关。在临床中，医务人员不应只关注体表皮肤，也应重视医疗器械引起的黏膜压力性损伤。

（二）症状与体征

终末期患者常因长期坐位或久卧不能翻身，局部血液循环不畅，受压组织持续缺血、缺氧，无氧代谢产物堆积，产生细胞毒性作用，致使细胞变性、坏死，皮肤变色，弹性降低或消失，形成水疱或表皮脱落，引起局部组织变性、坏死。主要表现为皮肤红斑、红色湿润或者有浆液性水疱，甚至开放性溃疡，患者常伴有疼痛感。在临终时，皮肤出现衰竭、功能障碍、代谢损伤，在压力作用下无法维持正常功能，更易出现压力性损伤。

（三）分期

美国国家压力性损伤咨询小组（National Pressure Injury Advisory Panel, NPIAP）、欧洲压疮咨询小组（European Pressure Ulcer Advisory Panel, EPUAP）和泛太平洋压力性损伤联合会（Pan Pacific Pressure Injury Alliance, PPPIA）在 2019 年联合发布的第 3 版国际压力性损伤指南《压疮/压力性损伤的预防和治疗：临床实践指南》中将压力性损伤分为 6 期。1 期压力性损伤：局部皮肤呈现红斑，按压时红斑不会消失，局部组织表皮完整；2 期压力性损伤：部分真皮层缺损，基底面呈粉红色或红色，可能呈现完整或破裂的水疱；3 期压力性损伤：皮肤全层缺损，溃疡面可呈现皮下脂肪组织和肉芽组织伤口边缘卷边现象；4 期压力性损伤：全层皮肤和组织的缺损,伤口可见腐肉或焦痂;不可分期的压力性损伤:全层组织被掩盖和组织缺损,其表面的腐肉或焦痂掩盖了组织损伤的程度,一旦腐肉和坏死组织去除后,将会呈现 3 期或 4 期压力性损伤,当焦痂干燥、附着、完整、无红斑或波动感时不应将其去除;深部组织损伤:皮肤局部出现持久性非苍白性发红、褐红色或紫色,或表皮分离后出现暗红色伤口或水疱,颜色发生改变前往往会有疼痛和温度变化(附录 54)。

(四)影响因素

1. 移动或活动能力受限　不能移动或严重活动受限是压力性损伤发生的重要因素。生命末期患者往往由于疼痛、翻身受限、不愿活动等因素,长时间保持同一体位,增加压力性损伤的风险。

2. 感觉丧失　具有完整神经通路的患者经受持续的局部压力时会感到不适,在组织缺血缺氧发生之前就已主动调节体位。感觉丧失导致来源于组织的疼痛感觉机制异常,患者处于组织受压风险而不自知,无法自发调整体位,增加了压力性损伤的风险。

3. 压力、摩擦力及剪切力　生命末期患者由于虚弱、疼痛和药物镇静的综合作用引起活动能力下降,致使组织受压而导致组织缺血。任何骨突上的压力都会压缩毛细血管,阻止营养物质和氧气到达皮肤,代谢产物在组织间质积累,导致缺氧和细胞死亡,增加压力性损伤的风险。

4. 潮湿　是导致生命末期患者压力性损伤的另一个原因。由于其身体状况差、意识不佳、疾病的影响,可能存在大小便失禁的现象。长期接触尿液、粪便、分泌物和汗液会导致过度潮湿,引起皮肤软化,削弱皮肤屏障功能,使皮肤的抵抗力下降。

5. 年龄因素　生命末期患者体质赢弱,器官老化且皮下脂肪萎缩、变薄、弹性差,皮肤的脆性增加,致使局部受压后不能迅速恢复有效血流灌注,故更容易发生压力性损伤。

6. 营养状况　营养不良或营养摄入不足是压力性损伤发生发展和难以愈合的独立危险因素。生命末期患者营养不良发生率高,部分患者常有恶病质征象,易发生压力性损伤。

7. 基础疾病及心理因素　生命末期患者往往自身患有基础疾病,如肿瘤、心力衰竭、肺部疾病、脑血管疾病和糖尿病等,压力性损伤发生的可能性更高。此外,低钠血症和低血压也可能是生命末期患者压力性损伤形成的原因之一,低钠血症是晚期患者病情进行性恶化的一个指标,可降低血压,引起皮肤肿胀和周围组织灌注减少,从而增加生命末期患者压力性损伤的风险。另外一些心理因素如沮丧、慢性心理压力,也被看作是压力性损伤的相关因素。

(五)诊断要点

一般来说,压力性损伤通过观察皮肤变化就可诊断。皮肤周围常伴有红、肿、热、痛等局部炎症反应,如果还有化脓、恶臭症状即可认定为局部感染,伴发热则说明具有全身反应。

二、评估

压力性损伤的评估应包含对患者压力性损伤风险的评估、对院外带入压力性损伤和住院患者发生压力性损伤时进行压力性损伤分期的评估,并依据病情变化动态评估。对临终患者而言,压力性损伤的预防至关重要,压力性损伤风险的评估目的在于筛选出压力性损伤发生的高危人群,判断其风险程度和风险类型,以便医务人员制订压力性损伤的预防措施及实施方案。

(一)压力性损伤风险评估

1. 风险因素的评估　评估内容包括感觉、潮湿度、移动能力、营养摄入、摩擦力及剪切力等,同时还应考虑到既往有压力性损伤史或压力点疼痛的患者,以及糖尿病患者的压力性损伤风险。

2. 皮肤及组织的评估　皮肤及组织的评估是压力性损伤风险评估的重要组成部分,医务人员需要对患者进行全身皮肤状态检查,主要评估患者的皮肤颜色、皮肤温度、水肿情况、周围组织硬度、局部疼痛等情况。

3. 器械相关性压力性损伤的评估　对患者进行皮肤评估时,还应该注意吸氧导管、气管插管及其固定支架、血氧饱和度监测设备、无创面罩、连续加压装置、夹板、尿管等与皮肤接触的部位,定期监测医疗器械的松紧度。若患者病情允许,可询问患者的舒适度,同时建议使用预防性敷料,降低医疗器械相关性压力性损伤风险。

4. 压力性损伤风险的评估工具

(1)Braden 压力性损伤风险评估表:是国内外应用最为广泛的量表,该量表在不同群体中具有较高的预测能力,并被多个临床实践指南推荐使用。该量表由 6 个条目,7 个压力性损伤形成的风险因素(感觉、潮湿、活动能力、移动能力、营养、摩擦力和剪切力)组成;除摩擦力和剪切力条目 1~3 分外,其余每个条目 1~4 分,总分 6~23 分,得分越低,压力性损伤发生风险越高。15~18 分表示有发生压力性损伤的低度风险,13~14 分表示中度风险,10~12 分表示高度风险,≤9 分则表示有发生压力性损伤的极高风险(附录 55)。

(2)Norton 压力性损伤风险评估表:于 1962 年开发使用,其目的在于评估老年患者压力性损伤风险。该量表共计 5 个条目(身体状况、意识状态、活动能力、移动能力、排泄失禁),每个条目 1~4 分,总分 20 分,得分越低,压力性损伤发生风险越大。≤16 分提示患者有发生压力性损伤的风险,<12 分提示患者有压力性损伤发生的高风险(附录 56)。

(3)Waterlow 压力性损伤风险评估表:于 1984 年在英国开发使用,适用于评估所有住院患者的压力性损伤风险。该量表有 7 个常规条目和 4 个特殊条目,共

11 个条目,包括(体重指数、皮肤状况、性别、年龄、营养状况、失禁情况、运动能力、饮食情况、神经系统缺陷、手术或创伤、药物治疗),每个条目评分不等,总分 45 分,得分越高,压力性损伤发生风险越大。10~14 分为轻度风险,15~19 分为高度风险,≥20 分为极高度风险(附录 57)。

(二)压力性损伤分期评估

1. 压力性损伤的分期　根据 NPIAP、EPUAP、PPPIA 在 2019 年联合发布的第 3 版国际压力性损伤指南《压疮 / 压力性损伤的预防和治疗:临床实践指南》对压力性损伤分期(附录 54)。

2. 压力性损伤的动态评估　对于发生压力性损伤的患者,应进行持续性的伤口评估,并在每次更换敷料时评估伤口变化情况。评估的内容包括:伤口分期;发生部位;伤口大小和深度;渗液的颜色、性质和量;伤口周围皮肤情况;窦道、潜行或腔隙;伤口感染征;疼痛与不适等。推荐使用压力性损伤愈合量表(pressure ulcer scale for healing, PUSH)来评估和监测伤口的愈合过程。

三、治疗与护理

(一)预防

1. 定时翻身　翻身仍然被认为是压力性损伤最好的预防措施,向患者解释翻身的原因,根据患者病情及患者意愿、舒适度及耐受度,定期调整患者体位,并翻身摆位,每 2h 为患者调整体位 1 次,或每 2h 抬高肢体减压 1 次。对生命末期的患者,需根据每个患者的情况,实施个性化的预防措施。

2. 分散压力　选择改变支撑面的措施使压力再分布,建议使用气垫床或新型凝胶床垫,同时使用顺滑的翻身垫、L 形软枕、小垫子等辅助工具。

3. 酌情使用预防性敷料　可酌情使用泡沫敷料。移位时注意用手掌支托患者,避免拖、拉、拽;保证患者的每一个关节不要被牵拉、扭曲及强直,保证双侧肢体、膝盖无重叠、压迫,凹陷的关节均有软垫支撑。

4. 保持皮肤清洁　用温水清洗皮肤,避免用热水和干性的肥皂,选择润肤乳擦拭保护皮肤,穿棉质吸汗服装,减少身体摩擦。

5. 加强营养,适当活动　选择符合患者病情及意愿的方式维持营养,根据病情适当运动或被动运动肢体等促进血液循环,避免局部长期受压导致压力性损伤。

(二)治疗

1. 压力性损伤的一般处理　临终患者压力性损伤的愈合目标取决于患者的身体状态及预期的总体生存时间。当为患者制订压力性损伤治疗计划时,需根据损伤分期和渗出量制订治疗策略,医务人员不仅只是为患者进行治疗操作,更多的是应该考虑患者的感受,尽可能地尊重患者的意愿,预防感染,促进愈合,提高临终患者的生活质量。

(1)1 期压力性损伤的处理:处理原则是解除局部受压,改善局部血液循环,去除危险因素,定时翻身,避免进行性发展。按压力性损伤的预防措施进行护理(包括体位变换、减压措施、皮肤护理、营养支持等措施),加强已发生压力性损伤部位的保护,防止其他部位发生损伤。压力性损伤部位可选择透明薄膜敷料、水胶体敷料。

(2)2期压力性损伤的处理:处理原则是保护皮肤,预防感染,注意对出现水疱的皮肤进行护理。未破的小水疱(直径 <2cm)应减少摩擦,防止感染,使其自行吸收,使用透明薄膜敷料或水胶体敷料外贴。大水疱(直径 >2cm)可在无菌操作下用无菌注射器抽出疱内液体,消毒局部皮肤,外面覆盖水胶体敷料或泡沫敷料,根据渗液情况更换敷料。浅层溃疡的处理是消毒创面及周围皮肤,根据创面类型选择合适的敷料:创面渗液少可选用水胶体敷料,创面渗液多时选用泡沫敷料。

(3)3期、4期压力性损伤的处理:处理原则是清洁伤口,彻底清除坏死组织,处理伤口渗液,促进肉芽组织生长,预防和控制感染,处理潜行和窦道。需根据患者伤口情况酌情邀请专科护士会诊,制订个体化的护理计划。根据伤口具体情况给予不同的处理,且伤口愈合的不同时期(黑色期、黄色期、红色期和粉色期),所表现出来的特点也不一样,进而对护理需求和敷料的选择也不相同。对于有黑色或黄色坏死组织和腐肉的创面,应先进行清洗和清创。3期、4期压力性损伤易发生感染,应密切观察有无感染征象;若伤口出现感染可使用银离子敷料。

(4)不可分期的压力性损伤的处理:清创是此期压力性损伤的基本处理原则,根据具体情况选择合适的清创方法;清创后确定伤口的深度和分期再进行相应处理。踝部或足跟部稳定的焦痂(干燥、黏附牢固、完整且无发红或波动)是机体自然的屏障,不应去除。

(5)深部组织损伤的处理:深部组织损伤期需谨慎对待,不能被表象所迷惑,密切观察伤口变化。早期可使用水胶体敷料,使表皮软化。

2. 压力性损伤的清洗　每次更换敷料时需清洗伤口床和周围皮肤,清洗伤口可用生理盐水、蒸馏水等。推荐使用 pH 中性的皮肤清洗液清洁伤口,避免使用碱性肥皂和清洁液。可选择冲洗、擦洗、涡流冲洗等方法清洗;清洗时应提供适当的压力去除异物和组织碎片,但需要注意避免损伤伤口床。

3. 压力性损伤的清创　当创面需要清创时,清创方式的选择应取决于:患者的状况(疼痛、血液循环情况和出血的风险);坏死组织的类型、性质和部位;治疗目标;可用的资源;患者的意愿。清创必须由经过特殊培训、有胜任力、有资质的医务人员操作,需清除失活的组织和疑似或已确认的生物膜,持续清创直至创面覆盖新的肉芽组织。清创前进行疼痛评估,并使用有效的止痛措施。

4. 感染伤口的处理　压力性损伤发生感染的典型症状为红、肿、热、痛和蜂窝组织炎,其他症状为伤口愈合延迟、脓性液渗出、肉芽组织脆弱、伤口异常疼痛或出现异味等。当伤口出现明显的外科感染征象及全身感染症状,或者骨外露、肌腱外露、骨质粗糙或破坏时,应做伤口组织的细菌培养和药敏试验。对于伤口有感染播散或存在全身感染症状的患者,应遵医嘱全身应用抗生素进行抗感染治疗;当伤口周围出现明显的红、肿、热、痛,局部有波动感时,应配合医生及时切开引流,并确保引流通畅。

5. 治疗压力性损伤的其他措施　对压力性损伤的治疗还包括生物敷料、生长因子的使用,生物物理学治疗和手术治疗。对难愈合的压力性损伤可考虑使用胶原蛋白敷料,以提高治愈率,减轻伤口炎症;对顽固的 2 期、3 期或 4 期的压力性损伤,可考虑实施脉冲电流电刺激,实施该方法时需由经过培训的专业人员操作或监督。

（三）护理

1. 体位变换　减压是预防压力性损伤的重要措施之一,除有禁忌证要求不能翻身的患者以外,其他有压力性损伤风险的患者都应该规律变换体位以改变受压部位的压力分布情况。翻身频率应个性化,需根据个人的活动水平、灵活性、独立性、进行体位变换的能力、皮肤和组织耐受性、总体健康状况、整体治疗目标、舒适感和疼痛感来确定。危重患者在体位变换过程中要注意观察病情变化。临终患者变换体位时需要考虑患者的舒适度,以有利于减压、符合肢体功能位和增加患者舒适度为原则。

2. 适当活动　卧床患者的适当活动可减少压力性损伤、下肢深静脉血栓等并发症的发生。活动量依据患者病情而定,也可由他人协助进行被动运动。

3. 减压装置的使用　减压装置可以使身体压力再分布,从而减轻身体局部压力。临床使用的减压装置根据作用部位分为两种:一种是局部减压装置,如足跟悬挂装置、枕头或泡沫垫悬置足跟;另一种是全身性的减压装置,临床应用最广泛的是气垫床。需要注意的是,气垫圈已不建议使用,特别是水肿、瘫痪的患者,局部血液循环差,气垫圈在使用过程中会导致局部循环障碍加重,促使局部压力性损伤的发生;减压装置可以减轻局部或全身压力,延长更换体位时间,但是使用减压装置并不能替代体位变换。对转运途中已存在或有压力性损伤风险的患者,考虑使用压力再分配支撑面,疑似脊柱损伤的患者急诊入院后,在咨询健康专业人员后,尽快将患者从脊柱硬板床上转移下来。

4. 饮食护理　营养不良与压力性损伤的发生、严重程度以及愈合时间有关,对有压力性损伤风险或有压力性损伤的患者都需要评估其营养状态,判断是否需要联合营养师进行个性化营养支持干预。若患者处于营养不良状态时,应根据患者病情制订个性化的营养方案,按照营养指南给予合适的营养支持治疗,包括充足的蛋白质、热量、微量元素、维生素和水分等。每日监测和记录营养摄入量,定期监测和评价营养支持治疗的效果。

5. 疼痛护理　压力性损伤为患者带来最直接的影响是伤口疼痛,医务人员不可忽视疼痛体验。对压力性损伤患者需要进行全面的疼痛评估,除使用疼痛评估工具外还需关注患者的肢体语言,在为患者翻身时尽量避免触及患者伤口,也可采用湿性愈合原则,在伤口处使用预热至室温的吸收能力好的敷料以减轻疼痛感。《压疮/压力性损伤的预防和治疗:临床实践指南》建议使用非药物治疗作为减轻压力性损伤疼痛的首要方法,包括与患者交谈、冥想法和音乐疗法等,必要时可考虑使用阿片类药物处理伤口处的急性疼痛或定期使用镇痛药物控制疼痛。

四、不良结局

压力性损伤久治不愈,会引发低蛋白血症、骨髓炎、败血症等,甚至出现生命危险。

五、症状管理思维导图

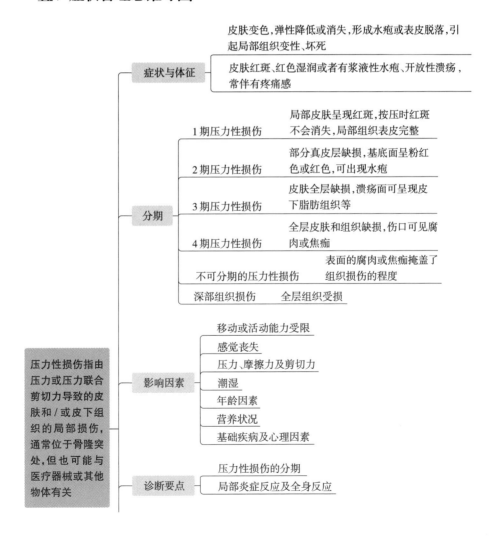

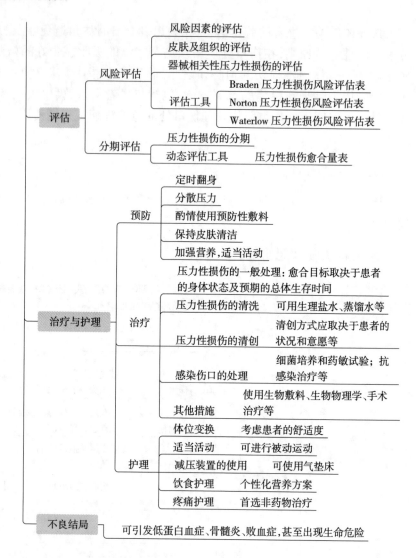

六、以家庭为中心的健康教育

1. 定时翻身　指导患者家属定时协助患者改变体位。翻身是最为简单且有效的预防措施,指导正确翻身,避免拖拽等动作,以减轻局部压力和摩擦力。

2. 使用减压装置　根据患者病情选择合适的减压装置,如局部减压垫、翻身枕等,并教会患者及家属正确使用。

3. 保持皮肤清洁干燥　保护皮肤,避免盲目局部按摩。指导患者及家属观察皮肤情况,尤其是骨突处受压皮肤,每日清洁皮肤,保持皮肤清洁干燥,必要时使用皮肤保护剂。水肿部位不要盲目进行局部皮肤按摩,以免损伤皮肤。

4. 加强营养　指导家属与患者认识营养状况对压力性损伤的重要性,制订合理的膳食计划,少食多餐。

5. 加强心理护理　长期卧床或者癌症晚期患者,由于长期的病痛折磨容易产生焦虑、悲观等情绪,医务人员应采取积极有效的沟通方式,耐心疏导,提高患者心理承受能力。

（熊　沫）

第二节　失禁性皮炎

一、概述

（一）概念

失禁性皮炎(incontinence-associated dermatitis,IAD)是临床上最常见的一种潮湿相关性皮肤损伤,指由于大小便失禁使皮肤暴露于尿液和/或粪便中而造成的皮肤损伤,常见于会阴部、肛周、腹股沟、臀部、大腿内侧等。失禁性皮炎降低了皮肤对于压力和摩擦力的耐受性,增加了患者发生压力性损伤的风险。

（二）症状与体征

大小便失禁使皮肤暴露于尿液和/或粪便中而造成皮肤损伤,表现为皮肤表面的红斑、红疹、皮肤浸渍、糜烂甚至剥脱,患者常因受损的皮肤区域疼痛、烧灼、发痒等而感到极度不适;当皮肤发生损伤,屏障功能减弱,可能引起患者出现感染等症状。失禁性皮炎常具有以下特点:

1. 皮肤红斑通常呈镜面效应,左右对称。

2. 不是所有的 IAD 都会出现皮肤破损。

3. 真菌感染的皮疹通常从中心部位向四周扩散,颜色为亮红点,点状丘疹或脓疱一般出现在延伸进正常皮肤的皮疹边缘。

4. IAD 影响的皮肤范围不仅仅限于会阴,尿失禁会影响女性大阴唇或男性阴囊的褶皱,以及腹股沟褶皱;大便失禁首先会影响肛周部位的皮肤,如臀裂和臀部,进而可向上延伸至大腿后部。

（三）分类

根据 2017 年中国版《成人失禁相关性皮炎护理实践专家共识》,采用 IAD 分类工具将 IAD 严重程度分为 3 个等级。0 级(无 IAD):有潜在 IAD 风险,皮肤完整无红肿。1 级(轻度 IAD):皮肤完整,但出现发红、红斑、水肿。2 级(中重度IAD):皮肤发红、破溃、糜烂、水疱、感染等。

（四）影响因素

1. 潮湿　皮肤长时间处于潮湿环境会引起皮肤软化,削弱皮肤屏障功能,使皮肤的抵抗力下降。

2. 尿粪失禁　对于失禁患者,来自尿液和/或粪便的水分进入并停留在角质细胞中,这种水分过多的情况导致角质层结构的肿胀和紊乱,同时水分过多可使刺激因子更容易穿透角质层从而引起炎症。当皮肤处于水分过多的状态时,由于跟衣物或床单的接触摩擦,表皮也更容易受到伤害。粪便中含有可以破坏角质层的蛋白酶,液态粪便中消化酶的含量最高,因此液态粪便比固态粪便对皮肤更具有伤害性。

3. 皮肤 pH 呈碱性　粪便中的消化酶作用于尿素使其产生氨,从而提高失禁患者皮肤的 pH,酶在较高 pH 时的状态更加活跃,随着碱性变化,皮肤受损的风险也随之增加。

4. 营养状况　当营养不能满足机体需要时,会引起机体免疫功能低下,机体修复和维持自身稳定的能力也随之下降,伤口不易愈合,皮肤状况较差,增加了皮肤损伤的风险。

5. 其他因素　IAD 还受病原体的感染、认知能力、个人卫生情况、药物使用(抗生素、免疫抑制剂)等因素的影响。

(五)诊断要点

失禁性皮炎主要通过观察皮肤变化得出诊断。失禁性皮炎皮肤表现为呈镜面效应的边界不清的皮肤红斑、皮肤温度升高和硬度改变,还可能出现水疱、丘疹或脓疱;若处理不及时,整个表皮都会糜烂甚至剥脱,且极易合并感染。失禁性皮炎因与 1 期、2 期压力性损伤的外观相似,且两者经常同时存在,临床护理人员往往需要对二者进行鉴别诊断。

1. 病史　IAD 发生常有大小便失禁,而压力性损伤常是暴露于压力或剪切力下。

2. 症状　IAD 患者常表现为疼痛、烧灼、瘙痒、带红斑(苍白性或非苍白性)的完整皮肤、部分皮肤层丧失;1 期压力性损伤常表现为压之不变白的红斑,皮肤完整;2 期压力性损伤皮肤出现部分皮层破损,也可以是完整或者破溃的浆液性水疱。

3. 位置　IAD 多见于会阴部、肛周、腹股沟、臀部、大腿内侧等,可能延伸到骨突处;压力性损伤则通常覆盖骨突出或与医疗设备所在的位置。

4. 形状　IAD 影响区域比较弥散,边界模糊,而压力性损伤边界通常比较清晰。

二、评估

对失禁患者而言,皮肤评估尤为重要,包括皮肤表面及皱褶处,需评估失禁性皮炎的风险因素及严重程度。目前国内外主要采用以下量表对 IAD 进行整体评估:会阴评估工具(perineal assessment tool, PAT)、IAD 严重程度评估量表(incontinence-associated dermatitis severity instrument, IADS)及 IAD 干预工具(incontinence-associated dermatitis intervention tool, IADIT)。

1. 会阴评估工具　2002 年 Nix 设计出会阴评估工具(PAT),用于评估 IAD 发生的危险因素。PAT 主要从四个方面进行评估。①刺激物：主要从刺激物的类型和强度两方面进行评估。②皮肤暴露于刺激物的具体时间。③会阴部皮肤的具体情形。④导致腹泻的有关因素，如患者是否使用抗生素、是否进行鼻饲等。每项1~3 分，总分 4~12 分，分数越高，发生 IAD 的风险越大。4~6 分为低危人群，7~12分为高危人群。该量表已在临床广泛使用，具有良好的重测信度和结构效度，推荐作为预防 IAD 发生的初筛工具（附录 58）。

2. IAD 严重程度评估量表　包含 14 个条目，涉及肛周、臀裂、左上方臀部、右上方臀部、左下方臀部、右下方臀部、左大腿后侧、右大腿后侧、外生殖器（阴唇 / 阴囊）、下腹部 / 耻骨弓上、左腹股沟、右腹股沟、左大腿内侧、右大腿内侧等部位的评估。采用 Likert 5 级计分法（0 分 = 无 IAD、1 分 = 粉色、2 分 = 红色、3 分 = 红疹、4 分 = 皮肤丢失），总分 0~56 分，分值越高，皮肤损伤程度越严重。

3. IAD 干预工具　由 Junkin 在 2008 年研制，该量表集合 IAD 危险评估、严重分级及防治建议，系统地在临床评估及护理上给予建议。它将 IAD 划分为高危险性、轻度、中度、重度、真菌性皮疹 5 个等级，并列出较完整的护理措施（附录 59）。

三、治疗与护理

（一）预防

1. 发现并治疗失禁的病因　对于失禁患者首先要明确失禁原因并进行处理，临终患者常因长期卧床、自理能力受限，易发生大小便失禁。发生大小便失禁时，首先应避免大小便与皮肤接触，对患者进行全面评估，找出失禁的病因，针对病因采取护理措施并制订护理计划。

2. 清洗和保护皮肤　清洁皮肤，使用皮肤保护剂涂抹，如润肤霜、保湿或隔离霜等增加皮肤屏障。应用隔离措施，如尿失禁患者可使用成人纸尿裤之类的吸收性失禁产品，避免皮肤潮湿，也可以根据需要留置导尿管；大便失禁的患者可采用肛门收集袋等。

（二）治疗

首先要对患者进行全面评估，明确失禁发生的原因，与医生沟通，针对病因采取治疗措施，中断尿液和粪便对皮肤的刺激，同时采取营养管理、液体摄入管理、训练如厕技巧等行为干预。

（三）护理

1. 局部清洗　传统方法是在每次失禁后使用普通肥皂、水和普通毛巾来清洗皮肤以清除尿液和粪便以及其他污物，但是普通肥皂会改变皮肤 pH，损害皮肤屏障功能，普通毛巾的纹理结构可摩擦损伤皮肤。清洗时应选择 pH 接近正常皮肤的皮肤清洗液，也可采用"免冲洗"的皮肤清洗剂，使用后皮肤待干速度快，从而避免反复擦拭，也能提高护理效率。或采用由软滑的材料制成的失禁护理湿巾，以减少摩擦造成的损伤。理想的清洗频率尚未确定，应依据失禁的程度而定，建议至少每日 1 次或每次大便失禁之后清洗皮肤,清洗之后用温和的方式使皮肤变干。国外有研究发现,对 IAD 患者每 6h 实施 1 次皮肤清洗和保护的效果,优于每 12h 实施 1 次。

2. 保护皮肤　目的是避免或尽量减少皮肤暴露于尿液或粪便,减少摩擦。清洗待干后涂抹液体敷料等油脂类润肤产品;对于干燥、粗糙的皮肤,使用含有润肤、保湿功能的高效保湿剂,对于过度水合的皮肤推荐常规使用保湿剂来更替细胞间脂质。皮肤保护剂的使用可在角质层与潮湿或刺激物之间形成保护层,还能加快皮肤修复。实施科学的皮肤护理方案 1~2d 后,皮肤状况应有明显的改善,一般可在 1~2 周内得以恢复。对于 3~5d 没有改善或怀疑有皮肤感染时,应及时向相关领域专家进行咨询。

3. 改善营养状况　对于胃肠功能良好但存在吞咽障碍的患者,可留置胃管进行鼻饲营养,或通过胃肠造瘘给予高蛋白、富含维生素的饮食;对于胃肠功能紊乱或由于疾病等原因需禁食的患者,可采用静脉营养治疗,以纠正低蛋白血症,保证患者的营养供给。

四、不良结局

失禁性皮炎与 2 期压力性损伤的发生息息相关,易进展为严重的压力性损伤。此外,IAD 引起的局部皮肤溃烂、出血不仅给患者造成疼痛不适,还增加了皮肤继发性感染的风险。

五、症状管理思维导图

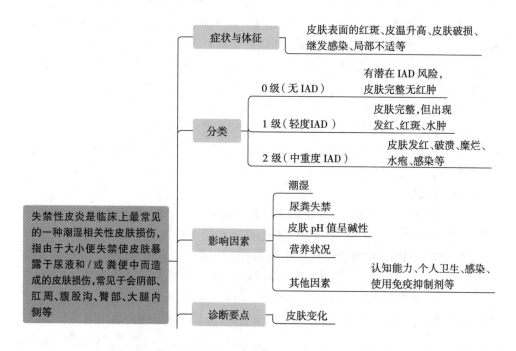

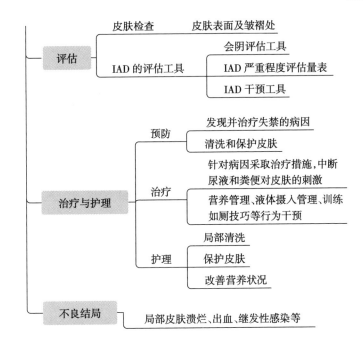

六、以家庭为中心的健康教育

1. 采取隔离措施 指导家属协助患者避免皮肤受尿液或粪便的长期接触刺激。对单纯尿失禁患者,男患者选用一次性尿套或导尿装置,女患者可用导尿装置;对于单纯粪失禁或者二便失禁的患者,可指导家属协助患者使用纸尿裤、造口袋等吸收尿液和粪便。

2. 清洗皮肤 指导患者及其家属进行皮肤清洗,可选用免冲洗皮肤清洗液,内含清洁剂和表面活性剂,同时含有润肤和保湿成分,有利于维持皮肤屏障功能。清洗时动作要轻柔,避免反复用力擦拭。

3. 保护皮肤 在清洗皮肤后指导患者及其家属选择合适的皮肤保护剂,如凡士林、二甲基硅油、氧化锌。合并感染者可选用抗生素类软膏,如红霉素软膏、莫匹罗星软膏等来阻止细菌继续繁殖。

(熊 沫)

第三节 瘙 痒

一、概述

(一)概念

瘙痒(pruritus)指皮肤或黏膜上有一种刺激性的感觉,是一种不愉快的多维度的复杂感受或反应,它常常会使患者去挠抓,并且还可以引发患者的不良情绪反应,令患者感到非常不舒服,可能引起入睡困难,甚至严重到抓破皮肤引起局部炎症。

（二）症状与体征

瘙痒患者早期皮肤较常人无明显改变,由于反复挠抓,后期可出现丘疹、溃烂、色素沉着、皮肤肥厚、微血管病等继发性皮肤损害。

（三）分类

瘙痒根据其持续时间长短可分为急性瘙痒（≤6周）和慢性瘙痒（>6周）。瘙痒根据神经生理学发病机制和临床特征可分为:

1. 皮肤源性皮肤瘙痒　来源于初级传入神经末梢,是皮肤炎症、干燥、感染或皮肤其他损伤引起的瘙痒,如荨麻疹、湿疹、昆虫叮咬诱发的皮肤瘙痒。

2. 神经源性皮肤瘙痒　起源于中枢神经系统,指没有神经损伤而在神经系统中产生的痒感,如胆汁淤积引起的皮肤瘙痒。

3. 神经病源性皮肤瘙痒　是神经系统损伤诱发的皮肤瘙痒,如带状疱疹后神经痛伴随的瘙痒。

4. 精神源性皮肤瘙痒　主要因中枢神经系统代谢异常引起,因心理出现异常反应所导致的瘙痒,多与精神疾病有关,如强迫症或抑郁症导致的瘙痒。

（四）影响因素

1. 疾病因素　原发性皮肤病,如干燥症;内分泌疾病,如糖尿病;泌尿系统疾病,如尿毒症;肝胆系统疾病,如胆管阻塞、胆汁淤积、肝癌等;血液系统疾病,如肥大细胞增多症;恶性肿瘤,如淋巴瘤、白血病等是瘙痒的影响因素。

2. 药物因素　大多数抗肿瘤药物都会引起皮肤干燥、脱屑及瘙痒,阿片类药物的使用、一些抗肿瘤药物会导致超敏反应,使患者出现不同程度的皮肤瘙痒。还有使用一些药物后引起的不良反应,如低分子右旋糖酐等。

3. 环境因素及生活习惯　气温冷热变化、空气湿度变化或者沐浴,使用碱性洗浴用品,长时间穿着化纤材料的衣服,接触某些药物如消毒剂、杀虫剂等,或者食用辛辣、刺激食物等会引起瘙痒。

4. 年龄因素　老年患者皮肤腺体功能减退、油脂分泌减少、皮肤退行性萎缩及干燥等,更容易发生瘙痒。

5. 心理因素　各种神经功能紊乱或情绪紧张、焦虑、抑郁等也被认为是瘙痒的相关因素。

（五）诊断要点

瘙痒常通过患者主观感受及皮肤变化进行诊断。引起患者皮肤瘙痒的原始疾病诊断的关键在于病史调查和体格检查。病史调查包括现病史、既往史、用药史、过敏史、诱发因素、患者职业、生活习惯等,以提供基本的诊断线索;体格检查的重点在于皮肤状况的检查,包括皮肤、黏膜、指甲、头皮、毛发等,还应该进行全身体检如淋巴结、肝脾等检查。

二、评估

尽管瘙痒发生的原因很复杂,但是其临床表现主要集中于皮肤症状,护理人员应充分评估患者的皮肤瘙痒症状,在病因治疗和症状处理的基础上,为患者提供针对性的护理措施,减少患者局部皮肤的不适感,提高其生活质量。

1. 病史评估　评估患者的疾病史、手术史、过敏史、用药史、既往瘙痒病史及处置方法等。

2. 瘙痒症状评估　详细评估患者瘙痒的部位、严重程度、瘙痒性质(如灼热感、疼痛感、叮咬感、针刺感等)、持续时间及诱发因素等。

3. 心理状况评估　严重瘙痒的患者常常会产生很严重的心理障碍,需要注意患者心理状况的评估。

4. 常用的评估工具

(1)数字分级评分法(numerical rating scale, NRS):瘙痒程度的评估可采用此法,让患者在刻度标尺上标示其过去24h内的最大瘙痒程度:无瘙痒(0分)、轻度受限瘙痒(1~3分)、中度瘙痒(4~6分)、重度瘙痒(7~10分)。

(2)皮肤病生活质量指数(dermatology life quality index, DLQI):瘙痒患者相关的生活质量主要采用皮肤病生活质量指数(DLQI)来测量,DLQI共包括10道题,分别从症状感受、瘙痒对患者的日常活动、休闲娱乐、工作学习和人际交往的影响、治疗相关的副作用六个方面综合评估。

三、治疗与护理

(一)治疗

1. 治疗原发疾病　抗瘙痒治疗依据年龄、原发疾病、服用药物、过敏史、瘙痒严重程度和对生活质量的影响程度而确定。发生瘙痒后,应积极进行原发疾病治疗,如恶性肿瘤引起的瘙痒,可通过抗肿瘤治疗减缓症状,胆道梗阻胆汁淤积造成的瘙痒可以通过胆道支架等予以排除。

2. 系统性治疗　可使用抗组胺药物,如氯苯那敏、异丙嗪;糖皮质激素,如地塞米松;阿片受体拮抗剂,如纳曲酮;抗抑郁药物,如米氮平;镇静剂,如沙利度胺;抗惊厥药物,如苯巴比妥、加巴喷丁、普瑞巴林;5-羟色胺受体阻滞剂,如昂丹司琼、托烷司琼进行药物治疗。

3. 外用药物治疗

(1)低pH清洁剂和润滑剂:酸性物质可以减少皮肤刺激,减轻瘙痒,对于干燥症、尿毒症引起的瘙痒有效。

(2)冷却剂:薄荷醇有抗瘙痒作用,樟脑可通过刺激神经末梢传递冷感减轻瘙痒症状,且使用相对安全。

(3)局部麻醉药物:局麻药如利丙双卡因乳膏等有抗瘙痒作用,局麻药通过阻断神经传导从而抑制瘙痒和疼痛的发生。

（4）外用抗组胺药物：多塞平是有效的抗组胺剂，可有效抗瘙痒，尤其对荨麻疹、神经性皮炎和蚊虫叮咬等有较好疗效。

（5）外用糖皮质激素药物：可缓解瘙痒症状，但只能短期和小面积使用，不能用于全身性瘙痒的治疗，且不能长期使用，长期使用可引起皮肤萎缩、干燥、毛细血管扩张等副作用。

（6）辣椒素：外用辣椒素可广泛用于大多数疾病引起的瘙痒，其抗瘙痒活性源于它含有使痛觉神经末梢脱敏的成分，缺点是局部使用有刺激性。

（7）免疫抑制剂：主要药物有吡美莫司和他克莫司等，对于结节性痒疹、湿疹、脂溢性皮炎等皮肤瘙痒有较好的治疗作用。

4. 物理治疗

（1）紫外线光疗：UV 照射具有抗炎、免疫抑制作用，对炎性皮肤病如过敏性皮炎、尿毒症、原发性胆汁淤积、霍奇金淋巴瘤引起的瘙痒有效。

（2）皮肤局部电刺激：可以有效刺激皮肤伤害感受器，明显减轻瘙痒。

（二）护理

1. 皮肤护理 避免皮肤干燥，如干燥的环境、热水擦洗、过度频繁的洗浴等；洗澡时使用温水，选择温和的、非碱性肥皂，洗澡时间最好不超过 20min；洗浴后擦干皮肤，选择适合的润肤乳等保持皮肤湿润。选择宽松柔软的棉质衣服，避免灰尘和尘螨，以免加重瘙痒。

2. 日常生活护理 锉平患者指甲，避免挠抓；避免长时间热水沐浴；使用软毛巾轻柔擦干皮肤；避免过热或者出汗；增加室内空气湿度，避免皮肤干燥。夜间瘙痒时，可以使用尿素乳液、薄荷脑、鞣酸软膏、清凉剂等敷在瘙痒处。嘱患者瘙痒时勿进行搔抓，可以用手掌轻揉发痒部位及周边皮肤，也可使用冷水湿敷等缓解瘙痒。指导患者在发生瘙痒时转移注意力，避免压力，放松心情。

3. 用药护理 指导患者及其家属遵医嘱正确服用或使用药物，教会患者及其家属进行局部药物涂抹；观察患者用药效果及用药后的不良反应并及时给予相应指导；局部涂抹辣椒素前可外用麻醉药预防局部疼痛、烧灼、红斑等不良反应。

4. 饮食护理 了解患者过敏史，避免食用过热、辛辣、刺激食物，避免大量热饮及酒精摄入。

5. 心理护理 长期严重的瘙痒症状可能引发患者的不良情绪反应，可指导患者进行放松训练以减轻焦虑，与患者密切沟通，营造家庭、社会支持环境。

四、不良结局

长期严重的瘙痒症状可降低患者的生活质量，影响患者的睡眠和心理状态，导致睡眠紊乱和抑郁等。

五、症状管理思维导图

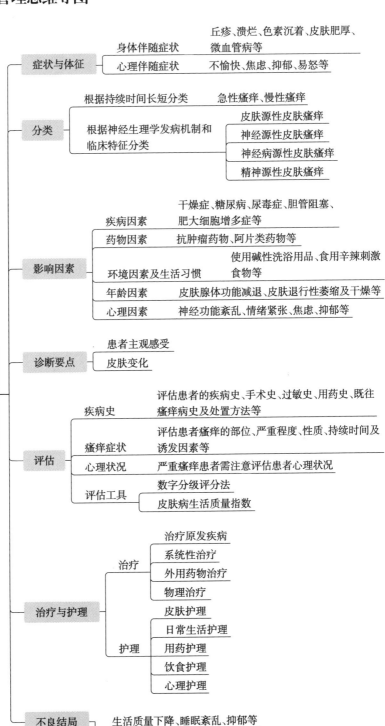

症状与体征
- 身体伴随症状　丘疹、溃烂、色素沉着、皮肤肥厚、微血管病等
- 心理伴随症状　不愉快、焦虑、抑郁、易怒等

分类
- 根据持续时间长短分类　急性瘙痒、慢性瘙痒
- 根据神经生理学发病机制和临床特征分类
  - 皮肤源性皮肤瘙痒
  - 神经源性皮肤瘙痒
  - 神经病源性皮肤瘙痒
  - 精神源性皮肤瘙痒

影响因素
- 疾病因素　干燥症、糖尿病、尿毒症、胆管阻塞、肥大细胞增多症等
- 药物因素　抗肿瘤药物、阿片类药物等
- 环境因素及生活习惯　使用碱性洗浴用品、食用辛辣刺激食物等
- 年龄因素　皮肤腺体功能减退、皮肤退行性萎缩及干燥等
- 心理因素　神经功能紊乱、情绪紧张、焦虑、抑郁等

诊断要点
- 患者主观感受
- 皮肤变化

评估
- 疾病史　评估患者的疾病史、手术史、过敏史、用药史、既往瘙痒病史及处置方法等
- 瘙痒症状　评估患者瘙痒的部位、严重程度、性质、持续时间及诱发因素等
- 心理状况　严重瘙痒患者需注意评估患者心理状况
- 评估工具
  - 数字分级评分法
  - 皮肤病生活质量指数

治疗与护理
- 治疗
  - 治疗原发疾病
  - 系统性治疗
  - 外用药物治疗
  - 物理治疗
- 护理
  - 皮肤护理
  - 日常生活护理
  - 用药护理
  - 饮食护理
  - 心理护理

不良结局　生活质量下降、睡眠紊乱、抑郁等

瘙痒指皮肤或黏膜上有一种刺激性的感觉,是一种不愉快的多维度的复杂感受或反应

六、以家庭为中心的健康教育

1. 皮肤护理　避免热水擦洗、过度频繁的洗浴等,选择宽松棉质、丝质的衣服,避免化纤衣物与皮肤的摩擦,避免衣服静电对皮肤的刺激。新买来的内衣建议清洗后再穿,防止制衣过程中的化学品残留引起皮肤过敏。

2. 活动与休息　适度运动,避免剧烈活动,以免出汗;保证睡眠,放松心情。

3. 皮肤抚触　加强皮肤抚触,但不可搔抓。抚触的办法:每晚睡前全身涂满润肤乳液或者精油,用温热的手掌及指腹轻轻按摩全身皮肤,对于瘙痒严重的部位则适当增加力度。

（熊　沫）

第十章 临终照护

第一节 濒死期护理

一、概述

濒死期(agonal stage),又称临终状态,是生命活动的最后阶段,通常持续几小时或几天。此期处于疾病末期,人体主要器官的生理功能趋于衰竭,脑干以上的中枢神经功能处于抑制或丧失状态,死亡即将发生。

二、临床表现

濒死期是疾病晚期的表现,是死亡过程的开始阶段,患者器官功能极度衰弱,逐渐趋向停止,其主要临床表现包括:

1. 神经系统 患者对时间、空间认知和定位障碍;嗜睡,认知功能下降,只认识自己的亲人和朋友,个别连亲人和朋友也不认识;注意力集中极度困难;精神状态欠佳,需大声呼唤才有反应。

2. 循环系统 患者四肢冷,心率明显增快,血压呈休克状态,血清白蛋白含量明显下降,不少临终患者还会出现高热。

3. 呼吸系统 患者呼吸频率增加或减少,血氧饱和度降低,出现潮式呼吸和间断呼吸。

4. 消化系统 患者进食和饮水量明显减少,或对其完全丧失兴趣,偶尔喝水,甚至可以出现连续一周不进食、不饮水的现象;吞咽药物困难或无力吞咽片剂药物,甚至液体类的药物也无法吞咽。

5. 全身表现 患者极度的虚弱,重要器官的生理功能趋于衰竭,出现恶病质的躯体形象和面容,通常卧床不起,所有的生活起居都需要帮助。

三、病情告知

患者病情恶化,肢体末端变冷,医生评估患者进入濒死期,患者的死亡结局已无法避免,医护人员需要及时向家属传递信息并做好准备。

1. 召开家庭会议,向家属解释病情,并告知家属患者临近死亡的常见临床表现及后续可能的处理方式,给予心理准备,减轻心理负担。

2. 告知家属陪伴在最后阶段的重要性,指导家属陪伴、抚触并倾听患者,鼓励家属进行"道爱、道谢、道歉、道别",让患者和家属在"四道人生"的过程中抒发内心的情感。

3. 指导家属准备遗体护理需要的物品,如衣物、鞋袜、患者生前指定带走的物品等。询问有无特殊宗教信仰等相关要求,并对遗体护理予以配合。协助家属合理安排殡丧接送,缓解家属慌乱、不知所措的心理状态。

四、护理

濒死期的护理宗旨是最大程度地减少临终患者痛苦,维护尊严,增加舒适程度,提高生命质量,同时给予患者、家属精神上的安慰与支持。有数据表明,80%的濒死期患者有疼痛、呼吸困难、谵妄以及情绪和精神上的困扰。因此,提高患者的生命质量,促进患者善终需要着重解决此类相关问题。

Bonnie Freeman 把临终患者护理的五个最常见的需求合并为一个参考指南,缩写为 CARES,以此帮助护士更充分地了解死亡过程中患者和家属的需求。CARES 工具强调将临终患者和家属看作一个整体,为其提供连续性和支持性照顾,满足患者和家属的特殊需求,维护患者的尊严与舒适,帮助他们用平静和充满爱的告别方式获得圆满,有效控制疼痛和痛苦。

"C":舒适(comfort,C)的需求,包括疼痛管理和综合舒适的护理措施。

"A":气道(airway,A)管理的措施,包括治疗呼吸困难、减少气道分泌物。

"R":濒死期常见的躁动(restlessness,R)行为,更准确地说是谵妄。

"E":患者及其家属常见的情感(emotion,E)问题,通过精神关怀,从整体考虑患者的需求。

"S":自我照护(self-care,S),关注死亡对照顾者产生的影响。

(一)舒适护理

濒死期患者的舒适护理包括以下4个方面内容:

1. 疼痛控制　无痛是所有临终患者的基本需求,但有数据显示,临终患者的疼痛发生率为 50%~90%,严重影响患者的生活质量。有效控制临终患者的疼痛,可以减少由此带来的躯体或心理上的痛苦。在临床工作中,护士应密切监测患者生命体征和病情变化,当临终患者躁动的频次增加,心率加快,有出汗、呻吟或者出现较平时不同的行为时,应首先考虑是否存在疼痛。终末期患者的镇痛治疗方法在前面的章节中已经有详细的阐述,但对于临终患者而言,疼痛治疗还需要强调以下几个内容:

(1)最大限度地控制疼痛:按时、按计划给药,或者使用患者自控镇痛泵(patient-controlled analgesia，PCA）持续输注阿片类药物，并根据疼痛爆发的情况及时调整药量。

（2）合理使用止痛药物：阿片类药物不会导致患者提前死亡，患者临近死亡是其疾病进展所致而不是阿片类药物所致；用于控制疼痛的阿片类药物没有最大使用剂量的限制；但当患者出现肾衰竭时，阿片类药物在体内停留的时间延长，因此所使用的剂量通常要小，当止痛药不能有效控制疼痛时，考虑使用芬太尼贴剂。

（3）重视"整体痛"：终末期患者的疼痛不仅是躯体上的，精神、心理上的焦虑、害怕使患者对疼痛的感知也更加敏感。因此临终患者疼痛管理是针对患者身心整体疼痛的管理，即躯体疼痛管理和精神、心理痛苦管理。医护人员在使用药物与非药物措施缓解躯体疼痛的同时，也要关注患者心理、文化、情感上的不适，与患者、家属一起通过"道爱、道谢、道歉、道别"等措施缓解患者心理、精神上的痛苦，帮助患者实现身体平安、心理平安、社会平安、精神平安。

2. 舒适措施　临终护理的首要目标是舒适，安宁疗护团队应从生理、心理、精神及社会关系等角度为患者及家属提供支持与干预，采取舒适措施，促进患者善终。因此，医护人员应重新评估任何能影响到患者的因素。护士作为患者和家属利益的支持者、维护者，应当与患者和家属进行充分的沟通，一起制订护理目标，达成护理共识。例如，遵医嘱停止或调整操作、治疗、监护之前需要充分沟通，让家属理解这些操作、治疗和监护项目不是简单地被撤离，而是因为它们除了增加患者痛苦或浪费家属和患者的相处时间外没有任何益处。临终期这种教育和沟通对于患者和家属都非常重要，不仅可以维护患者的利益，而且也能减轻家属心理和情感上的负疚感，同时还能降低患者离世后家属的哀伤程度。濒死期，根据医嘱可以停止的治疗包括以下几个方面：

（1）停止监测生命体征：若患者已经签署了拒绝心肺复苏文件，停止监测生命体征或改变监测生命体征的方式是合理的。医护人员可关闭监护仪和报警设置，停止或减少实验室检查。

（2）停止口服给药：如果患者不能吞咽，医护人员应停止口服药物和所有非必需给药。在死亡过程中，如果出现吞咽困难，临终患者进食时很有可能出现窒息、气道阻塞和/或误吸，这些都可能会加速患者的死亡。

（3）停止或减少静脉给药：正常的死亡过程中，患者不会感到口渴，濒死期的静脉输液更多的是为了安抚家属。同时，由于临终患者体内白蛋白减少，血浆胶体渗透压下降，通过静脉通路输入的液体会进入局部组织，对升压的效果甚微。因此，对于濒死期患者的血压调节而言，补液不仅没有效果，还会加重周围组织水肿，造成身体负担，影响患者遗容。

（4）停止或减少管饲：濒死期患者不会感到饥饿或口渴，因为在死亡过程中，人的食欲会自然下降，血液将从肠道被分流到维持生命的重要脏器，如心脏、肺和大脑。同时,临终患者摄入的任何食物都不会被充分消化,若患者呕吐时处理不当还有可能发生误吸,从而加速死亡。

（5）停止隔离:与医院感染科的工作人员讨论隔离的必要性和操作性。如果隔离的目的是保护患者,则没有必要。如果是为了预防疾病传染给其他人,则必须采用隔离措施。只要在落实隔离措施的同时落实手卫生,家属就可以和临终患者有肢体上的接触。

3. 教育　教育不仅要求护士接受有关临终护理知识的培训,也要求护士对患者及家属给予适当的教育,以帮助他们明确护理目标并做出明智的医疗抉择。在疼痛管理中,护士应向患者和家属宣教药物起效的时间、再次使用止痛药物的时间间隔、如何持续使用 PCA 泵以及药物加量的方法、维持药物血药浓度的重要性以及爆发痛的概念等。这些内容可能需要护士反复宣教,并就疼痛管理的伦理问题进行深入讨论,以确保家属安心。除此之外,护士还应从护理的本质出发,指导家属采取舒适护理措施,为患者提供舒适照护。对此,护士应向家属宣教以下内容:

（1）提供舒适环境:营造舒适、温馨的病房环境,调节病房温湿度至患者舒适为宜,保持病房安静、整洁。可根据患者的喜好布置病房,将患者喜爱的画、插花等带至病房。

（2）维持舒适体位:向家属宣教保持舒适体位的重要性,协助患者取舒适的体位。使用翻身枕、抱枕、L 型枕、小毛巾等填充身体与床单元间的空隙,避免身体悬空。定时为患者翻身,预防压力性损伤。

（3）保持身体清洁、舒适:定期为患者修剪指甲、头发等。给予口腔护理,保持口腔清洁,选择合适的漱口水去除口腔异味,如茶叶、蜂蜜水等。定期清洁皮肤,如果病情允许,尽量用水洗代替床上擦浴,因为淋浴或盆浴时不仅能让患者感觉更舒适,流动的温水还能促进血液循环。高热时为患者提供降温措施,如凉毛巾和冰袋冷敷。使用精油按摩身体,促进血液循环与舒适。使用合适的被褥,并告知家属皮肤黏膜花斑和发绀是死亡过程中的正常现象,而不是因为寒冷所致。

（4）维护尊严:保持患者身体清洁无异味,及时为患者伤口换药,去除伤口异味。保护患者隐私,保守患者秘密,采取措施满足患者心理、情感需求。如果家属愿意,可以邀请他们一起提供这些舒适照护,这不仅可以让他们找到一种参与感,还能为家属提供情感表达的机会。

4. 沟通　有效沟通可以让临终患者感受到安慰、被尊重和被倾听,而这些感受是支持和促进患者维持希望和克服死亡恐惧所必需的。只有让临终患者及其家属感受到护士的善良、可信赖,才能获得他们的信任并使患者在生命终期得到安慰。沟通不仅是语言上的,更包含非语言的,需要护士用陪伴、倾听、同理等沟通技巧去感知患者及其家属的情绪和想法。这种沟通能力不是生来就有的,护士需要不断学习、实践和提升。

（1）语言沟通：濒死期沟通的重点是提供以患者为中心的同情与关怀，以满足患者和家属的需求。语言沟通是最重要的一种沟通形式，包括有效倾听、同理、共情、沉默、反馈等。在此基础上，还应尽量增加患者与其家属之间交流的时间，帮助患者实现和家人共度最后时光的愿望。

（2）非语言沟通：护士可以采取很简单却可以带来积极感受的非语言行为，如握一握临终患者的双手，给家属倒一杯茶，或者安静地陪伴、主动倾听患者和家属对死亡的恐惧和担忧。

（3）COMFORT护理计划：是一种改善沟通的方法。该计划特别强调了沟通、尊重文化和提供机会、用心陪伴、家庭参与、开放式沟通、满足患者及家属的相关需求及照护团队在改善沟通中的重要性。COMFORT护理计划将沟通能力视为一种必要的技能，需要护士不断学习与练习。

1）沟通（communicating，C）：了解患者及其家属的故事，与他们建立融洽的关系，以利于患者和家属表达内心深处的需求，帮助他们提升对医疗决策的理解。

2）尊重文化和提供机会（orientation and opportunity，O）：尊重患者及其家属的文化背景，了解家庭价值观及其相互作用；评估他们对疾病的理解与认知，提供宣教确保患者及其家属知情，提高患者对预后和照顾方案选择的认知。

3）用心陪伴（mindful presence，M）：护士有目的地关注患者和家属的心理，允许他们充分表达存在的痛苦。同时，护士应表现出接受、耐心、信任和尊重的态度，通过共情、积极的倾听和非语言的关注提供一种情感氛围，向患者和家属表达遗憾、悲伤。

4）家庭参与（family，F）：临终护理需要将患者及其家属作为一个整体提供照顾，了解家属在支持患者方面的影响，鼓励家属参与讨论。

5）开放式讨论（openings，O）：某些重要事件如病情变化需要护士及时把握与患者沟通的时机，与患者及其家属进行开放式讨论，从沟通中发现护理目标，抓住机会发现和确定患者及其家属的需求。

6）患者和家属需求（relating and the physical aspects of care，R）：对于临终患者而言，护理目标应基于患者和家属的需求确立，而不是依据医护人员自身的理解而定。这些目标之间可能存在冲突，需要医护人员帮助他们找到"共同之处"，从而形成各方都能接受的护理目标。

7）团队合作（team structure and processes of care，T）：临终护理需要照护团队成员之间的协作，明确的共同护理目标可以促进高质量的临终照护的实施。

（二）气道管理

1. 呼吸困难的处理　80%的临终患者会出现呼吸困难。呼吸困难和疼痛一样，都是一种主观感受。当临终患者仍然清醒的时候，进行性呼吸衰竭是患者最害怕的，也是医护人员感到困难的问题。

（1）药物治疗：对于终末期的呼吸困难，目前通用的标准治疗方法是使用阿片类药物和镇静药物。临床中许多医护人员担心吗啡等阿片类镇痛药物会引起呼吸抑制,但对于大部分临终患者而言,吗啡能够改善冠状动脉循环,改善心脏功能和氧气输送能力,同时吗啡的镇静作用还可以帮助患者放松,减少能量消耗,进一步减轻心脏负荷。此外,患者经过长期镇痛治疗后会出现阿片类药物耐受。因此,呼吸困难的临终患者使用吗啡后,其对呼吸抑制的反应性将明显降低或表现为嗜睡,这种表现通过用药期间的严密监测是可以被快速识别并处理的。

（2）氧气治疗:临终患者的呼吸困难与机体的含氧量不相关。因此吸氧治疗对濒死患者常常是无效的,在某些情况下,它只能延长患者的死亡过程。但给予吸氧治疗能够减轻家属对患者遭受痛苦的恐惧。因此,护士应了解患者和家属对氧气治疗的理解程度,对临终过程中可能发生的呼吸状态变化进行宣教,减轻家属的恐惧与焦虑。

（3）想象疗法:是通过自我想象或是他人引导想象的方式达到放松与调节的效果,同时还可以搭配音乐或书本的指引协助想象,以此缓解呼吸困难。实施想象疗法时,应保持病房安静、通风,温湿度适宜,患者取卧位或半卧位,保持身体放松,患者可以自我引导或由他人引导。使用想象疗法引导语时,语速应适中,语言应轻缓温柔。

在这里,医护人员可以使用以下的引导语来缓解患者的呼吸困难:

"你走进了一个森林,有一阵风吹过来,凉爽的风吹过来,空气好干净。有好多的树,一阵风吹过来,好凉快,好舒爽,好清凉,树叶放出了好多的氧气。你深深地吸了一口气,氧气通通被你吸到肺里面,你觉得好舒畅。

温暖的阳光,从你的头顶照到你的全身,你的全身都是暖洋洋的,好舒服。你觉得很健康,你的身体浸在阳光中,好光明。

你的肺很健康,氧气全部吸进来,二氧化碳呼出去,全部都吐出去,从你的鼻子吐出去,这些废气、浊气从你的毛孔全部都出去。你觉得呼吸顺畅,全身舒服。"

（4）护理:缓解临终患者呼吸困难的方法不仅包括药物治疗,也包括非药物治疗,如为患者提供一个安静、支持性的环境,保持室温18~20℃,室内通风良好,必要时使用风扇促进空气流通。护士使用设置在低档的风扇轻轻吹患者的侧脸,这种柔和的气流可以刺激三叉神经,从而降低大脑对吸气不足的感知,使呼吸变得更加轻松。指导患者取端坐卧位,使横膈有更多的下降空间,胸腔得到更充分地扩张。播放舒缓的音乐、看电视、听他人朗读及想象疗法都有助于减轻焦虑以及与焦虑相关的呼吸困难。

2. 口咽分泌物的处理　患者死亡过程中,因口咽部分泌物的淤积会产生濒死的"嘎嘎"声,这主要是由于临终患者肌肉力量的丧失和气道有效清除能力的下降,导致口咽分泌物无法排出发出"嘎嘎"的阻塞性声音。经口腔吸痰不能处理这种情况,因为吸痰后分泌物很容易再次聚集,频繁吸痰不仅增加患者痛苦,还会导致分泌物增加。可以使用一些药物如格隆溴铵、东莨菪碱或 1% 的阿托品滴眼液从根源上减少分泌物的产生。

3. 不给予或停止机械通气 临终患者的呼吸功能呈进行性下降，最终患者呼吸频率减慢，出现潮式呼吸，叹息样呼吸，直至死亡。这是死亡过程中常见的呼吸模式，目前没有任何办法可以阻止这种呼吸模式的出现。家属面对此种情况，往往会不安，会质疑自己对患者所做的医疗决策。因此，护士应向家属宣教死亡过程中可能出现的呼吸变化，帮助他们区分终末阶段呼吸。清楚地告知家属不给予或停止机械通气的利与弊。不给予和停止治疗在伦理和医学上没有差异，这个原则同样适用于是否给予濒死期患者氧气吸入。

（三）躁动和谵妄

临终患者的躁动与谵妄可能与临终期大脑缺氧加重有关。严重缺氧导致脑细胞死亡，从而引起相关行为的改变。压力很大时，人的大脑会找到一种让自身最放松、最快乐的方法以应对当前的状态。这种生存模式可以帮助临终患者在生命的最后几天或几小时分散注意力并得到放松，因此，当谵妄带来的是一种让患者感到愉悦、欣慰的体验时，没必要改变它。

1. 对因治疗 引起终末期患者谵妄的常见原因包括疼痛、尿潴留、既往存在认知障碍、药物及营养代谢异常等，纠正这些因素可以有效减轻或治疗谵妄症状。

（1）实验性地给予患者一定量的阿片类药物以消除疼痛：通常躁动和谵妄由疼痛引起，临终患者无法用语言表达疼痛时，可以实验性地给予一定剂量的阿片类药物，监测其精神状态有无改善。

（2）适时评估患者是否有便秘：护士可以使用直肠栓剂和皮下注射甲基纳曲酮以保持大便通畅，必要时给予灌肠。

（3）评估膀胱充盈情况，检查是否有尿潴留：可通过热敷、按摩、听流水声、用温水冲洗会阴部、温水坐浴等方法诱导排尿，必要时留置导尿管。

2. 镇静治疗 有学者认为，为提高终末期患者生存质量，轻至中度谵妄患者不应常规使用抗精神病药物。如果合并有脑部疾病或严重谵妄，可选择合适的抗精神病药物，但要控制药物使用时长。一旦症状减轻立即减量，以免影响患者的沟通和表达能力。

3. 支持治疗 保持安静的环境，减少灯光和噪声的刺激，为患者播放喜欢的音乐，轻声说"你很安全，我们和你在一起，我们爱你"，抚摸患者、陪伴患者，使用芳香疗法等，这些方法都可以帮助患者保持安静、放松状态。

4. 心理护理 临终患者的心理问题也可能引起类似谵妄的症状，引导家属向临终患者道别，保证他们会生活得很好，承诺他们会处理好家庭事务，让患者相信即使患者离开，他的亲人和家庭会如他希望的那样继续好好生活。

5. 终末期镇静 尽管采取了以上非药物和药物治疗，濒死患者的谵妄症状仍有可能会加重,如烦躁不安、异常痛苦、呻吟不断。需向家属说明谵妄是临近死亡的表现,可与家属充分沟通并在知情同意下进行终末镇静。

（四）情感和精神照护

精神被认为是神秘的,是一种愿望,是"超越自我"的一部分,是人们寻找、表达意义和目的方式,是感受自己与当下、与自己、与他人、与自然以及与其他有意义的事务联结的一种体验。在现阶段,精神照护被定义为为患者提供人文关怀,并帮助患者和家属找到与疾病过程相关的意义。

1. **意义** 精神上的联系,可以促成自我超越,从而提高自我价值感和个人赋能,并赋予它们平凡而非凡的意义,让患者感到幸福、圆满。同时,患者精神上的幸福感为其提供情感力量和勇气面对死后的问题。

2. **方法** 临终患者的精神健康依赖于患者对自我价值、尊严和个人身份的认同感。医护人员应给予患者全面的支持,适时陪伴,主动倾听需求和问题,让他们感受到被尊重、被重视、值得帮助和倾听。具体的措施和建议如下:

（1）确认目标:不断确认并遵循既定的护理目标,做能够让他们感到舒适的任何事情,即使超出了病房的规定范围。可指导家属为患者提供他们最喜欢的音乐、衣服、食物等,带来患者喜欢的宠物或提供喜欢的活动等。

（2）照护患者:医护人员应专注于对患者精神方面的照顾,了解患者表达悲伤的不同方式。同时,医护人员还应竭尽所能地为患者提供情感、心理和文化的支持,维护其尊严和价值感。

（3）支持家属:与家属直接沟通,保护其隐私,并为其提供尽可能多的信息。照顾到家属的生理、心理、情感需求,为其提供支持性陪伴,鼓励休息,准备好食物和饮料,帮助他们成为护理的持续助力。同时,还要为患者和家属提供任何所需要的设备或人员来支持家庭仪式,如家庭会议、生日会、祷告等,并运用良好的沟通技巧确保所有参与者的意见一致。

（五）自我照护

长期的临终护理工作会给医护人员带来躯体、情感和精神上的压力。照顾者需要学会自我照护,正确面对自己所遇到的挫折、失落和悲伤,并与他人分享。正念和自我觉察是自我照护中非常重要的内容,它们可以帮助照顾者从其经历中发现意义并获得成长。

正念强调专注于当下,鼓励照顾者有意识地探索日常工作中的事件及其对个人的影响。自我觉察为医护人员提供了必要的安慰,让他们意识到自己也是普通人,在护理临终患者时遇到死亡、失落时也会有悲伤、痛苦,医护人员不应该回避、攻击这种痛苦,应相信自己已经尽力,承认这种压力与痛苦,承认有比自己能力或意图更大的力量去决定患者的命运,并学着去接受这段共同走过的旅程和拥有过帮助他人的机会。

自我照护并不容易,医护人员必须把它视为日常中的优先事项,不要犹豫、不要逃避。接受其情感痛苦,接受其能提供护理的局限性,重视当时的情境,并争取团队的支持,有助于保持其个体弹性,减少因职业倦怠和同情疲劳所造成的职业伤害。

(刘小红　曾铁英)

第二节　临床死亡期护理

一、概述

临床死亡期(clinical death stage)是患者濒死期的进一步发展,此期中枢神经系统的抑制过程从大脑皮层扩散到皮层以下,延髓处于极度抑制状态,表现为心搏、呼吸完全性停止,各种反射消失,瞳孔散大,但各种组织细胞仍有微弱而短暂的代谢活动。

临床死亡期是临床上判断死亡的标准,是生命个体在人世间谢幕的标志。临床死亡期的来临并不意味着对患者护理的结束。逝者遗体护理及家属精神心理支持是此期的护理重点,也是安宁疗护的重要组成部分。

二、意义

临终与死亡是人生中最重要的时刻之一,陪伴患者临终与死亡是医护人员非常重要的使命。富有人文关怀的遗体护理是对生命的尊重,也是对逝者家属精神的最好慰藉,同时更是对民众的死亡教育课程。

三、遗体护理

医护人员评估患者呼吸、心跳停止,心电图显示患者无生命征象。医生带领医疗团队宣告患者死亡。

1. 妥善安置遗体　尽量将逝者安置在单独房间或空间,安排同病房其他病友及家属在其他地方休息,必要时使用窗帘、屏风遮挡。这样一方面有利于保护逝者隐私,为家属提供表达哀伤的场所,另一方面也是对其他患者和家属的保护,以免哀伤情绪影响到其他的患者及家属。

2. 引导家属与患者做最后道别　听觉是人最后消失的感知觉,患者被宣布死亡后还可能听得见。医护人员要把握这最后的机会引导家属向患者道爱、道谢、道歉、道别。

3. 鼓励家属参与遗体护理　询问家属是否愿意一起做遗体护理,给家属最后一次亲自照顾患者的机会,表达他们对即将离去的亲人的爱意。进行操作时,每做一项操作,均向逝者解释护理的目的及内容。

(1)与家属一起摆正逝者身体姿势,确保其处于仰卧位,头部用枕头略微抬高,枕头下垫深色毛巾,以防呕吐物或血液流出弄脏衣物。

（2）请家属将提前预备好的干净衣物放在床边,并指导家属准备两条干净柔和毛巾,两盆温水备用。

（3）清除逝者身上所有的医疗用物,如各种管道、皮肤保护贴等。对于各种引流管道,在拔出前尽量放出引流液,对于还有少许渗液或缝合伤口的部位用敷料覆盖,渗液的管道口还应给予棉垫覆盖。

（4）用毛巾清洁逝者颜面部,有义齿者放回到口中,帮助逝者闭上口眼;若眼睑不能闭合,可用温毛巾湿敷或于眼睑下垫少许棉花,使上眼睑下垂闭合。嘴不能闭紧者,轻揉下颌或将毛巾卷起放在下颌下以保持颌骨闭合。

（5）清洁全身。另取一盆温水,用另外一条毛巾与家属一起给逝者由上至下,轻柔地擦拭全身。擦拭过程中,及时用大单或薄棉被遮盖以保护逝者隐私。

（6）为逝者温水擦洗后穿上纸尿裤,以免大小便弄脏衣物。替逝者换上喜爱的衣物、鞋袜。换穿衣服时如果肢体僵硬,可用热毛巾热敷关节。如果家属愿意,邀请家属为逝者化妆。

（7）遗体护理结束后,组织当值医护人员在逝者床前默哀3min以表达哀恸。太平间工作人员接逝者离开病房时,当值医护人员一起陪同并护送至电梯间或消防楼梯做最后的告别。

四、家属支持

家属的哀伤在患者的临床死亡期会到达峰值。丧亲以后,家属会表现出一系列哀伤反应,如果家属的正常哀伤反应被压抑或被忽视,后期可能会出现难以处理的后果。因此,医护人员应重视家属的精神心理支持,帮助家属顺利地度过急性哀伤期。邀请家属参与遗体护理,引导"道爱、道谢、道歉、道别"是非常重要和有意义的支持方式。同时,医护人员还可以运用非语言沟通技巧抚慰家属的心灵,如有效地倾听,真诚地陪伴,给予他们力量。

（刘小红　曾铁英）

第三节　哀伤辅导

一、概述

（一）定义

哀伤反应(grief reaction)是个体经历失落后的正常反应,一般表现为以下四个方面:情感反应,表现为悲伤、愤怒、愧疚与自责;认知反应,表现为否认事实、困惑或幻觉;行为反应,表现为心不在焉、人际退缩;生理反应,表现为睡眠紊乱、呼吸急促有窒息感、缺乏精力。

哀伤辅导（grief counseling），又称之为悲伤辅导，指协助人们在合理时间内抒发正常的悲伤情绪，让他们正常地经历悲伤并从悲伤中恢复。传统的哀伤一般指丧亲哀伤，但近些年一些国外学者发现终末期癌症、认知障碍等患者的照顾者，在患者去世前即出现哀伤现象。另外，终末期患者因为对疾病预后的失落也会出现哀伤反应。因此，哀伤辅导实际上有两类辅导对象，即终末期患者及其家属。哀伤辅导一方面帮助终末期患者面对生命即将逝去的事实，为自己的离开做好准备；另一方面引导家属正确面对亲人逝去或即将逝去，为其投入新的生活与工作做准备。

（二）内容

目前，全世界范围并未对哀伤辅导的时间有明确的规定，一般认为当患者进入终末期，哀伤辅导就应开始进行。在这个过程中，医护人员需要帮助患者和家属完成4个任务，即接受事实；经历悲伤的痛苦；重新适应逝者不存在的新环境；在生命中重新安置逝者的位置，并找到缅怀逝者的方式。哀伤辅导的实施人群没有明确规定，安宁疗护机构中哀伤辅导一般由有资质的心理咨询师来完成，而一般综合性医院，哀伤辅导主要由医生或护士来完成。

（三）分类

1. 预期性哀伤（anticipatory grief） 指个人感知到有可能失去有意义、有价值的人或事物时，在改变自我过程中所出现的理智和情感的反应和行为，包括临终患者面临丧失身份、失去安全感、失去管理自己生活和事物的能力、生命即将丧失所表现出的身体、心理、情绪表现和家属对亲人即将离去所表现的哀伤反应两个方面。

2. 正常哀伤（normal grief） 丧亲者在丧亲之后表现出的生理、情绪、认知、行为等方面的痛苦哀伤反应，表现为头痛、眩晕、失眠、食欲减退、消化不良、肌肉无力、痛苦、悲伤、忧郁、愤怒、回避逝者遗物等症状，持续数周或数月。

3. 复杂哀伤（complicated grief） 指在失去亲人后出现强烈、持久的哀伤，对个体生理、心理和社会功能等方面产生不利影响，是一种病理现象。复杂哀伤通常分为4种类型。

（1）慢性哀伤：正常哀伤反应持续存在很长一段时间，持续几个月或更长时间，丧亲者的正常生活受到严重影响。

（2）延迟性哀伤：在关系亲近的人去世6个月后，个体对死者的想念持续弥漫到生活各个方面，有关死者的一切总是萦绕心头，而这些反应已经严重损害了个体的社会功能。此外，个体还表现出难以接受死亡、愤怒、内疚等特点，且哀伤反应与其所处的社会或文化环境不符。

（3）夸大性哀伤：是一种严重的悲伤反应，可能会导致噩梦、过激行为、恐惧感，甚至出现自杀倾向。

（4）隐性哀伤：指丧亲者并没有意识到由于失落而导致其正常的生活受到干

扰,如每天沉浸在对逝者的追忆中而不去工作、不参加社会交往活动。

（四）哀伤的阶段

Ross 认为哀伤有"五阶段",具体内容如下:

1. 第一阶段 否认（denial）。当人们面临丧失时,第一个反应是否认,他们拒绝承认这样的事实,并坚信自己的一些假想。这个阶段的心理反应是"这肯定不是我? 一定搞错了!"

2. 第二阶段 愤怒（anger）。当一个人认识到拒绝和逃避敌不过现实,生活不能继续的时候,人们会从逃避中走出来,开始愤怒。这个阶段的心理反应是"为什么是我? 这不公平!"

3. 第三阶段 讨价还价（bargaining）。处在这个阶段的人会不停地反思自己,去寻找很多当时可能会避免失去的原因,"假如当时我不那么做,可能就会是不一样的结果"。这样做的动机是希望可以重新掌控生活。

4. 第四阶段 抑郁（depression）。在这个阶段,个人可能会变得沉默,花太多的时间沉浸在悲伤中。"我很伤心,周围的一切都没有意义了。"有时候人们会拒绝别人的靠近。

5. 第五阶段 接受（acceptance）。在这一阶段,人们会接受丧失的现实并开始面对生活,情绪和状态也会恢复平静。

实际中人的哀伤反应不一定按照哀伤的阶段顺序进行,是不断变化的,这需要辅导人员密切关注并实时评估。

二、哀伤辅导的方法

用于哀伤辅导的方法很多,不同阶段哀伤辅导的侧重点也会有所不同。医护人员需要根据患者和家属的情况进行哀伤辅导。

（一）对患者的哀伤辅导

1. 沟通与教育,帮助确立正确的死亡观 在患者被确诊为终末期患者的那一刻,他们大多数会感到很绝望。医护人员可根据患者的情况有针对性地以他们能接受的方式进行死亡教育,使他们正确面对死亡。

2. 陪伴和抚慰,帮助情感宣泄 临终患者最需要的已经不再是对疾病的治疗,而是情感的宣泄。陪伴和抚慰是对他们最好的支持。我们需要做的就是倾听,听听患者此刻的内心体验和感受,帮助他们将心中的苦闷纾解出来。

3. 引导与尊重,帮助完成心愿 有的患者会交代身后事的安排,如房产、存款、丧事、葬礼、墓地的选择等。医护人员应提前引导家属了解亲人的想法,并按照他们的心愿做准备,这样才会不留遗憾,家属在患者离世后也容易接受亲人离世的事实,从而更好地应对悲伤与失落。

4. 其他 给予一些专业的心理疗法,如认知行为疗法、正念疗法、音乐疗法等,同时邀请患者的知己好友,聊聊过去难忘的回忆,尽可能转移患者的注意力。

（二）对家属的哀伤辅导

1. 终末期的哀伤辅导　当患者进入终末期,家属常常面临预期性哀伤。这时候对家属提供帮助以缓解其照顾压力非常重要,如向家属提供患者的治疗和转归信息,协助解决家属和患者之间的冲突,鼓励家属和患者表达情感,协助完成患者的心愿,教会家属如何分配体力及一些护理、沟通的方法,也可以协助建立家属减压小组。在这个小组中,家属可以互相倾诉压力,也可以学习和分享照顾患者的经验。

2. 濒死期的哀伤辅导　当患者进入濒死期,死亡即将发生。应让家属理解生老病死是一个必然的过程,患者的离世是对其痛苦的一种解脱。指导家属陪伴、亲自照顾患者并做一些必要的准备,避免亲人猝然离世时因措手不及而留下遗憾。为家属提供治疗性陪伴,给予家属精神支持。

3. 居丧期哀伤辅导　逝者被宣告死亡,那些与逝者有着亲密血缘关系或法律关系的人们被称为居丧者。居丧者常常会出现一系列情绪、认知及行为的反应,其身体健康及社会功能受损,身心疾病的发病率以及死亡的风险也随之增加。

（1）帮助家属度过正常哀伤期

1）评估风险,制订安全预案:患者离世后,居丧者会因极度哀伤出现晕厥、心脑血管意外等,医护人员需提前评估家属的健康状态并做好应对预案。同时,不要告诉家属控制自己的情感或者要求他们坚强,鼓励丧亲者充分表达情感,而不只是说"节哀、保重",这些都是苍白无用的安慰,一个紧紧的拥抱可能比任何语言都有用。

2）评估需求,满足家属愿望:亲人去世后的几天,居丧者经历悲伤痛苦的程度和表达方式各不相同,护士应能够识别正常的悲伤反应并及时评估他们的需求。有的居丧者可能会出现一些寻找行为,希望回到熟悉的场所重新体会与逝者生前共同度过的时光,这时医护人员应尽量满足。这一阶段护理的目标不是被依赖,而是调动居丧者自我疗愈的能力,以同理心回应他的情绪反应,引导家属面对和处理生命中的问题,与逝者进行一场真正的告别。

（2）落实居丧期支持与访视:研究证明,在患者临终期间直到死亡后一段时间,对家属进行连续性的哀伤辅导可以帮助缓解哀伤情绪,促进丧亲者对丧失家人的接受与适应,减少精神心理和不良行为问题。

1）评估哀伤风险:居丧期个体反应差异较大,应评估居丧者哀伤风险程度,并根据哀伤风险程度进行不同的哀伤辅导。哀伤风险评估可以从以下几个方面进行:①居丧者与逝者的亲密关系程度;②居丧者的身体、心理、社会、行为表现;③居丧者既往应对哀伤的经验;④居丧者社会支持系统完善与否,如人员、工作、财务经济状况、居住环境等。风险因素越多,居丧者的哀伤风险越大。医护人员、志愿者、社工等应对中、高风险哀伤的居丧者进行定期的访视。

2）居丧期辅导:居丧期辅导的形式有个体辅导、团体辅导、家庭哀悼等,可根据丧亲者意愿选择性使用。在特殊的日子里如传统节日,居丧者会格外思念亡故的亲人,可通过视频、电话、信件或邮件、面访等形式表达关心和支持。

　　3)居丧支持:鼓励丧亲者参加社会活动,并为他们提供必要的社会支持。居丧支持可由支持性团队完成。支持性团队成员可由医护人员、社工、志愿者等组成。通过专业人士的介入,丧亲者逐渐接受亲人离去的事实,恢复正常情绪。此外,还可建立公益性、社会性支持团体,如"丧亲家庭组织""失独家庭组织"等,发挥同伴支持作用,使丧亲者重燃希望并与他人建立心理的亲密性,开始新的生活。

(刘小红　曾铁英)

附　录

附录 1　疼痛数字分级法

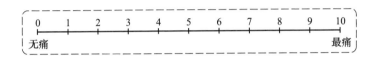

| 0 | 1 | 2 | 3 | 4 | 5 | 6 | 7 | 8 | 9 | 10 |
| 无痛 | | | | | | | | | | 最痛 |

附录 2　主诉疼痛程度分级法（VRS）

疼痛等级	描　述
无痛	无疼痛
轻度疼痛	有疼痛,但可忍受,生活正常,睡眠未受到干扰
中度疼痛	疼痛明显,不能忍受,要求服用镇痛药物,睡眠受到干扰
重度疼痛	疼痛剧烈,不能忍受,需要用镇痛药物,睡眠受到严重干扰,可伴有自主神经功能紊乱或被动体位

附录 3　Wong-baker 脸谱评定量表

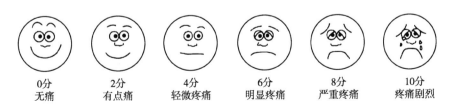

| 0分 | 2分 | 4分 | 6分 | 8分 | 10分 |
| 无痛 | 有点痛 | 轻微疼痛 | 明显疼痛 | 严重疼痛 | 疼痛剧烈 |

附录4 修订版脸谱评定量表

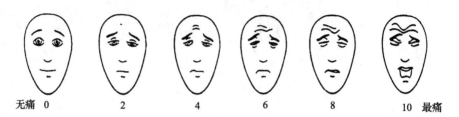

无痛 0   2   4   6   8   10 最痛

附录5 简明疼痛评估量表(BPI)

患者姓名：_____ 病案号：_____ 诊断：_____

评估时间：_____ 评估医师：_____

1. 大多数人一生中都有过疼痛经历(如轻微头痛、扭伤后痛、牙痛)。除这些常见的疼痛外,现在您是否还感到有别的类型的疼痛？ (1) 是 (2) 否

2. 请您在下图中标出您的疼痛部位,并在疼痛最剧烈的部位以"×"标出。

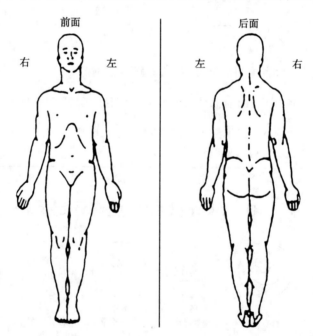

前面   后面

右   左   左   右

3. 请选择下面的一个数字,以表示过去24h内您疼痛最剧烈的程度。
(不痛)0 1 2 3 4 5 6 7 8 9 10(最剧烈)

4. 请选择下面的一个数字,以表示过去24h内您疼痛最轻微的程度。

（不痛）0　1　2　3　4　5　6　7　8　9　10（最剧烈）

5. 请选择下面的一个数字,以表示过去 24h 内您疼痛的平均程度。

（不痛）0　1　2　3　4　5　6　7　8　9　10（最剧烈）

6. 请选择下面的一个数字,以表示您目前的疼痛程度。

（不痛）0　1　2　3　4　5　6　7　8　9　10（最剧烈）

7. 您希望接受何种药物或治疗控制您的疼痛?

_____

8. 在过去的 24h 内,由于药物或治疗的作用,您的疼痛缓解了多少? 请选择下面的一个百分数,以表示疼痛缓解的程度。

（无缓解）0　10%　20%　30%　40%　50%　60%　70%　80%　90%　100%（完全缓解）

9. 请选择下面的一个数字,以表示过去 24h 内疼痛对您的影响

（1）对日常生活的影响

（无影响）0　1　2　3　4　5　6　7　8　9　10（完全影响）

（2）对情绪的影响

（无影响）0　1　2　3　4　5　6　7　8　9　10（完全影响）

（3）对行走能力的影响

（无影响）0　1　2　3　4　5　6　7　8　9　10（完全影响）

（4）对日常工作的影响（包括外出工作和家务劳动）

（无影响）0　1　2　3　4　5　6　7　8　9　10（完全影响）

（5）对与他人关系的影响

（无影响）0　1　2　3　4　5　6　7　8　9　10（完全影响）

（6）对睡眠的影响

（无影响）0　1　2　3　4　5　6　7　8　9　10（完全影响）

（7）对生活兴趣的影响

（无影响）0　1　2　3　4　5　6　7　8　9　10（完全影响）

附录6　Prince-henry 评分法

疼痛评分	描　述
0 分	咳嗽时无痛
1 分	咳嗽时有疼痛发生
2 分	深呼吸时有疼痛发生,安静时无疼痛
3 分	静息状态下即有疼痛,但较轻,可以忍受
4 分	静息状态下即有剧烈疼痛,难以忍受

附录 7　三等级 FAS

分级	评 价 标 准
A	疼痛完全没有限制功能活动
B	疼痛轻度限制功能活动
C	疼痛严重限制功能活动

附录 8　四等级 FAS

分级	评 价 标 准
I	疼痛完全没有限制功能活动,患者能够如常完成某项功能活动
II	疼痛轻度限制功能活动,患者经非药物措施(如按压伤口、使用胸带)后能如常开展功能活动
III	疼痛中度限制功能活动,患者采用非药物措施(如按压伤口、使用胸带)后能尝试开展功能活动,但因疼痛影响,无法完成整项功能活动
IV	疼痛重度限制功能活动,患者即使采取了非药物措施(如按压伤口、使用胸带),仍然无法尝试开展功能活动

附录 9　新生儿疼痛量表(NIPS)

观察指标	描　　述	评分
面部表情	肌肉放松:面部表情平静,中性表情	0
	皱眉头:面部肌肉紧张,眉头和下巴都有皱纹	1
哭闹	不哭:安静、不哭	0
	呜咽:间断的、轻微的哭泣	1
	大哭:大声尖叫、声音不断响亮的、刺耳的、持续的	2
呼吸形态	放松:孩子平常的状态	0
	呼吸型态改变:不规则、比平常快,噎住、屏气	1
手臂	放松或受限:没有肌肉的僵直,偶尔手臂随机的运动	0
	屈曲、伸展:紧张、手臂伸直、很快地伸展或屈曲	1
腿	放松或受限:没有肌肉的僵直,偶尔腿部随机的运动	0
	屈曲、伸展:紧张、腿部伸直、很快地伸展或屈曲	1

续表

观察指标	描　述	评分
觉醒的状态	入睡、觉醒:安静、平和地入睡或觉醒	0
	紧急、局促不安:激惹	1

附录 10　早产儿疼痛评估量表(PIPP)

项目	0 分	1 分	2 分	3 分
孕周	≥36	32~35	28~31	<28
行为状态	活动/清醒,睁眼/有面部表情	安静/清醒,睁眼/无面部表情	活动/睡觉,闭眼/有面部表情	安静/睡觉,闭眼/无面部表情
心率增加次数/bpm	0~4	5~14	15~24	≥25
氧饱和度下降/%	0~2.4	2.5~4.9	5.0~7.4	≥7.5
皱眉	无	轻度	中度	重度
挤眼	无	轻度	中度	重度
鼻唇沟	无	轻度	中度	重度

注:评估时间为 30s,"无"为出现该动作的持续时间≤评估时间的 9%,"轻度""中度""重度"表示该动作持续时间分别为评估时间的 10%~39%、40%~69%、≥70%。

附录 11　FLACC 量表

观察指标	描　述	评分
面部表情	无特定表情或笑容	0
	偶尔面部扭曲或皱眉	1
	持续颤抖下巴,紧缩下颌,紧皱眉头	2
腿部活动	正常体位或放松状态	0
	不适,无法休息,肌肉或神经紧张,肢体间断弯曲/伸展	1
	踢或拉直腿,高张力,扩大肢体弯曲/伸展,发抖	2
体位	安静平躺,正常体位,可顺利移动	0
	急促不安,来回移动,紧张,移动犹豫	1
	卷曲或痉挛,来回摆动,头部左右摇动,揉搓身体某部分	2

续表

观察指标	描 述	评分
哭闹	不哭不闹	0
	呻吟或啜泣,偶尔哭泣,叹息	1
	不断哭泣,尖叫或抽泣,呻吟	2
可安慰度	平静的,满足的,放松,不要求安慰	0
	可通过偶尔身体接触消除疑虑、分散注意	1
	安慰有困难	2

附录 12　晚期老年痴呆患者疼痛评估量表（PAINAD）

条目	0分	1分	2分
呼吸	正常	偶尔呼吸困难 / 短时期的换气过度	呼吸困难兼发出吵闹声响 / 长时期的换气过度 / 陈 - 施呼吸
负面的声音表达	没有	偶尔呻吟 / 低沉的声音,带有负面的语气	重复性的叫嚷 / 大声呻吟 / 哭泣
面部表情	微笑或无表情	难过 / 恐惧 / 皱眉头	愁眉苦脸
身体语言	轻松	绷紧 / 紧张步伐 / 坐立不安	僵硬 / 紧握拳头 / 膝盖提起 / 拉扯或推开 / 推撞
可安抚程度	无须安抚	通过分散注意力或触摸、安慰,可安抚患者	通过分散注意力或触摸、安慰,也不可安抚患者

附录 13　行为疼痛量表（BPS）

项目	1分	2分	3分	4分
面部表情	放松	部分紧张	完全紧张	扭曲
上肢运动	无活动	部分弯曲	手指、上肢完全弯曲	完全回缩
通气依从性（插管患者）	完全能耐受	呛咳,大部分时间能耐受	对抗呼吸机	不能控制通气
发声（非插管患者）	无疼痛相关发声	呻吟≤3 次 /min 且每次持续时间≤3s	呻吟 >3 次 /min 或每次持续时间 >3s	咆哮或使用 "哦" "哎呦" 等言语抱怨,或屏住呼吸

附录 14　重症监护疼痛观察工具（CPOT）

观察指标	描　述		评分
面部表情	观察不到肌肉的紧张	放松、中性的表情	0
	表现出皱眉头、眉毛下垂、眼窝紧缩、轻微的面肌收缩或其他改变（如在伤害性操作过程中出现眯眼或流泪）	表情紧张	1
	出现上述所有面部运动并有眼睑紧闭（可以表现出张口或紧咬气管插管）	脸部扭曲表情痛苦	2
身体活动	根本不动（不一定是没有疼痛）或正常体位（运动不指向疼痛位点或不是为了保护目的而动）	没有活动	0
	缓慢、小心的活动，触摸或者摩擦痛处，通过活动获取别人注意	防卫活动	1
	拔管，试图坐起，肢体乱动 / 翻滚，不听指令，攻击医护人员，试图爬离病床	躁动不安	2
呼吸机的顺应性（插管患者）	无报警，通气顺畅	耐受呼吸机或活动	0
	咳嗽，可触发报警但自动停止报警	咳嗽但耐受	1
	不同步：人机对抗，报警经常被触发	人机对抗	2
发声（拔除气管插管患者）	正常音调交谈或不出声		0
	叹息，呻吟		1
	喊叫，哭泣		2
肌肉紧张度	被动运动时无抵抗	放松	0
	被动运动时有抵抗	紧张，僵硬	1
	强烈抵抗，导致不能完成被动运动	非常紧张或僵硬	2

附录 15　镇痛常用非甾体抗炎药

药物名称	主要镇痛适应证	用法用量	每日最大剂量
阿司匹林	头痛、牙痛、神经痛、肌肉痛等	每次 0.3~0.6g，3~4 次 /d	—
对乙酰氨基酚	头痛、肌肉痛、关节痛	每次 0.3~0.6g，3~4 次 /d	2g
布洛芬	关节肿痛、软组织风湿疼痛	每次 0.2~0.6g，4~6h 1 次	2.4g
吲哚美辛	风湿性炎症疼痛、骨关节痛、痛经	每次 25~50mg，3 次 /d	150mg
双氯芬酸	炎性关节疼痛、软组织风湿疼痛、痛经、牙痛、头痛	即释剂型每次 25~50mg，3 次 /d 缓释剂型每次 75~100mg，1~2 次 /d	150mg
吡罗昔康	骨关节痛、肌痛	每次 20mg，1 次 /d	60mg
塞来昔布	骨关节炎、类风湿关节炎、强直性脊柱炎的肿痛	每次 200mg，1~2 次 /d	400mg

附录 16　阿片类药物剂量转换表

药物	非胃肠给药	口服	等效剂量
吗啡	10mg	30 mg	非胃肠道∶口服 =1∶3
可待因	130mg	200 mg	非胃肠道∶口服 =1∶1.2 吗啡（口服）∶可待因（口服）=1∶6.5
羟考酮	—	10mg	吗啡（口服）∶羟考酮（口服）=1.52∶1
芬太尼透皮贴剂	25μg/h （透皮吸收）	—	芬太尼透皮贴剂 μg/h q72h 剂量 =1/2 × 口服吗啡 mg/d 剂量

附录 17　帕塞罗阿片类药物镇静量表（POSS）

分级	描述	措　　施
S	睡眠，容易唤醒	可接受；如有需要可增加阿片类药物剂量
1	清醒和警觉	可接受；如有需要可增加阿片类药物剂量
2	轻微睡意，容易被唤醒	可接受；如有需要可增加阿片类药物剂量

续表

分级	描述	措　施
3	在交谈中经常昏昏欲睡，可以唤醒，打瞌睡	不可接受；密切监测呼吸状态和镇静水平，直至镇静水平稳定在3以下；把阿片类药物剂量降低25%~50%；如果没有禁忌证，可以考虑使用非镇静、可达到阿片集约效应的非阿片类药物
4	嗜睡，对语言或身体刺激很少或没有反应	不可接受；停止阿片类药物；考虑使用纳洛酮，密切监测呼吸状态和镇静水平，直到镇静水平稳定在3以下，呼吸状态稳定

附录18　肿瘤治疗毒性口腔干燥症分级标准5.0版本

分级	标　准
0级	无口干
1级	轻度口干（或唾液黏稠），无明显饮食改变，静态唾液流率 >0.2mL/min
2级	中度口干，有明显饮食习惯改变（进半流或流食），静态唾液流率 0.1~0.2mL/min
3级	重度口干，不能经口腔进食，需鼻饲管或静脉营养，静态唾液流率 <0.1mL/min

附录19　中文版口腔干燥问卷

问　题	评分（0~10）
1. 口舌干燥造成您说话困难的程度？	
2. 口干造成您咀嚼食物困难的程度？	
3. 口干造成您吞咽固体食物吞咽困难的程度？	
4. 口干影响您睡眠的频繁程度？	
5. 当您吃东西时口干的程度？	
6. 当您不吃东西时口干的程度？	
7. 您需要通过喝水来帮助吞咽食物的频繁程度？	
8. 您在不吃东西时，需要喝水使口腔舒适的频繁程度？	

注：当您无口干困扰时，相应选项填0分；存在口干时，请按您自我感受填写，其中10分为最严重。

附录 20 中文版化疗味觉改变量表

（一）味觉改变					
	没有困难	轻微困难	有些困难	相当困难	完全不能感觉
1 感觉食物的味道	1	2	3	4	5
2 感觉甜味	1	2	3	4	5
3 感觉咸味	1	2	3	4	5
4 感觉酸味	1	2	3	4	5
5 感觉苦味	1	2	3	4	5
6 感觉鲜味（比如肉汤的味道或加味精之后的味道）	1	2	3	4	5

（二）不愉快的味觉变化					
	没有	轻微	有些	相当严重	非常严重
7 感受不到食物的香味或气味	1	2	3	4	5
8 任何东西都觉得不好吃	1	2	3	4	5
9 感受不到食物应有的味道	1	2	3	4	5
10 嘴里有苦味	1	2	3	4	5
11 嘴里有不好的味道	1	2	3	4	5
12 吃什么都感觉是苦的	1	2	3	4	5

（三）不愉快的症状与问题					
	没有	轻微	有些	相当严重	非常严重
13 感觉恶心想吐	1	2	3	4	5
14 被食物的气味所困扰	1	2	3	4	5
15 难以吃热食	1	2	3	4	5
16 难以吃油腻食物	1	2	3	4	5
17 难以吃肉食	1	2	3	4	5
18 食欲减退	1	2	3	4	5

附录 21　WHO 口腔黏膜炎分级标准

级别	临 床 表 现
0 级	口腔黏膜无异常
Ⅰ级	有 1~2 个 <1.0cm 的溃疡,出现红斑、疼痛
Ⅱ级	有 1 个 >1.0cm 的溃疡和数个小溃疡,但患者能进食
Ⅲ级	有 2 个 >1.0cm 的溃疡和数个小溃疡,仅能进流质饮食
Ⅳ级	有 2 个以上 >1.0cm 的溃疡或融合溃疡,不能进食

附录 22　基于症状的厌食评估

	无	+	++	+++	++++
食欲佳	0	1	2	3	4
摄食量足够	0	1	2	3	4
担心体重超标	0	1	2	3	4
多数食物对我来说口味不佳	4	3	2	1	0
担心自己消瘦	4	3	2	1	0
进食时对事物缺乏兴趣	4	3	2	1	0
难以进食丰富或大量食物	4	3	2	1	0
客人朋友督促进食	4	3	2	1	0
呕吐	4	3	2	1	0
早饱	4	3	2	1	0
胃脘部疼痛	4	3	2	1	0
体质好转	0	1	2	3	4

附录 23　WHO 生活质量食欲评分

食量	得分	食量	得分
食量正常	5	食量 < 正常的 1/2	2
食量减少不明显	4	几乎不进食	1
食量为正常的 1/2	3		

附录 24 简化营养食欲评估表（SNAQ）

问题	选　项
我的食欲	a. 很差 b. 差 c. 一般 d. 还好 e. 很好
当我吃饭的时候	a. 我只吃了几口就觉得饱了 b. 吃了大约三分之一餐后，我觉得饱了 c. 吃了半顿饭后，我觉得饱了 d. 吃完大部分饭后，我觉得饱了 e. 我从来不觉得饱
食物味道	a. 非常糟糕 b. 严重的 c. 平均的 d. 好的 e. 很好
通常我吃东西	a. 一日不到一顿饭 b. 一日一餐 c. 一日两餐 d. 一日三餐 e. 一日三餐以上

注：a=1，b=2，c=3，d=4，e=5。单项得分的总和构成 SNAQ 得分。

附录 25 口腔评估工具

不良事件	条　目
味觉障碍	分不清敏感的味道 说不清清淡／浓烈的味道 无法分辨简单味道的程度 味道与预期不同 金属味道 一切都是无味的 感觉嘴里没有任何东西的苦涩

不良事件	条　目
口干	泡沫状痰
	感觉口腔干燥
	口干和口臭
	感觉嘴里发黏
	嘴里有发霉的感觉
	嘴里有开裂的感觉
口腔黏膜炎	口腔黏膜发热
	口腔黏膜有刺痛
	口齿伶俐
	口腔黏膜经常刺痛
	感受痛苦和虚弱
	小刺激可能导致出血

附录 26　恶心的分级

程度	症　状
轻度	食欲减低,不伴有进食习惯改变
中度	经口摄食减少,不伴有明显的体重下降、脱水或营养不良
重度	经口摄入不足,需要鼻饲、置管等肠内营养,甚至肠外营养

附录 27　呕吐的分级

程度	呕吐次数及对全身影响
轻度	呕吐 1~2 次
中度	呕吐 3~5 次
重度	呕吐 6 次以上,需要鼻饲、全胃肠外营养或住院
极重度	严重呕吐已经危及生命需要紧急治疗

附录 28 化疗相关性恶心呕吐（CINV）、放疗相关性恶心呕吐（RINV）、术后恶心呕吐（PONV）的影响因素

分类	影响因素
化疗相关性恶心呕吐（CINV）	女性 年龄（<55岁） CINV 史 妊娠呕吐史 晕动病史 低酒精摄入史 身体状态 焦虑 恶心预处理的期望 化疗药物的催吐风险 化疗药剂量、给药时间、给药途径和输注速度
放疗相关性恶心呕吐（RINV）	女性 年龄（<55岁） 低酒精摄入史 RINV 史 同步化疗 CINV 既往史 放射部位 放射面积 放射剂量和频次
术后恶心呕吐（PONV）	女性 年龄（<50岁） PONV 史 禁烟现状 晕动病史 偏头痛病史 焦虑 挥发性麻醉药 吸入剂，氧化亚氮，大剂量新斯的明 长时间的麻醉和手术 手术类型 术前、术中或术后使用阿片类药物
其他原因	肿瘤侵犯 胃肠道感染 胃肠道梗阻 颅内压增高等

附录 29　恶心、呕吐评估量表

工具	研发者	结构	信效度及适用范围
MASCC 止吐评价工具（MASCC antiemesis tool, MAT）	多国癌症支持治疗学会（MASCC）	2 个子量表 8 个条目（条目 1、3、5、7 评估是否发生；条目 2 和 6 记录呕吐发生频率；条目 4 和 8 评估症状的严重程度）	研究显示，MAT 的内部一致性 Cronbach α 系数为 0.71～0.82。MAT 中文版所有条目的内容效度值为 1.00，具有良好的信度和效度。用于测定化疗相关性恶心、呕吐的情况。在化疗后第 1d、第 7d 评估急性和延迟性 CINV
罗德恶心呕吐数量表（index of nausea and vomiting and retching, INVR）	密苏里大学 Rhodes VA 及其团队	8 个条目，该量表包括 3 个维度：症状发生频率，经历时间（呕吐量），严重程度	INVR 量表拥有很高的信度和效度，其 Cronbach α 系数为 0.94～0.98，在国外应用十分广泛。同时在 2002 年被中国北京癌症研究所和中国医学科学院的专家翻译成中文，并进行中文版 R-INVR 量表的信效度测定，证明中文版 R-INVR 量表同样适用于中国的癌症患者。用于评估患者恶心、呕吐、干呕的发生情况。12h 测试一次，无特殊阶段要求
莫洛恶心呕吐评估量表（Morrow assessment of nausea and emesis, MANE）	罗切斯特大学的 GR Morrow	16 个条目，评估预期性化疗相关性恶心和化疗相关性呕吐是否发生，持续小时数，以及急性化疗相关性恶心和化疗相关性呕吐是否发生，持续小时数，严重程度以及症状何时最严重	结果显示 MANE 量表的平均重测信度为 0.72～0.96，信效度较为理想。用于测量预期性和急性化疗相关性恶心以及化疗相关性呕吐的发生情况
呕吐生活功能指数数量表（functional living index-emesis, FLIE）	北卡罗来纳大学的 Lindley CM 等研究者	包括恶心、呕吐两个维度，每个维度各 9 个条目，评估恶心、呕吐是否发生，对日常活动如进餐、休闲活动、社交等方面的影响	研究显示 FLIE 量表内部一致性信度为 0.79，结构效度为 0.74～0.97，具有良好的信度、效度。该量表条目简单明了，有针对性。用于评估急性以及延迟性 CINV 对患者日常生活的影响

附录 30 抗肿瘤药物的催吐性分级

级别	药 物		
	静脉给药		口服给药
高度催吐危险 （呕吐发生率 >90%）	顺铂 AC 方案（阿霉素或表阿霉素 + 环磷酰胺） 环磷酰胺≥1 500mg/m² 卡莫司汀 >250mg/m²	阿霉素 >60mg/m² 表阿霉素 >90mg/m² 异环磷酰胺≥2g/m² 氮芥	丙卡巴肼 六甲蜜胺
中度催吐危险 （呕吐发生率 30%~90%）	白介素 -2>（1 200 万 ~1 500 万）IU/m² 阿米福汀 >300mg/m² 苯达莫司汀 卡铂 卡莫司汀≤250mg/m² 环磷酰胺≤1 500mg/m² 阿糖胞苷 >200mg/m² 奥沙利铂 甲氨蝶呤≥250mg/m²	阿霉素≤60mg/m² 表阿霉素≤90mg/m² 伊达比星 异环磷酰胺 <2g/m² α 干扰素≥1 000 万 IU/m² 伊立替康 美法仑 更生霉素 柔红霉素	环磷酰胺 替莫唑胺
低度催吐危险 （呕吐发生率 10%~30%）	阿米福汀≤300mg/m² 白介素 -2≤1 200 万 IU/m² 卡巴他赛 阿糖胞苷（低剂量）100~200mg/m² 多西他赛 阿霉素（脂质体） 依托泊苷 5- 氟尿嘧啶 氟尿苷 吉西他滨 α 干扰素 >500 万 IU/m²，<1 000 万 IU/m²	依沙比酮 甲氨蝶呤 >50mg/m²，<250mg/m² 丝裂霉素 米托蒽醌 紫杉醇 白蛋白紫杉醇 培美曲塞 喷司他丁 普拉曲沙 塞替派 拓扑替康	卡培他滨 替加氟 氟达拉滨 沙利度胺 依托泊苷 来那度胺
轻微催吐危险 （呕吐发生率 <10%）	门冬酰胺酶 博来霉素（平阳霉素） 克拉屈滨（2- 氯脱氧腺苷） 阿糖胞苷 <100mg/m² 长春瑞滨	地西他滨 右雷佐生 氟达拉滨 α 干扰素≤500 万 IU/m²	苯丁酸氮芥 羟基脲 美法仑 硫鸟嘌呤 甲氨蝶呤

附录 31　化疗呕吐风险止吐药的选择

化疗致吐风险水平	止吐药的选择
最小的风险 <10%	无
低风险 10%~30%	单剂：地塞米松
	吩噻嗪
	苯丁酮
中等风险 30%~90%	5HT3-RA
	地塞米松
	± NK1-RA
	± 抗焦虑药
高风险 >90%	5HT3-RA
	地塞米松
	± NK1-RA
	± 抗焦虑药

注：5HT3-RA：5- 羟色胺 3 受体拮抗剂；NK1-RA：NK-1 受体拮抗剂。

附录 32　2016 年放疗呕吐风险水平和 ESMO 止吐药指南更新

呕吐风险	照射部位	止吐方案	ESMO 证据（证据级别 / 推荐级别）
高度	全身	放疗前预防性给予 5-HT3 体拮抗剂 + 地塞米松	II/B（加地塞米松：III/C）
中度	上腹部, 颅脊髓	放疗前预防性给予 5-IIT3 受体拮抗剂，并可以选择应用地塞米松	II/A（加地塞米松：II/B）
低度	头颅	用地塞米松预防或抢救	IV/D
	头 颈, 胸部, 骨盆	用地塞米松、多巴胺受体阻滞剂或 5-HT3 受体阻滞剂预防或抢救	IV/D
轻微	四肢, 乳腺	用地塞米松、多巴胺受体拮抗剂或 5-HT3 受体拮抗剂作为补救治疗	IV/D
在同步放化疗中, 止吐预防是根据相应风险类别的化疗相关止吐指南进行的, 除非放疗比化疗呕吐的风险更高			IV/D

附录 33　出血量的判断

出 血 量	全 身 症 状
<400mL	机体代偿,无明显全身症状
400~1 000mL	出现头晕、心慌、乏力、出汗、四肢湿冷、脉搏加快等循环血量不足的表现
>1 000mL 或循环血量的 20%	失血性休克

附录 34　针对功能性便秘的罗马Ⅲ诊断标准

针对功能性便秘的罗马Ⅲ诊断标准
1. 必须包括超过以下两项:
A. 有 25% 排便时排便用力
B. 有 25% 排便时块状或硬粪便
C. 有 25% 排便时不完全排出的感觉
D. 有 25% 排便时肛门直肠梗阻或堵塞的感觉
E. 有 25% 排便时手动排便
F. 每周排便少于 3 次（每日大便量少于 35g）
2. 稀便很少存在如果不使用泻药
3. 长期全肠道或结肠运输

备注:诊断前至少 6 个月中最近 3 个月有症状发作。

附录 35　患者主观整体评估

工作表 1　体重评分

评分使用 1 个月体重数据,若无此数据则使用 6 个月体重数据。使用以下分数积分,若过去 2 周内有体重丢失则额外增加 1 分。

1 个月内体重丢失	分数	6 月内体重丢失
>10%	4	>20%
5%~9.9%	3	10%~19.9%
3%~4.9%	2	6%~9.9%
2%~2.9%	1	2%~5.9%

续表

1个月内体重丢失	分数	6月内体重丢失
0~1.9%	0	0~1.9%
2周内体重下降	1	
总分		

工作表2 疾病与营养需求的关系

分类	分数
癌症	1
AIDS	1
肺性或心脏病恶病质	1
压力性损伤、开放性伤口或瘘	1
创伤	1
年龄≥65岁	1
总分	

工作表3 代谢应激状态的评分

应激状态	无(0)	轻度(1)	中度(2)	高度(3)
发热	无	37.2~38.3℃	38.3~38.8℃	≥38.8℃
发热持续时间	无	<72h	72h	>72h
糖皮质激素用量(泼尼松/d)	无	低剂量	中剂量	大剂量
		<10mg泼尼松或相当剂量的其他激素	10~30mg泼尼松或相当剂量的其他激素	>30mg泼尼松或相当剂量的其他激素
总分				

工作表4 体格检查表

分类	项目	正常0	轻度1	中度2	重度3
脂肪储备	眼窝脂肪垫				
	三头肌皮褶厚度				
	肋下脂肪				
	总体脂肪缺乏程度				
肌肉状况	颞肌				
	胸部三角肌				
	肩部三角肌				
	手背骨间肌				

续表

分类	项目	正常 0	轻度 1	中度 2	重度 3
肌肉状况	肩胛部（背阔肌、斜方肌、三角肌）				
	大腿四头肌				
	小腿腓肠肌				
	总体肌肉消耗评分				
液体状况	踝部水肿				
	骶部水肿				
	腹水				
	总体水肿程度评分				
总体消耗的主观评估					

工作表 5　PG-SGA 整体评估分级

	A 级 营养良好	B 级 中度或可疑营养不良	C 级 重度营养不良
体重	无丢失或无水肿或近期明显改善	1 个月内丢失 <5%（或 6 个月 <10%）或体重持续下降	1 个月内丢失 >5%（或 6 个月 >10%）或体重持续下降
营养摄入	无缺乏或近来显著改善	摄入明显减少	严重减少
营养相关的症状	没有或近期显著改善	存在相关症状（工作表 3）	存在相关症状（工作表 3）
功能	无缺乏或近期显著改善	中度缺陷或近期加重	严重缺陷或显著进行性加重
体格检查	无缺陷或慢性缺陷但近期有改善	轻到中度的体脂 / 肌肉丢失	显著的营养不良指征, 包括水肿

PG-SGA 患者自评表

PG-SGA 设计中的 Box 1~4 由患者来完成, 其中 Box 1 和 3 的积分为每项得分的累加, Box 2 和 4 的积分基于患者核查所得的最高分。

1. 体重（工作表 1）	2. 进食情况
我现在的体重是_____kg 我的身高是_____cm 1 个月前我的体重是_____kg 6 个月前我的体重是_____kg	在过去的 1 个月里, 我的进食情况与平时相比： □ 无改变（0）　□ 比以往多（0）□ 比以往少（1） 我目前进食：

续表

最近 2 周内我的体重：

☐ 减轻（1）　☐ 无改变（0）　☐ 增加（0）

本项计分_____

☐ 普食但少于正常饭量（1）

☐ 软饭（2）

☐ 流食（3）

☐ 只能进食营养制剂（3）

☐ 几乎吃不下什么（4）

☐ 只能通过管饲进食或静脉营养（0）

本项计分_____

3. 症状

最近 2 周我存在以下问题影响我的饭量：

☐ 没有饮食问题（0）

☐ 无食欲，不想吃（3）

☐ 感觉食品无味或变味（1）

☐ 恶心（1）　　　　☐ 呕吐（3）

☐ 便秘（1）　　　　☐ 腹泻（3）

☐ 口腔疼痛（2）　　☐ 口干（1）

☐ 食物气味不好（1）　☐ 吞咽困难（2）

☐ 一会儿就饱胀了（1）

☐ 疼痛____部位____（3）

☐ 其他____（1）（如抑郁，经济问题或牙齿问题）

本项计分_____

4. 活动和功能

在过去的 1 个月，我的活动：

☐ 正常，无限制（0）

☐ 不如往常，但还能够起床进行轻微的活动（1）

☐ 多数时候不想起床活动，但卧床或坐着的时间不超过 12h（2）

☐ 几乎干不了什么，一天大多数时间都卧床或坐着（3）

☐ 几乎完全卧床，无法起床（3）

本项计分_____

评分（A）=1 体重评分 +2 进食评分 +3 症状评分 +4 活动和功能评分

PG-SGA 医务人员评估表

5. 疾病及其与营养需求的关系（工作表 2）

所有相关诊断（详细说明）：

原发疾病分期：Ⅰ　Ⅱ　Ⅲ　Ⅳ　其他

年龄：

评分（B）：

6. 代谢需要量（工作表 3）

评分（C）：

7. 体格检查（工作表 4）

评分（D）：

PG-SGA 综合评价

总体评量（工作表 2）	PG-SGA 总评分
A 级 营养良好	评分 A+B+C+D
B 级 中度或可疑营养不良	营养支持的推荐方案
C 级 严重营养不良	根据 PG-SGA 总评分确定相应的营养干预措施，其中包括对患者及家属的教育指导、针对症状的治疗手段，如药物干预、恰当的营养支持
	0~1 此时无须干预，常规定期进行营养状况评分
	2~3 有营养师、护士或临床医生对患者及家属的教育指导，并针对症状和实验室检查进行恰当的药物干预
	4~8 需要营养干预及针对症状的治疗手段
	≥9 迫切需要改善症状的治疗措施和恰当的营养支持

患者姓名：　　年龄：　　住院号：　　临床医生签名：　　记录日期：

附录 36　SIPP 评价法

项目	内容	评价
储备（storage）	BMI	kg/m^2
	非自主性体重丢失	%
	体重丢失进程	月
摄入（intake）	估计：% 平常摄食量	%
	厌食	VAS 评分
	味觉 / 嗅觉异常	是　否
	早饱	是　否
	胃肠动力障碍	是　否
	继发性营养障碍症状	无　中度　高度
潜力（potential）	肿瘤（代谢）活性	低　高
	CRP	mg/L
体能（performance）	KPS	%
	恶液质相关苦痛	无　中度　高度

附录 37 咳嗽症状积分表（中文简版）

分值	日间咳嗽症状积分	夜间咳嗽症状积分
0	无咳嗽	无咳嗽
1	偶有短暂咳嗽	入睡时短暂咳嗽或偶有夜间咳嗽
2	频繁咳嗽,轻度影响日常生活	因咳嗽轻度影响夜间睡眠
3	频繁咳嗽,严重影响日常生活	因咳嗽严重影响夜间睡眠

附录 38 胸部听诊及叩诊常见异常结果

病因	听诊	叩诊
感染	支气管呼吸音,干啰音,震颤增强	浊音
肺水肿	基底爆裂音	/
胸腔积液	呼吸音降低	浊音
肺部纤维化	弥漫性哮鸣音	/
癌性淋巴管炎	可能存在弥漫性哮鸣音	/
气胸	呼吸音降低或消失	过清音
肺气肿	呼吸音降低、呼气相延迟、哮鸣音	广泛性过清音

附录 39 改良版英国医学研究委员会呼吸困难问卷

症 状	评分
我仅在费力运动时出现呼吸困难	0
我平地快步行走或步行爬小坡时出现气短	1
我由于气短,平地行走时比同龄人慢或者需要停下来休息	2
我在平地行走 100m 左右或数分钟后需要停下来喘气	3
我因严重呼吸困难以至于不能离开家,或在穿衣服、脱衣服时出现呼吸困难	4

附录 40 修订版 Borg 评分法

呼吸困难强度		休息时	活动时
数字评分	文字描述评分		
0	无	☐	☐
0.5	非常非常轻微（刚刚感觉到）	☐	☐
1	非常轻微	☐	☐
2	轻微	☐	☐
3	中等程度	☐	☐
4	有点严重	☐	☐
5	严重	☐	☐
6	5~7 之间	☐	☐
7	非常严重	☐	☐
8	7~9 之间	☐	☐
9	非常非常严重（近乎最严重）	☐	☐
10	能够想象的最严重程度	☐	☐

附录 41 呼吸困难的病因治疗

病　因	治疗方法
肿瘤引起的气道狭窄	局部姑息放疗、化疗、激光治疗
低氧血症 / 高碳酸血症	无创正压通气
胸腔积液 / 心包积液	穿刺引流
腹水	穿刺引流、利用利尿剂
上腔静脉综合征	皮质激素
心力衰竭	利尿剂、强心剂
肺炎	抗生素、物理疗法
贫血	输血或给予红细胞生成素
高热	抗生素

附录 42　咯血与呕血的区别

项目	咯血	呕血
出血途径	经气管咯出	经食管呕出
颜色和性状	色鲜红、泡沫状	暗红或咖啡色、无泡沫
伴随物	常混有痰液	混杂食物或胃液
pH	碱性	酸性
前驱症状	咯血前常有喉部瘙痒	呕血前常有上腹不适或恶心
出血后表现	血痰	黑便
病史	肺或心脏病史	胃或肝病史

附录 43　肿瘤贫血严重程度分级

单位：g/L

严重程度	血红蛋白[a]	血红蛋白[b]	血红蛋白[c]
0 级（正常）	正常值	≥110g/L	正常值
1 级（轻度）	100~< 正常值	95~<110	90~< 正常值
2 级（中度）	80~<100	80~95	60~<90
3 级（重度）	65~<80	65~<80	30~<60
4 级（极重度）	<65	<65	<30

注：[a] 为美国国立癌症研究所标准；[b] 为世界卫生组织标准；[c] 为中国标准。正常值男性为 >120g/L，女性 >110g/L。

附录 44　国际尿失禁咨询委员会尿失禁评估简表（ICI-Q-SF）

许多患者时常漏尿，该表将用于调查尿失禁的发生率和尿失禁对患者的影响程度。仔细回想您近 4 周来的症状，尽可能回答以下问题。

1. 您的出生日期：_____年____月____日　　　　　　2. 性别：□男　　□女

3. 您漏尿的次数	从来不漏尿	0
	一星期大约漏尿 1 次或不到	1
	一星期漏尿 2~3 次	2
	每天大约漏尿 1 次	3

续表

3. 您漏尿的次数	每天漏尿数次	4
	一直漏尿	5
4. 您认为自己漏尿的量是多少	不漏尿	0
	少尿漏尿	2
	中等量漏尿	4
	大量漏尿	6

5. 您认为漏尿对您日常生活影响程度如何（0 表示没有影响，10 表示影响很大）

0　1　2　3　4　5　6　7　8　9　10

ICI-Q-SF 评分（把第 3、4、5 个问题的分数相加）	
6. 什么时候发生漏尿（请在与您情况相符的方框内打"√"）	从来不漏尿
	未能到达厕所就会有尿液漏出
	在咳嗽或打喷嚏时漏尿
	在睡着时漏尿
	在活动或体育运动时漏尿
	在小便完和穿好衣服时漏尿
	在没有明显理由的情况下漏尿
	在所有时间内漏尿

附录 45　意识障碍评判标准

判断标准	嗜睡	意识模糊	昏睡	浅昏迷	中昏迷	深昏迷
语言刺激	可唤醒	可唤醒	不易唤醒	无反应	无反应	无反应
自主运动	有	有	有	无	无	无
定向力	正确	障碍	不能	不能	不能	不能
计算力	正确	障碍	不能	不能	不能	不能
痛觉刺激	明显	迟钝	极迟钝	尚有	无	无
生理浅反射	正常	正常	尚正常	可存在	消失	消失
生理深反射	正常	尚正常	存在	可存在	消失	消失
病理反射	无	无	一般无	可有	有	有
瞳孔对光反射	正常	存在	存在	可存在	可存在	消失
呼吸、血压	正常	无改变	无明显改变	可有改变	可有改变	明显改变
大、小便	知道	尚知道	不知道	潴留或失禁	失禁	失禁

附录 46　意识障碍等级评估

命名	临床表现
嗜睡	意识障碍最早期的表现,为持续性病理睡眠状态,用语言和其他刺激能够唤醒并配合查体,能够基本正确回答问题,但觉醒状态时间持续很短,停止外界刺激后迅速入睡
昏睡	意识水平较嗜睡降低,强烈刺激后方可唤醒,醒后不能配合查体和正确回答问题,无自主语言,停止外界刺激后立即入睡
浅昏迷	意识丧失,对光、声及言语刺激均无反应,可伴大小便失禁或潴留。强烈刺激时出现痛苦表情及肢体躲避,瞳孔对光反射,角膜反射等脑干反射存在,可有吞咽动作,生命体征基本平稳
中昏迷	对外界一般刺激无反应,强烈的疼痛刺激有防御反射活动,脑干反射明显减弱,病理反射阳性,腱反射亢进,大小便潴留或失禁,呼吸循环功能已有变化
深昏迷	神经系统功能全面抑制,对外界刺激无任何反应,瞳孔对光反射、角膜反射等脑干反射消失,无吞咽动作,四肢肌张力减低,病理反射无,防御反射消失,生命体征不平稳

附录 47　格拉斯哥昏迷量表

睁眼反应	评分	语言反应	评分	运动反应	评分
能自行睁眼	4	能对答,定向正确	5	能按吩咐完成运动	6
呼之能睁眼	3	能对答,定向有误	4	刺激时能定位	5
刺激能睁眼	2	胡言乱语,不能对答	3	刺激时肢体能躲避	4
不能睁眼	1	仅能发音,无语言	2	刺激时上肢呈过度屈曲	3
		不能发音	1	刺激时上肢呈过度伸展	2
				无反应	1

附录 48　中文版谵妄评估量表（CAM-CR）

序号	条目	1 分	2 分	3 分	4 分
1	急性起病：（判断从前驱期到疾病发展期的时间）患者的精神状况有急性变化的证据吗？	不存在	3 天至 1 周	1 天至 3 天	1 天之内
2	注意障碍：（请患者按顺序说出 21 到 1 之间的所有单数）患者的注意力难以集中吗？例如，容易注意涣散或难以交流吗？	不存在	1~2 个错误	3~4 个错误	5 个或 5 个以上的错误
3	思维混乱	不存在	偶尔短暂的言语模糊或不可理解，但尚能顺利交谈	经常短暂的言语不可理解，对交谈有明显的影响	大多数的时间言语不可理解，难以进行有效的交谈
	患者的思维是凌乱或不连贯的吗？例如，谈话主题散漫或不中肯，思维不清晰或不合逻辑，或从一个话题突然转到另一话题？				
4	意识水平的改变	不存在：机敏（正常）	警觉（对环境刺激高度警惕、过度敏感）	嗜睡（瞌睡，但易于唤醒）或昏睡（难以唤醒）	昏迷（不能唤醒）
	总体上看，您是如何评估该患者的意识水平？				
5	定向障碍	不存在	偶尔短暂的存在时间或地点的定向错误（接近正确），但可自行纠正	经常存在时间或地点的错误定向，但自我定向好	时间、地点及自我定向均差
	在会面的任何时间患者存在定向障碍吗？例如，他认为自己是在其他地方而不是在医院，使用错误的床位，或错误地判断一天的时间或错误地判断以回忆简易精神状况检查（MMSE）为基础的有关时间或空间定向？				

续表

序号	条目	1分	2分	3分	4分
6	记忆力减退（以回忆 MMSE 中的三个词为主）	在面谈时患者表现出记忆方面的问题吗？例如，不能回忆医院里发生的事情，或难以回忆指令，包括 MMSE 中的三个词	不存在	有一个词不能回忆或回忆错误	有两个词不能回忆或回忆错误	有三个词不能回忆或回忆错误
7	知觉障碍	患者有知觉障碍的证据吗？例如，幻觉、错觉或对事物的曲解（如当某一东西未移动，而患者认为它在移动）？	不存在	只存在幻听	存在幻视，有或没有幻听	存在幻触、幻嗅或幻味，有或没有幻听
8	精神运动性兴奋	面谈时，患者有行为活动不正常的增加吗？例如，坐立不安，轻敲手指或突然变换位置？	不存在	偶有坐立不安，焦虑，轻敲手指及抖动	反复无目的地走动，激越明显	行为杂乱无章，需要约束
9	精神运动性迟缓	面谈时，患者有运动行为水平的异常减少吗？例如，停留某一空间，停留某一位置时间过长或移动动很慢？	不存在	偶尔比先前的活动,行为及动作缓慢	经常保持一种姿势	木僵状态
10	波动性	患者的精神状况（注意力,思维,定向,记忆力）在面谈前或面谈中有波动吗？	不存在	一天之中偶尔地波动	症状在夜间加重	症状在一天中剧烈波动
11	睡眠-觉醒周期的改变：患者日间过度睡眠而夜间失眠	患者有睡眠吗？例如，日间过度睡眠而夜间失眠？	不存在	日间偶有瞌睡，且夜间时睡时醒	日间经常瞌睡，且夜间时睡或醒不能入睡	日间经常昏睡，且影响交谈，且夜间不能入睡

附录 49 谵妄影响因素评估及治疗对策

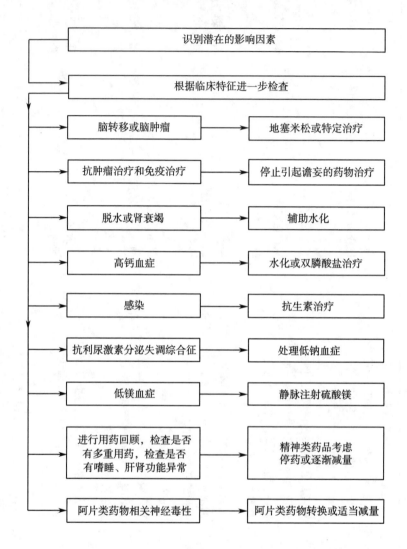

附录 50 Brunnstrom 运动功能恢复 6 级分期评定表

阶段	上肢	手	下肢
I	无任何运动	无任何运动	无任何运动
II	出现联合反应、痉挛,不引起关节运动的随意肌收缩	仅有极细微的屈指动作	极少的随意运动

续表

阶段	上肢	手	下肢
Ⅲ	痉挛达高峰,随意可引起共同运动,伴有一定关节运动	能全指屈曲,钩状抓握,但不能伸展,有时可由反射引起伸展	随意可引起共同运动,在坐位和站立位上,有髋、膝、踝的共同性屈曲
Ⅳ	出现一些脱离共同运动模式的分离运动:肩0°,肘屈90°,前臂可旋前、旋后;肘伸展,肩可前屈90°;手背可触及腰骶部	能侧捏及松开拇指,手指有小范围伸展	开始脱离共同运动。坐位:足跟触地,踝能背屈;足可向后滑动,使屈膝大于90°
Ⅴ	痉挛减弱,共同运动进一步减弱,分离运动增强。肘伸展情况下:肩可外展90°;上肢前平举并上举过头;前臂可旋前旋后	可做球状和圆柱状抓握,能随意全指伸开,但范围大小不等,不能单指伸展	痉挛减弱,共同运动进一步减弱,分离运动增强。立位:髋伸展位能屈膝;膝伸直,足稍向前踏出,踝能背屈
Ⅵ	痉挛基本消失,协调运动接近正常,Ⅴ级动作的运动速度达健侧2/3以上	所有抓握均能完成,可进行单指活动,但速度和准确性比健侧差	协调运动大致正常。以下运动速度达健侧2/3以上;立位伸膝位,髋外展;坐位,髋可交替地内、外旋,并伴有踝内、外翻

附录 51 MMT 肌力分级标准

级别	名称	标准	相当于正常肌力的百分比
0	零(zero,O)	无可测知的肌肉收缩	0
1	微缩(trace,T)	有微弱肌肉收缩,但没有关节活动	10%
2	差(poor,P)	在去重力情况下,能完成关节全范围活动	25%
3	尚可(fair,F)	能抗重力完成全关节范围活动,不能抗阻力	50%
4	良好(good,G)	能抗重力及阻力完成全关节范围活动	75%
5	正常(normal,N)	能抗重力及最大阻力完成全关节范围活动	100%

附录 52　改良的 Ashworth 痉挛评定量表

等级	评定标准
0 级	无肌张力的增加,被动活动患侧肢体在整个运动范围(ROM)内均无阻力
1 级	肌张力稍增加,被动活动患侧肢体在终末端时有轻微阻力
1+ 级	肌张力稍增加,被动活动患侧肢体时在前 1/2 的 ROM 中有出现突然"卡住"感觉,后 1/2 有轻微的阻力
2 级	肌张力轻度增加,被动活动患侧肢体时在大部分 ROM 内均有阻力,但仍可以活动
3 级	肌张力中度增加,被动活动患侧肢体时在整个 ROM 内均有阻力,活动比较困难
4 级	肌张力高度增加,患侧肢体僵直,阻力很大,被动活动十分困难

附录 53　日常生活活动能力评估量表

项目	评分	标　准
进食	0	需要极大帮助或完全依赖他人,或留置胃管
	5	需部分帮助
	10	可独立进食
洗澡	0	需帮助
	5	可自己独立完成
装饰	0	需帮助
	5	独立洗脸、刷牙、梳头、剃须
穿衣	0	完全失控
	5	偶尔失控,或需要他人提示
	10	可控制
控制大便	0	完全失控
	5	偶尔失控,或需要他人提示
	10	可控制
控制小便	0	完全失控或留置导尿管
	5	偶尔失控,或需要他人提示
	10	可控制

续表

项目	评分	标　准
如厕	0	需极大帮助或完全依赖他人
	5	需部分帮助
	10	可独立完成
床椅转移	0	完全依赖他人
	5	需极大帮助
	10	需部分帮助
	15	可独立完成
平地行走	0	完全依赖他人
	5	需极大帮助
	10	需部分帮助
	15	可独立在平地上行走 45m
上下楼梯	0	需极大帮助或完全依赖他人
	5	需部分帮助
	10	可独立完成

附录 54　NPIAP、EPUAP、PPPIA 2019 年制定的压力性损伤分期

分期	临床表现
1 期压力性损伤	按压时红斑不会消失,局部组织表皮完整,局部皮肤呈现出红斑,感觉、温度和硬度变化可能会先于视觉的变化。若局部皮肤出现紫色或褐红色变化则表明可能存在深部组织损伤
2 期压力性损伤	部分真皮层缺损,基底面呈粉红色或红色,可能呈现完整或破裂的血清性水疱,但不暴露脂肪层和更深的组织,不存在肉芽组织、腐肉和焦痂。在不良的环境中,骶尾骨、足跟等处受剪切力的影响通常会导致 2 期压力性损伤。该期应与潮湿相关性皮肤损伤如失禁性皮炎、医用黏胶剂相关性皮肤损伤进行鉴别
3 期压力性损伤	皮肤全层缺损,溃疡面可呈现皮下脂肪组织和肉芽组织伤口边缘卷边现象,可能存在腐肉和 / 或焦痂,深度按解剖位置而异。皮下脂肪较多的部位可能呈现较深的创面,在无皮下脂肪组织的部位(包括鼻梁、耳郭、枕部和踝部)则呈现为表浅的创面,潜行和窦道也可能存在,但不暴露筋膜、肌肉、肌腱、韧带、软骨和骨

分期	临床表现
4 期压力性损伤	全层皮肤和组织的损失,溃疡面暴露筋膜、肌肉、肌腱、韧带、软骨或骨溃疡。伤口可见腐肉或焦痂。上皮内卷,潜行,窦道经常可见,深度按解剖位置而异
不可分期的压力性损伤	全层组织被掩盖和组织缺损,其表面的腐肉或焦痂掩盖了组织损伤的程度,一旦腐肉和坏死组织去除后,将会呈现 3 期或 4 期压力性损伤。在缺血性肢体或足跟存在不明确分期的压力性损伤,当焦痂干燥、附着(贴壁)、完整、无红斑或波动感时不应将其去除
深部组织损伤	皮肤局部出现持久性非苍白性发红、褐红色或紫色,或表皮分离后出现暗红色伤口或水疱,颜色发生改变前往往会有疼痛和温度变化。在骨隆突处强烈的压力和 / 或持续的压力和剪切力会致使该损伤的出现。伤口可能会迅速发展,如果出现坏死组织、皮下组织、肉芽组织、筋膜、肌肉或其他潜在结构,表明全层组织损伤(不明确分期,3 期或 4 期压力性损伤)

附录 55　Braden 压力性损伤风险评估表

评估项目	1 分	2 分	3 分	4 分
感觉	完全受限	大部分受限	轻度受限	未受损害
潮湿	持久潮湿	经常潮湿	偶尔潮湿	很少潮湿
活动能力	卧床不起	局限于轮椅	偶尔步行	经常步行
移动能力	完全受限	严重受限	轻度受限	不受限
营养	严重摄入不足	摄入不足	摄入适当	摄入良好
摩擦力 / 剪切力	有此问题	有潜在问题	无明显问题	—

附录 56　Norton 压力性损伤风险评估表

评估项目	1 分	2 分	3 分	4 分
身体状况	非常差	差	一般	良好
意识状态	昏迷	模糊	淡漠	清醒
活动能力	卧床不起	轮椅活动	需要帮助	活动自如
移动能力	完全受限	严重受限	轻度受限	不受限制
排泄失禁	两便失禁	经常失禁	偶尔失禁	无

附录 57　Waterlow 压力性损伤风险评估表

项目	具体内容及分值	得分
性别	男（1分）；女（2分）	
年龄	14~49 岁（1分）；50~64 岁（2分）；65~74 岁（3分）；75~80 岁（4分）；>80 岁（5分）	
皮肤状况	健康（0分）；菲薄（1分）；干燥（1分）；水肿（1分）；潮湿（1分）；颜色差（2分）；裂开/红斑（3分）	
体重指数	中等（0分）；超过中等（1分）；肥胖（2分）；低于中等（3分）	
营养状况	抽烟（1分）；贫血（2分）；外周血管病（5分）；器官衰竭（5分）；恶病质（8分）	
失禁情况	完全控制（0分）；偶尔失禁（1分）；尿/便失禁（2分）；两便失禁（3分）	
运动能力	完全（0分）；烦躁不安（1分）；冷漠（2分）；限制（3分）；迟钝（4分）；固定（5分）	
饮食情况	正常（0分）；差（1分）；鼻饲（2分）；流质（2分）；禁食（3分）；厌食（3分）	
神经系统缺陷	糖尿病（4~6分）；感觉受限（4~6分）；截瘫（4~6分）	
手术或创伤	腰以下脊椎（5分）；手术时间 >2h（5分）；手术时间 >6h（8分）	
药物治疗	大剂量类固醇（4分）；细胞毒性药（4分）；大剂量抗生素（4分）	
	总分值	

注：10~14 分为轻度风险，1~19 分为高度风险；≥ 20 分为极高度风险。

附录 58　会阴评估工具（PAT）

评估项目	1分	2分	3分
刺激物类型	成形的粪便和/或尿液	软便混合或未混合尿液	水样便和/或尿液
刺激时间	床单/尿布至少或少于每 8h 更换	床单/尿布至少每 4h 更换	床单/尿布至少每 2h 更换
会阴皮肤状况	皮肤干净、完整	红斑、皮炎合并或不合并念珠菌感染	皮肤剥落、糜烂合并或不合并皮炎
影响因素	0~1 个影响因素	2 个影响因素	3 个及以上影响因素

注：影响因素包括低白蛋白、感染、管饲营养或其他。

附录 59　失禁性皮炎干预工具（IADIT）

IAD 分级	具体描述
轻度	1. 暴露于大小便的皮肤潮湿但仍完整，无水疱，呈粉红色向周围扩展，边界不规则 2. 深色皮肤患者，颜色改变较难判别，此时宜触诊，感知局部皮温高 3. 感知功能及沟通能力正常的患者可诉有烧灼感、针刺感等
中度	1. 受刺激的局部皮肤发亮或呈明显红色，但在深色部位，可表现为发白、发黄或深红 / 紫色 2. 局部皮肤光亮潮湿可伴有血水渗出或针尖状出血，呈凸起状或有水疱 3. 伴有皮肤缺损（少量），明显疼痛
重度	1. 受刺激的部位出现部分皮层缺损，呈红色伴渗出或出血 2. 深色皮肤患者，可表现为发白、发黄或深红褐色 / 紫色 3. 渗出液中的蛋白黏附于干燥皮肤表面可引起皮肤层的脱落
真菌感染	1. 受损区域皮肤边缘出现丘疹、皲裂或仅为平坦的斑点（白色 / 黄色） 2. 清醒患者常诉瘙痒

参 考 文 献

［1］夏环玲,宋启东.安宁疗护症状处理［M］.天津:天津科学技术出版社,2020.

［2］闻曲,刘义兰,喻姣花.新编肿瘤护理学:肿瘤护理学［M］.北京:人民卫生出版社,2011.

［3］唐丽丽,王建平.心理社会肿瘤学［M］.北京:北京大学医学出版社,2012.

［4］陆宇晗,陈钒.肿瘤姑息护理实践指导［M］.北京:北京大学医学出版社,2017.

［5］徐波,陆箴琦.癌症疼痛护理指导［M］.北京:人民卫生出版社,2017.

［6］童莺歌,田素明.疼痛护理学［M］.杭州:浙江大学出版社,2017.

［7］中国抗癌协会肿瘤营养与支持治疗专业委员会肿瘤营养通路学组.中国恶性肿瘤营养治疗通路专家共识［M］.北京:人民卫生出版社,2018.

［8］石汉平,凌文华,李薇.肿瘤营养学［M］.北京:人民卫生出版社,2012.

［9］北京医师协会呼吸内科专科医师分会咯血诊治专家共识编写组.咯血诊治专家共识［J］.中国呼吸与危重监护杂志,2020,19（1）:1-11.

［10］呼吸困难诊断、评估与处理的专家共识组,刘国梁,何权瀛.呼吸困难诊断、评估与处理的专家共识［J］.中华内科杂志,2014,53（4）:337-341.

［11］何江弘,谢秋幼,徐如祥.《欧洲昏迷和意识障碍诊断指南》（2020版）解读［J］.中华神经创伤外科电子杂志,2020,6（3）:6.

［12］中国抗癌协会肿瘤内分泌专业委员会,重庆市中西医结合学会肿瘤内分泌分会,周琦,等.肿瘤相关性高血糖管理指南（2021年版）［J］.中国癌症杂志,2021,31（7）:651-688.

［13］张方圆,沈傲梅,郭凤丽,等.《中国癌症症状管理实践指南》——厌食［J］.护理研究,2019,33（15）:2549-2556.

［14］姚小云,陈红宇,胡君娥,等.癌症患者化疗相关性便秘评估与管理最佳证据总结［J］.护理学报,2020,27（2）:5.

［15］刘寒雪,陆箴琦.2018版ESMO成人肿瘤患者谵妄管理指南解读［J］.上海护理,2020,20（2）:1-5.

［16］汪凯,朱春燕,陈海波.综合医院焦虑、抑郁与躯体化症状诊断治疗的专家共识［J］.中华神经科杂志,2016,49（12）:908-917.

［17］陈丽娟,孙林利,刘丽红,等.2019版《压疮/压力性损伤的预防和治疗:临床实践指南》解读［J］.护理学杂志,2020,35(13):41-43,51.

［18］中华人民共和国国家卫生健康委员会.癌症疼痛诊疗规范(2018年版)［J］.临床肿瘤学杂志,2018,23(10):937-944.

［19］中华护理学会肿瘤护理专业委员会.癌痛患者护理指引专家共识(2017年版)［J］.中国护理管理,2017,17(12):1585-1587.

［20］中华整形外科学分会淋巴水肿学组.外周淋巴水肿诊疗的中国专家共识［J］.中华整形外科杂志,2020(4):355-360.

［21］中国抗癌协会肿瘤营养专业委员会,国家市场监管重点实验室(肿瘤特医食品),北京肿瘤学会肿瘤缓和医疗专业委员会.中国恶性肿瘤患者运动治疗专家共识［J］.肿瘤代谢与营养电子杂志,2022,9(3):298-311.

［22］MOLASSIOTIS A, SMITH J A, MAZZONE P, et al. Symptomatic treatment of cough among adult patients with lung cancer: CHEST guideline and expert panel report［J］. Chest, 2017, 151(4): 861-874.